食品营养与卫生

SHIPIN YINGYANG YU WEISHENG

（第二版）

主　编　李殿鑫　李咏梅

副主编　阮志燕　李宝玉

参　编　张志平　李华丽　陈　伟

主　审　苏新国

華中科技大學出版社

http://www.hustp.com

中国·武汉

内容提要

本书主要包括食物的消化与吸收、营养学基础、各种食物的营养、膳食结构和膳食指南、各类人群的膳食营养和营养配餐的原理及作用、食谱编制、膳食营养与疾病、食品污染及预防等内容。本书还设置了食品营养价值的评价、膳食调查、体格检查、营养配餐等针对性较强的实训项目。

本书既可供高职高专食品专业（如食品加工技术、食品储藏与营销等专业）和要求具备一些相关营养学基础知识的专业（如旅游、商品检验技术、酒店管理、生物技术等专业）的学生使用，也可作为从事食品营养与健康职业的生产技术人员、管理人员的参考用书。

图书在版编目(CIP)数据

食品营养与卫生/李殿鑫，李咏梅主编．—2版．—武汉：华中科技大学出版社，2020.1(2022.3重印)
ISBN 978-7-5680-5991-6

Ⅰ．①食… Ⅱ．①李… ②李… Ⅲ．①食品营养-高等职业教育-教材 ②食品卫生-高等职业教育-教材
Ⅳ．①R15

中国版本图书馆CIP数据核字(2020)第011942号

食品营养与卫生(第二版)
Shipin Yingyang yu Weisheng(Di-er Ban)　　　　李殿鑫　李咏梅　主编

策划编辑：袁　冲
责任编辑：赵巧玲
封面设计：孢　子
责任监印：朱　玢
出版发行：华中科技大学出版社(中国·武汉)　　电话：(027)81321913
　　　　　武汉市东湖新技术开发区华工科技园　　邮编：430223
录　　排：华中科技大学惠友文印中心
印　　刷：武汉市籍缘印刷厂
开　　本：787 mm×1092 mm　1/16
印　　张：16.5
字　　数：432千字
版　　次：2022年3月第2版第2次印刷
定　　价：42.00元

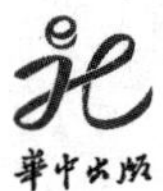

前　　言

本书根据教育部高职高专教材建设的要求和高等职业教育的特点编写而成。在内容安排上，以满足职业岗位的知识和技能要求为目标，以理论“必需，够用”为度，涵盖了营养学基础知识和食品公共卫生知识。

本书突出内容的先进性，同时注重内容的实用性和系统性。根据中国营养学会发布的《中国居民膳食指南》(2016)对相关内容进行了更新，并将《中国糖尿病医学营养治疗指南》(2010)的部分内容整合到糖尿病患者的饮食中，同时简要介绍了营养配餐、食品安全等相关的知识。本书增设了日常饮食宜忌、日常不良饮食习惯、膳食与疾病等相关知识。本书每章都设有知识目标、本章小结、思考与练习，方便学生学习。

在本书的编写过程中，我们得到了所在学院的大力支持，以及苏新国教授的认真审核，在此深表感谢。

本书第一章由李殿鑫(广东科贸职业学院)编写，第二章由陈伟（广州工商学院)编写，第三章由李华丽(海口经济学院)编写，第四章、第五章由李咏梅(广东科贸职业学院)编写，第六章由阮志燕(广东食品药品职业学院）编写，第七章由张志平(广东环境保护工程职业学院)编写，第八章由李殿鑫(广东科贸职业学院)编写，第九章由李宝玉编写，附录部分由李咏梅编写，全书由李殿鑫、李咏梅统稿，由苏新国教授(广东食品药品职业学院)主审。

由于编者水平有限，加之时间仓促，收集的材料有限，疏漏和不足之处在所难免，敬请同行、专家和广大读者批评与指正。

编　者

2018 年 11 月

前言

目　录

第一章　绪　　论

知识目标

- 了解食品营养学和食品卫生学的形成和发展；
- 了解饮食营养和卫生与人体健康之间的关系；
- 了解世界各国居民的营养现状；
- 了解我国居民食品营养与卫生的任务。

俗话说“民以食为天”，人类在同自然界做斗争以求得生存与发展的漫长过程中，首先要解决的是饮食问题。食物是人类赖以生存和发展的物质基础，一方面人类需要食物提供能量和各种营养素来满足自身生理和生活的需要，保证身体的健康；另一方面人类要求食物无毒、无害、卫生，保证身体的健康安全。

第一节　食品营养与卫生研究的任务

食品营养与卫生既包含了食品营养学和食品卫生学的知识，又涉及一些患有常见慢性病病人的饮食宜忌，同时对人们饮食中的一些常见的误区做简要介绍。

一、营养学的形成与发展

在我国，人们很早就对食物营养及其对人体健康的影响有所认识。早在3000多年前的西周时期(公元前1046—公元前771年)，官方就把医生分为四大类：食医、疾医、疡医、兽医。食医是专门从事饮食营养的医生，排在“四医”之首。2000多年前的战国至西汉时代编写的中医经典著作《黄帝内经·素问·藏气法时论》中，就提出了“五谷为养，五果为助，五畜为益，五菜为充，气味合而服之，以补精益气”的原则，这是最早提出的膳食平衡理念。

“营养”古代又作“荣养”，日本至今仍沿用“荣养”一词。营：经营，营造。荣：荣盛，繁荣。养：养护，补养。因此，营养是指机体摄取、消化、吸收和利用实物或养料以维持正常生命活动的过程。

宋代大文学家苏东坡《养生说》中即有“营养生者使之能逸而能劳”。孙中山先生在考察了东西方饮食文化后，对我国饮食结构给予了高度和中肯的评价：“我国近代文明进化，事事皆落人之后，惟饮食一道之进步，至今尚为文明各国所不及。中国所发明之食物，固大盛于欧美；而中国烹调法之精良，又非欧美所可并驾。”“而中国饮食习尚，暗合科学卫生，尤为各国一般人所望尘莫及也。”孙中山先生肯定了我国传统饮食的科学性、合理性和先进性。我国历代形成了许多有关营养与饮食的著作，如《食经》《食疗》《千金食治》《食疗本草》《饮膳正要》等，这些著作推动了我国饮食营养学的发展。

我国传统营养学主要立足于营养作用的经验汇集，是对人们多年实践经验的归纳和总结，缺乏一定的实验理论指导。

现代营养学是指研究机体营养规律及改善措施的科学，即研究食物中对人体有益的成分及人体摄取和利用这些成分以维持、促进健康的规律和机制，在此基础上采取具体的、宏观的社会性措施改善人类健康、提高生命质量的科学。现代营养学的发展起源于18世纪中叶，关于膳食、营养与健康的关系虽然已形成了大量的观点、理论，如呼吸理论、消化理论，但缺乏对食物的全面认识。之后，人们逐渐认识到各种营养素如蛋白质、脂肪、碳水化合物、无机盐、维生素等对人体的重要生理作用，建立了食物组成与物质代谢的概念，逐渐形成了现代营养学。第二次世界大战后，生物化学、分子生物学的迅猛发展，也促进了营养学的快速发展。

【阅读材料】

中华民族传统膳食结构的科学性

我国的古人曾用生动形象的歌谣来描述传统的膳食结构："五谷宜为养，失豆则不良；五畜适为益，过则害非浅；五菜常为充，新鲜绿黄红；五果当为助，力求少而数。"

五谷杂粮是非常有营养的。但是营养学研究指出，五谷杂粮中所含蛋白质缺乏一种必需氨基酸——赖氨酸，影响了机体对蛋白质中其他氨基酸的吸收，从而降低了机体对蛋白质的吸收。而豆类特别是大豆中赖氨酸含量非常丰富，可以弥补五谷中赖氨酸的不足，提高五谷的营养价值。所以古人说："五谷宜为养，失豆则不良。"这也是传统膳食中常有豆腐、豆芽、豆类蔬菜等菜品的原因。

"五畜适为益，过则害非浅"，各种各样的动物性食物对我们来说是有益的，但一定要适量，过量则对人不仅无益，而且有害。研究表明，动物性食物是酸性食物，过量和久食容易使我们的体质变为酸性体质，降低我们机体的免疫力和抵抗力。根据英国营养学界的观点，每人每天食用肉类最好不要超过85 g。

"五菜常为充，新鲜绿黄红"，蔬菜是用来充饥的，所以我们应该多吃，一般每人每天需要吃500 g左右的蔬菜。不同颜色的蔬菜，营养价值也各不相同。绿色蔬菜含有叶绿素和叶酸，叶绿素具有较强的消炎作用，而叶酸则为造血系统所需要，同时如果孕妇缺乏叶酸，则产畸形儿的概率增加；黄色蔬菜如胡萝卜，则含有较多的胡萝卜素，在人体内可转化为维生素A，对人的眼睛有很好的作用；红色蔬菜如番茄，一般含有番茄红素，具有抗氧化作用，对多种疾病都有预防作用。最新研究表明，番茄红素还具有防癌抗癌的作用。

"五果当为助，力求少而数"，水果是可以帮助维持健康的，每天可以多吃几种，但水果不能替代蔬菜。因为水果是享受性食物，而蔬菜是生存性食物，它们在营养价值上相去甚远。

二、卫生学的形成与发展

随着社会的进步和科学的发展，人类逐步认识到食品卫生与人体健康的关系，进而促进了食品卫生学的发展。

大约在8000年前，在近东地区就出现了煮沸消毒锅；我国早在3000多年前的周朝，就已经设置了专司食品防腐冷藏的"凌人"；《唐律》规定了处理腐败食品的法律准则，如"肉腐败，焚，违者杖九十；如故与人食，致死者，绞。"国外也有类似的食品卫生管理的记载，如公元前400年左右古希腊名医希波克拉底所著《医学原本》中饮食论的相关内容，16世纪俄国古典文学著作《治家训》中的相关内容等。

18世纪末法国的"化学革命"为食物中化学污染物的发现与研究奠定了基础；列文虎克显

微镜的使用、巴斯德发现食品腐败变质与微生物作用之间的关系、巴氏消毒法的提出、科赫细菌的分离和纯化技术的建立奠定了微生物学发展的基础。食品微生物学、食品化学和食品毒理学等成为食品卫生的重要基础学科，在此基础上逐步形成了现代食品卫生学。

三、饮食与人体健康

为了满足生理和生活需要，我们每天必须摄入一定量的食物，这些食物中有些可以满足我们的需要，有些不但不能满足我们的需要，还会产生负面作用，如食物中毒等。可见饮食与健康的关系极为密切。

（一）食品营养与人体健康

我们每天食用的食物中含有各种营养素，如蛋白质、脂肪、碳水化合物、维生素、矿物质等，这些营养素能满足我们日常的生理和生活需要。一旦缺乏，就会产生各种各样的疾病，如维生素C缺乏，易得维生素C缺乏病；成人缺钙易得骨质疏松症，而儿童缺钙则易得佝偻病。当然，营养素也不是摄入越多越好，有些营养素摄入过量则会产生副作用，甚至导致死亡。因此，我们应通过合理的日常膳食摄取需要的各种营养素，不足和过量都不对。

【阅读材料】

世界公认的六种保健饮品

1. 绿茶

绿茶中含有茶多酚，茶多酚具有抗癌作用。绿茶中还含有氟，研究表明氟不仅能坚固牙齿，还能预防虫牙，去除牙菌斑。有资料记载：苏东坡每次吃完饭后拿中下等茶漱口，目的是坚固牙齿。《红楼梦》中贾府的人吃完饭也用茶漱口。此外，绿茶中含有茶单宁，茶单宁具有柔韧血管的作用，使血管不易破裂。

2. 红葡萄酒

红葡萄的皮中有逆转醇，逆转醇是抗氧化剂，具有抗衰老的作用，常喝红葡萄酒的人不易得心脏病；逆转醇还可以帮助预防心脏的突然停搏。红葡萄酒还具有降血压、降血脂的作用。葡萄酒每天饮用量宜为50～100 mL。

3. 豆浆

豆浆中含有寡糖，能被人体100%吸收。豆浆中还含有钾、钙、镁等无机盐，钙的含量高于牛奶中钙的含量。此外，豆浆中还含有五种抗癌物质，其中特别是异黄酮能被人体利用，可防治乳腺癌、直肠癌、结肠癌。

4. 酸奶

酸奶是由牛奶经乳酸菌发酵而来，含有大量的益生菌和乳酸，乳酸可有效地提高钙、磷在人体中的利用率，益生菌能够维持人体肠道内菌群的平衡，促进有益菌生长，抑制腐生菌生长，从而抑制腐败菌所产生的毒素，使肝脏和大脑免受这些毒素的危害，延缓衰老；此外，酸奶中的钙还是人体钙的良好来源；酸奶中含有多种酶，能促进人体对营养素的消化吸收；乳酸菌可以产生一些增强免疫功能的物质，可以提高人体免疫力，防止疾病产生。

5. 骨头汤

骨头汤中含有琬胶，琬胶具有延年益寿的作用。此外，骨头汤富含卵磷脂、类黏蛋白，老年人常喝骨头汤能预防骨质疏松。

6. 蘑菇汤

蘑菇汤具有提高机体免疫力、止咳化痰、抗癌的作用。将蘑菇提取液用于动物实验,发现其有明显的镇咳、稀化痰液的作用。日本研究人员在蘑菇有效成分中发现一种相对分子质量为 288 的超强力抗癌物质,能抑制癌细胞的生长,其作用比绿茶中的抗癌物质强1000倍。蘑菇中还含有一种毒蛋白,能有效地阻止癌细胞的蛋白合成。

(二) 食品卫生与人体健康

随着社会的发展,我们生存的环境遭到了前所未有的破坏。工业生产的农药、兽药、化肥及各种食品添加剂,食品污染的途径越来越多,从而极易使我们遭受食品的危害。食品的污染和不卫生会直接对我们的身体造成严重的伤害。当然,我们现在所食用的绝大多数食品是无污染的,或者污染量在我们可接受的范围内,对我们的身体不会有危害,但我们应该提高食品卫生意识,尽量不食用不卫生的食物。

【阅读材料】

日本水俣病事件

1956 年,日本发生了大规模汞中毒事件,人类第一次了解到有机汞有毒。1956 年,日本南部沿海城市水俣镇的居民,甚至连当地的水鸟和宠物陆续发生了严重的类似抽风的神经肌肉异常性疾病(被称为“水俣病”)。受害人达 20 000 多人,严重中毒的有 1000 多人,其中有 50 多人死亡。调查发现,这种疾病是食用了受甲基汞严重污染的鱼引起的。在盲目发展化学工业的水俣镇有多个生产乙酸乙烯和氯乙烯的化工厂,这些工厂均以汞作为催化剂,工厂大量的废水未经处理便直接排入了水俣湾。调查发现,在水俣湾水体的淤泥中,汞的含量达到 2.01 g/kg。金属汞在水体的淤泥中转化为甲基汞,然后通过食物链富集在鱼体中,从而导致了水俣病事件的发生。

(三) 饮食习惯与人体健康

好的饮食习惯可以使身体健康,延年益寿。例如,每天的饮食定时定量,不过饱过饥,不暴饮暴食,不吸烟,少量饮酒等。坏的饮食习惯则可能让我们产生各种各样的健康问题或疾病。例如,长期不吃早餐容易使人得胆结石;长期过量摄入高能量食物则容易使人发胖,进而导致各种并发症的出现;长期大量饮酒则易损坏肝脏等。所以,我们应养成良好的饮食习惯,保证我们的身心健康。

【阅读材料】

饭后不宜做的事

1. 不要立刻吃水果

水果中含有黄酮类化合物,摄入后经肠道细菌作用转化为二羟苯甲酸,而摄入的蔬菜中含有硫氰酸盐,在这两种化学物质的作用下,甲状腺功能会受到干扰,可导致非典型甲状腺肿。

2. 不要立刻喝茶

茶叶中含有的茶单宁可与食物中的蛋白和铁结合，产生不容易吸收的胶体或沉淀物质，长此以往会出现缺铁性贫血和蛋白质缺乏病。

3. 不要立刻吸烟

饭后胃蠕动加快，血液循环增加，毛细血管扩张，此时吸烟会促进烟中有害物质的吸收，吸收量相当于平时吸烟的十多倍。

4. 不要立刻饮水

饭后立刻饮水会使胃内压增加，胃中的食物没来得及消化就进入小肠。另外，饮水后稀释了胃液，使胃液消化能力减弱，也不利于胃酸杀菌，容易造成胃肠道疾病。

5. 不要立刻喝汽水

汽水进入胃部后会冲淡胃液，影响消化，降低食欲，还会产生大量二氧化碳，增加胃内压，导致急性胃扩张。

6. 不要立刻吃糖

饭后食用多余的糖容易转化为脂肪，造成肥胖。糖还能使胰岛分泌功能减退，促使糖尿病的发生。

7. 不要立刻做剧烈运动

剧烈运动时，四肢血流量增加，影响胃肠道的血液供应和胃液分泌，使食物不好消化。同时饭后胃体积会变大，经常饭后剧烈运动会造成胃下垂。

8. 不要立刻看书

饭后立刻看书会使胃肠道血液量相对减少，影响胃液分泌，时间一长，就会产生消化不良、胃胀、胃痛等疾病。

9. 不要立刻洗澡

洗澡时皮肤毛细血管扩张充血，使消化道血流相对减少，会影响食物消化吸收。

那究竟应在饭后多长时间才能从事上述活动呢？不同食物在胃内停留时间不一样，例如：糖类为 1 h 左右，蛋白质为 2～3 h，脂肪为 5～6 h，所以至少应该是饭后 1 h 才能从事上述活动。但也要灵活掌握。例如，有口渴感时，饭后就应喝点水，不能生搬硬套。

第二节　饮食营养现状及今后发展任务

一、世界各国居民营养现状

（一）食品营养现状

目前，世界各国农业发展不平衡。许多发展中国家，如非洲、部分亚洲国家，贫困、战争和自然灾害导致粮食短缺，造成人们营养不良，全球至今仍有 6 亿人长期挨饿；而大多数发达国家，由于占有了相对较多的资源，过量摄入营养导致他们产生了各种各样的“富贵病”，如高血压、高血脂、糖尿病、冠心病等，严重地影响了人们的身体健康，甚至缩短了寿命。不管是营养不良，还是营养过剩，都会对我们的身体造成极大的伤害，所以，世界各国都对国民营养教育和食物营养知识的普及高度重视，许多国家建立了比较完善的营养普及制度并立法来保证国民的营养健康。

日本、美国等国家规定,医院、幼儿园、食堂、餐馆及食品工厂等,都必须配备营养师,负责膳食营养或给病人开具食疗处方,以保证相应人员的健康。日本在1947年制定了《营养师法》,1948年发布《营养师法实施规则》,1952年制定并推行了《营养改善法》;建立了多所培养营养学方面人才的学校。目前,日本营养师与全国人口比例是1∶300。这些措施极大地改善了日本国民的营养健康状况。美国也出台了一系列法律,如《国家学生午餐法计划法案》《儿童营养法》。为了普及营养学知识,美国的大学普遍开设食品营养学课程。

(二) 食品卫生现状

世界上食品安全事故频发,如英国的疯牛病、日本的水俣病、比利时的二噁英食品污染事件、美国的沙门氏菌事件,使得世界各国都积极努力地保证食品的安全卫生。许多国家颁布了《食品卫生法》来规范食品的卫生管理。如日本于1948年颁布了《食品卫生法》,并于2003年5月修订,依据新修订的《食品卫生法》,日本于2006年5月29日起实施食品中农业化学品(农药、兽药及饲料添加剂等)残留"肯定列表制度",并执行新的残留限量标准。瑞典、德国、加拿大、罗马尼亚等国也颁布了《食品卫生法》。

【阅读材料】

世界各国对食品营养标签标志的法律规定

世界各国都非常重视食品标签的立法和管理工作,不少国家在20世纪70—90年代相继制定了食品标签的技术法规来保护消费者选购食品过程中应有的权益。联合国粮食及农业组织(FAO)与世界卫生组织(WHO)的附属机构——国际食品法典委员会食品标签分委会(CCFL),秘书处设在加拿大,每两年召开一次年会,制定或修订国际通用的食品标签法规及食品广告用语的规定等。

日本发布的《食品标签法》和《营养改善法》,规定了特殊保健食品标签必须标注的内容。1979年,欧洲共同体(现更名为欧洲联盟)发布了《食品标签说明及广告法规的指令》,1990年又颁布了《食物营养标签法令》,规定了营养标签的内容和标志方式等,但没有涉及近年日渐增多的产品标签的健康声明和管理内容。1989年,西德公布了《食品通用标签规则》,而英国于1990年发布了《食品通用标签规则》。

美国食品药品管理局(FDA)于1993年1月6日公布了有关食品营养标识的法规,并于1994年起开始实施。1997年9月23日,FDA颁布正式法令,对《美国联邦法典》中强化食品营养标签一章做出修改,要求供销的强化食品应按规定附加营养标签。

二、我国居民营养现状

(一) 食品营养现状

近四十年来我国经济飞速发展,人们的生活水平有了很大的提高,营养不良的人群比例在逐渐下降,而各种得"富贵病"人群的比例却一路走高。1982年、1992年和2002年我国居民营养调查结果显示,我国城乡居民膳食结构发生了很大的变化。

1. 营养状况总体改善

当前我国城乡居民的膳食结构仍然以植物性食物为主,动物性食品为辅。但是随着社会经济的发展，肉、蛋、奶制品等动物性食物消费量明显增加(大多数城市脂肪供能比例已超过30%)，优质蛋白比例上升，谷类食物、蔬菜、水果消费偏低。我国居民膳食结构向"富裕型"方向改变。

2. 地域差异明显

我国东部地区经济发展较快，经济条件好，营养水平明显高于中西部地区。

3. 慢性病的发病率显著增加

2010 年，我国有 2 亿人超重，6 000 万人肥胖，其中城市超两成儿童超重或肥胖。我国已经迈入肥胖者增加最快的国家行列。肥胖或超重将大大增加人们患心血管疾病、糖尿病、癌症等慢性疾病的风险。调查结果显示，我国 18 岁及以上居民高血压患病率为 18.8%，估计全国患病人数达 1.6 亿；糖尿病患病率为 2.6%，血脂异常患病率为 18.6%。而超重和肥胖人群增多的原因主要是膳食结构不合理和缺乏体育锻炼。

4. 营养缺乏病依然存在

铁、维生素 A 等营养素缺乏是我国城乡居民普遍存在的问题。我国居民贫血患病率平均为 15.2%，维生素 A 边缘缺乏症患病率为 45.1%。全国城乡每标准人日摄入钙仅为 389 mg，还不到适宜摄入量的一半。

（二）食品卫生现状

1. 食品安全事故频发

近年来，食品安全事故备受关注，在我国目前市场经济体制还不健全、不完善的情况下，少数不法分子在食品生产加工中掺假造假，牟取暴利。食品安全问题涉及范围非常广，从肉类到奶类，再到水产、蔬菜和水果，如苏丹红事件、三聚氰胺事件、孔雀绿事件、多宝鱼事件、地沟油事件等，在一定程度上影响了人们的正常生活。

2. 食品源头污染导致安全卫生问题

种植业和养殖业等源头污染严重影响食品安全。现代的种植和养殖业中，使用了大量的农药和兽药，农作物和畜禽体内残留的农药和兽药还未排除干净便进入了市场，由此也产生了一系列的食品安全问题，如海南豇豆事件。

3. 食品新科技、新资源带来的挑战

新科技、新资源的出现丰富了食品来源的同时，也带来了一定的挑战。如单细胞蛋白的生产给我们提供了大量优质的蛋白质，但单细胞蛋白含有较多的核酸类物质，核酸类物质在人体中代谢可产生大量尿酸，如不能及时排除，则易患关节性风湿，目前该技术主要应用在动物饲料中。再如转基因食品，现代科学还没有证实其是否对人体有害，但实验表明，转基因食品可对动物造成一定的伤害，所以，在一些发达国家，规定凡是使用了转基因农作物做原料，或者是添加了转基因农作物的食品，都应详细标明。

我国为保证食品卫生，防止食品污染和其他有害因素对人体的危害，保障人民身体健康，增强人民体质，于 1995 年 10 月颁布了《中华人民共和国食品卫生法》。我国还颁布了一系列的法律法规，如 2004 年 5 月发布《预包装食品标签通则》(GB 7718—2004)，2007 年修改了《食品添加剂使用卫生标准》(GB 2760—2007)，2011 年修订为《食品安全国家标准 食品添加剂使用标准》(GB 2760—2011)，该标准 2014 年又进行了修订。2008 年 9 月开始实施《食品标识管理规定》，该规定于 2009 年进行修订。由于近年来我国食品安全事故层出不穷，中华人民共和国第十一届全国人民代表大会常务委员会第七次会议通过《中华人民共和国食品安全法》，于

2009 年 6 月开始实施。

【阅读材料】

我国近年重大食品安全事故简介

近年来,我国发生了许多重大的食品安全事故,择其中两则简介如下。

1. 三聚氰胺奶粉事件

2008 年,许多婴幼儿患泌尿系统结石,经医生推断,是食用奶粉中含有三聚氰胺所致。国家质量监督检验检疫总局(现国家将该总局的职责进行整合,组建中华人民共和国国家市场监督管理总局)据此展开了调查,于 2008 年 9 月 16 日发布结果,以三鹿为首的 22 家知名乳制品企业的 69 个批次奶粉中检出三聚氰胺,其中三鹿奶粉含量最高。国家根据有关规定对这些企业进行了处罚:①检出的产品没有出厂的就地封存,不得出厂,已经进入流通领域的,配合有关部门立即采取下架、封存、召回、销毁等措施;②对这些有问题的企业,立即进行全面调查,查清问题,查清责任,依法严肃追究、处理;③对检出三聚氰胺的 22 家乳制品企业,凡是获得中国名牌国家免检资格的,一律撤销终止免检资格,获得国外卫生注册的,通知有关国家停止卫生注册资格。

2. 地沟油事件

地沟油泛指在生活中存在的各类劣质油,长期食用可能会引发癌症,对人体的危害极大。有关报道表明,目前我国每年返回餐桌的地沟油有 200 万～300 万吨,而我国一年的动、植物油消费总量大约是 2 250 万吨——也就是说,按照比例,我们吃十顿饭,可能有一顿碰上的就是地沟油。排除在家中吃饭用的油,在外面餐馆吃饭时碰到地沟油的概率就更高了。针对地沟油问题,2010 年 3 月 18 日,国家食品药品监督管理总局办公室发布了《关于严防地沟油流入餐饮服务环节的紧急通知》(食药监办食〔2010〕25 号)。该通知指出:为严防地沟油流入餐饮服务环节,切实保护消费者饮食安全,请迅速组织人员对餐饮服务单位采购和使用食用油脂情况进行监督检查,严查餐饮服务单位进货查验记录及索证索票制度落实情况。同时,要高度重视群众投诉举报,及时对举报线索进行核实,如发现餐饮服务单位采购的食用油脂来源不明,或者采购和使用地沟油的,应监督餐饮服务单位立即停止使用并销毁,同时依法严肃查处,情节严重的,吊销经营许可证。

三、我国居民食品营养与卫生的任务

根据我国居民的食品营养与卫生的现状,现阶段饮食营养与健康任务可分为以下几方面。

(一) 大力普及营养知识

普及营养知识是建立营养、科学、卫生、合理膳食结构的必要措施。目前,我国一半以上的居民的营养知识是通过广告获得的,而广告中的虚假宣传比例可达 42%,极大地误导了居民。要想从根本上解决问题,必须加强营养知识的宣传和普及力度,让我国居民了解营养与健康、营养与疾病的关系,根据营养学的知识,了解食物在加工、储藏、销售过程中应如何尽量减少营养素的损失和食物搭配的合理性。

（二）调整饮食结构，使饮食更加合理

由于经济发展不平衡，城乡和不同地域之间在饮食结构上有较大差别。无论在什么地方，我们都应该根据所学营养知识、当地经济发展情况和地方资源，适当调整膳食结构，使其更加科学、合理，饮食更健康。必要时可进行强制营养干预，合理调整人们的膳食结构。我国曾经提出的大豆行动计划“一把蔬菜，一把豆，一个鸡蛋加点肉”，就是很好的例子。

（三）严厉打击各种非法生产食品、销售食品的厂家和不法奸商，加强食品安全卫生管理

纵观我国近年来的食品安全事故，绝大多数是不法厂家和不法分子为了暴利而人为造成的，因此，加强食品方面的立法和加大对食品违法分子的处罚力度刻不容缓。我国在 2009 年颁布的《食品安全法》中对食品违法者进行了详细的规定；三聚氰胺事件后，我国取消了食品免检制度，所有的食品都应按照既定的程序进行检查。

（四）控制食品生产中的污染

控制食品的污染应该从食品的原料、食品加工过程、食品销售和最后的食用等各个环节进行控制，如减少农药、兽药的使用，加强食品加工过程中食品添加剂的管理和使用，控制食品加工过程中微生物的污染，按照食品包装上的食用方法食用等。

（五）高度关注慢性病的预防和治疗

我国慢性病的发病率和发病人数呈逐年上升趋势，居世界前列，已经引起了举国上下的关注。如何从饮食上预防和治疗慢性病，摆脱亚健康成为当前最为艰巨和紧急的任务。世界卫生组织公布的《2006 年世界卫生组织报告》显示，我国男性平均寿命 70 岁，女性平均寿命 74 岁，人均寿命 72 岁。但健康寿命平均要减少近 10 年，也就是说我国居民一生中有近 10 年的时间在忍受疾病的煎熬，而这种状态主要是一些慢性疾病造成的。

【阅读材料】

少吃盐相当于补钙

英国科学家研究发现，饮食中盐的摄入量是钙排出多寡的主要决定因素，即盐的摄入量越多，尿中排出钙的量就越多，钙的吸收也越差，这就是说，少吃盐就等于补钙。他们指出，少吃盐是补钙最经济实惠的方法，也是对健康最有益的方法。正常人 24 小时的排盐量为 3～5 g，那么在食物中每日补充 5 g 盐，就可以满足人体正常需要。按照世界卫生组织推荐的标准，每人每日吃盐量以 5 g 为宜，不要超过 6 g。为了健康，盐还是少吃为佳。口味太重，是诱发高血压、心脑血管病、骨质疏松等疾病的重要原因。

【本章小结】

本章主要阐述了食品营养学、食品卫生学的形成与发展，饮食与人体健康的关系，世界各国居民营养现状，以及我国居民食品营养与卫生在现阶段的任务。

食品营养学和食品卫生学自古有之，经历了几千年的发展，汇集了古今中外的科研成果，最终形成了以研究机体营养规律及其改善措施为主要内容，以改善人类健康、提高生命质量为

目的的现代营养学，以及建立在食品微生物学、食品化学、食品毒理学基础上的，研究食品因素与人体健康的关系，阐明食品因素对人体健康影响的食品卫生学。

现代食品营养的发展现状在世界各地极不均衡，卫生状况令人担忧。因此，我们应该从普及营养知识、调整饮食结构、控制食品污染、改善饮食习惯、预防慢性病等方面来保证我们的饮食卫生和身体健康，从而提高我们的生活质量。

【思考与练习】

1. 简述食品营养学和食品卫生学的形成和发展过程。
2. 食品营养和卫生与人体健康之间有什么关系？
3. 我国饮食营养与健康的任务有哪些？
4. 世界公认的六种保健饮品是什么？为什么？
5. 简述中华民族的传统膳食结构的科学性。

第二章　食物的消化与吸收

知识目标

- 掌握人体消化系统的组成及功能；
- 理解消化管、消化腺的组成与功能；
- 掌握食物中的营养物质在消化系统中的消化和吸收过程；
- 了解小肠的结构与功能。

能力目标

- 能运用消化和吸收的相关知识为合理饮食和人体健康服务；
- 能清晰地说出食物消化吸收的整个过程、小肠消化吸收与结构的适应性。

饮食营养与健康研究重点之一是人体对食物的利用与代谢规律，进而确定人体对营养素的需要量。人体内食物的消化吸收及中间代谢又与人体各器官系统的正常功能密切相关。人体生理学所研究的消化、呼吸、排泄、循环、内分泌、神经等系统与饮食营养和健康直接相关。

第一节　消化系统概论

消化系统的基本功能是消化食物和吸收食物中的营养素，提供机体所需的物质和能量。食物中的营养素除维生素、水和无机盐可以被机体直接吸收利用外，蛋白质、脂肪和糖类等物质均需要在消化管内被分解为结构简单的小分子物质，才能被机体吸收利用。食物在消化管内被分解成结构简单、可被吸收的小分子物质的过程称为消化。这种小分子物质通过消化管黏膜上皮细胞进入血液和淋巴液的过程就是吸收。

人体消化系统由消化管和消化腺两部分组成。

一、消化道

消化道(见图 2-1)是一条长而盘曲的肌性管道，包括口腔、咽、食管、胃、小肠、大肠及肛门等部位。为了便于研究和认识它的结构特点，科学家将其分为上、下消化道。上、下消化道是根据其在十二指肠悬韧带的位置不同来划分的。位于此韧带以上的消化管道称为上消化道，位于韧带以下的消化管道称为下消化道。

十二指肠悬韧带是指从膈肌右角将十二指肠与空肠相连、将十二指肠空肠固定在腹后壁的一束肌纤维索带。十二指肠悬韧带为确认空肠起点的重要标志。

(一) 上消化道组成器官和功能

上消化道由口腔、咽、食管、胃组成。

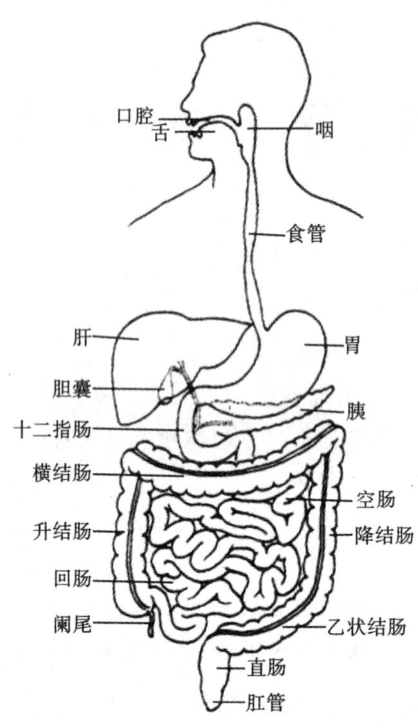

图 2-1 消化道的组成

1. 口腔

口腔由口唇、颊、腭、牙、舌和口腔腺组成。口腔受到食物的刺激后,口腔内腺体即分泌唾液,嚼碎后的食物与唾液搅和,借唾液的滑润作用通过食管,唾液中的淀粉酶能部分分解糖类。

牙齿是人体最坚硬的器官,通过牙齿的咀嚼,食物由大块变为小块。

2. 咽

咽是呼吸道和消化道的共同通道,依据其与鼻腔、口腔和喉等的通路,分为鼻咽部、口咽部、喉咽部。咽的主要功能是完成吞咽这一复杂的反射动作。

3. 食管

食管是一长条形的肌性管道,全长 25～30 cm。食管有三个狭窄部,这三个狭窄部易滞留异物,也是食管癌的好发部位。食管的主要功能是运送食物入胃,还有防止呼吸时空气进入食管及阻止胃内容物逆流入食管的作用。

4. 胃

胃分胃贲门、胃底、胃体和胃窦四部分,胃的总容量为 1000～3000 mL。胃壁黏膜中含大量腺体,可以分泌胃液。胃液呈酸性,其主要成分有盐酸、钠和钾的氯化物、消化酶、黏蛋白等。胃液的作用很多,其主要作用是消化食物,杀灭食物中的细菌,保护胃黏膜及润滑食物,使食物在胃内易于通过等。

胃的主要功能是容纳和消化食物。由食管进入胃内的食团,经胃内机械性消化和化学性消化后形成食糜,食糜借助胃的运动逐次被排入十二指肠。

(二) 下消化道组成器官和功能

下消化道由小肠和大肠组成。

1. 小肠

小肠包括十二指肠、空肠和回肠三部分，其主要作用是吸收营养和分泌消化液。

十二指肠为小肠的起始段，长度相当于本人 12 个手指的指幅(25～30 cm)，因此而得名。十二指肠呈 C 形弯曲，包绕胰头，可分为上部、降部、下部和升部四部分。其主要功能是分泌黏液，刺激胰消化酶和胆汁的分泌，为蛋白质的重要消化场所等。空肠起自十二指肠空肠曲，下连回肠，回肠连接盲肠。空肠、回肠无明显界限，空肠的长度占全长的 2/5，回肠占 3/5，两者均属小肠。空肠、回肠的主要功能是消化和吸收食物。

小肠的管壁具有典型四层基本结构。小肠是消化和吸收的重要部位，绒毛及肠腺是与小肠功能相适应的特殊结构。在距幽门 2～5 cm 处的小肠壁上开始出现环形皱襞，它是黏膜和黏膜下层共同向肠腔突出所形成的，在十二指肠远侧部及空肠近侧部最发达，以下逐渐减少且变小，至回肠的中部消失。黏膜表面可见许多细小的突起，称小肠绒毛，由上皮和固有层共同向肠腔突出而形成。绒毛根部的上皮向固有层内凹陷形成小肠腺。绒毛及肠腺的上皮相连续，肠腺直接开口于肠腔。

2. 大肠

大肠为消化道的下段，包括盲肠、结肠和直肠三部分。成人大肠全长 1.5 m，起自回肠，全程形似方框，围绕在空肠、回肠的周围。大肠的作用主要是进一步吸收水分和电解质，形成、储存和排泄粪便。

(三) 消化道活动特点

消化道中除咽、食管上端和肛门的肌肉是骨骼肌外，其余均由平滑肌组成，并具有以下特点：兴奋性低，收缩缓慢；富于伸展性，最长时可为原来长度的 2～3 倍，如胃可容几倍于胃内初始体积的食物；有一定的紧张性，各部分如胃、肠等能保持一定的形状和位置，肌肉的各部分收缩均是在紧张性的基础上发生的；进行节律性运动；对化学、温度和机械牵张刺激较敏感，对内容物等的各种刺激引起的内容物推进或排空有重要意义。

二、消化腺

消化腺有小消化腺和大消化腺两种。小消化腺分散在消化管各部的管壁内，如食管腺、胃腺和肠腺等。大消化腺有三对唾液腺(腮腺、下颌下腺、舌下腺)、肝脏和胰岛，是体内主要的消化腺。它们均借导管将分泌物排入消化管内。消化腺都有导管与消化道相通，使分泌的消化液能流入消化道。消化腺分泌的消化液由水、无机盐和少量有机物组成，其中最重要的成分是具有蛋白质性质的消化酶。

肝脏是人体内最大的腺体，具有分泌胆汁、合成糖原和解毒的功能。

肝脏解剖图如图 2-2 所示。

三、消化食物的不同方式

消化食物的方式包括机械性消化和化学性消化两种形式。

1. 机械性消化

经过口腔的咀嚼、牙齿的磨碎、舌的搅拌、吞咽、胃肠肌肉的活动，将食物由大块的变成细小的，使消化液充分与食物混合，并推动食团或食糜下移，从口腔推移到肛门，这种消化过程称为机械性消化或物理性消化。

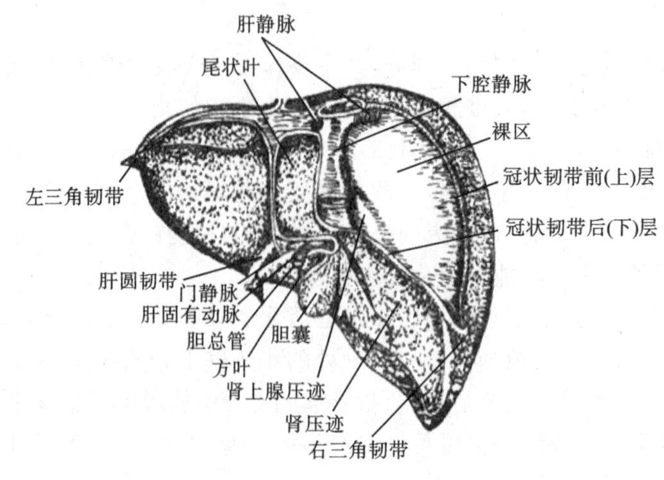

图 2-2 肝脏解剖图

食物由大块变成小块的这种变化可大大增加食物与消化液的接触面积，有利于化学性消化的进行。参与机械性消化的组织与器官有牙齿、舌、胃与小肠。食物在口腔中通过牙齿的咀嚼，由大块变成小块，进入胃后，在胃蠕动的作用下，进一步变小。进入小肠后，小肠的节律性分节运动和摆动使食物最终变成适合消化液消化的小块物质。

2. 化学性消化

化学性消化指消化腺分泌的消化液对食物进行的化学分解。由消化腺所分泌的各种消化液，将各种复杂的营养物质分解为肠壁可以吸收的简单的可溶性的化合物，然后这些分解后的营养物质被小肠(主要是空肠)吸收进入体内，进入血液和淋巴循环，这种消化过程称为化学性消化。

机械性消化和化学性消化的特点是两功能同时进行，相互配合，共同完成消化过程。

食物的化学性消化从口腔就开始了，在口腔，唾液中含有一定的唾液淀粉酶，能将食物中的淀粉进行简单分解，但这种作用较弱，而且和食物在口腔中的停留时间有关。进入胃后，在胃蛋白酶的作用下，食物中的蛋白质可以进行简单分解。由于胃蛋白酶只分解含硫氨基酸之间的肽键，因此胃内蛋白质只能分解为多肽。食物的消化主要在小肠进行，在小肠，大分子物质如蛋白质、脂肪和碳水化合物可最终被分解成小分子成分。

酶是体内某些细胞所产生的有机催化剂，能在正常体温状态下加速生化反应。当食物通过消化道时，所发生的化学变化与酶的活性有关。许多消化酶都是以非活性形式存在，这种状态的酶叫酶原。在一些激活剂如 pH 值、金属离子和另一些酶的作用下，这些酶原开始活化，履行它们特有的消化功能。酶原主要有胃蛋白酶、胰蛋白酶、胰脂肪酶、肠脂肪酶、唾液淀粉酶、胰淀粉酶、蔗糖酶、麦芽糖酶等。

四、食物消化的过程

食物的消化是从口腔开始的，食物在口腔内以机械性消化(食物被磨碎)为主，因为食物在口腔内停留时间很短，故口腔内的消化作用不大。

食物从食道进入胃后即受到胃壁肌肉的机械性消化和胃液的化学性消化作用，此时，食物中的蛋白质被胃液中的胃蛋白酶(在胃酸参与下)初步分解，胃内容物变成粥样的食糜状态，小量地多次通过幽门向十二指肠推送。食糜由胃进入十二指肠后，开始了小肠内的消化。

小肠是消化、吸收的主要场所。食物在小肠内受到胰液、胆汁和小肠液的化学性消化及小肠的机械性消化，各种营养成分逐渐被分解为简单的可吸收的小分子物质在小肠内被吸收。因此，食物通过小肠后，消化过程已基本完成，只留下难以消化的食物残渣，从小肠进入大肠。

大肠无消化作用，仅具一定的吸收功能。

五、营养物质的吸收

吸收是指食物经过消化后，通过消化管黏膜上皮细胞进入血液循环的过程。食道几乎不吸收任何物质；胃主要吸收少量的水、无机盐、全部酒精；小肠是消化和吸收的主要场所；大肠能够吸收少量的水、无机盐和部分维生素。

第二节　食物的消化

食物中营养成分的消化主要是大分子成分如蛋白质、脂类和碳水化合物的消化。食物的消化包括机械性消化和化学性消化两个过程。

一、各种消化液的成分及作用

（一）唾液的成分及作用

1. 唾液的成分

唾液的 pH 值为 6.6～7.1，其中水分约占 99%，有机物主要为黏蛋白，还有唾液淀粉酶和少量无机盐（钠、钾、钙、氯、碳酸氢根离子）及微量硫氰根离子，另有少量气体如氮气、氧气和二氧化碳等。正常人日分泌唾液 1～1.5 L。

2. 唾液的作用

唾液的作用是湿润与溶解食物并刺激味蕾引起味觉；清洁和保护口腔；唾液淀粉酶可使淀粉水解成麦芽糖，对食物进行化学性消化。

（二）胃液的成分及作用

胃是消化道中一个袋状的膨大部分，其位置和形状随人的体型体位及胃内充盈度不同而有改变。中度充盈时，胃的大部分位于正中线左侧，小部分位于右侧。

膳食中的蛋白质消化从胃开始 ，其中胃酸使蛋白质变性，蛋白质空间结构被破坏，更有利于酶的作用，被胃酸激活的胃蛋白酶也开始水解蛋白质。

食物通过胃的速度主要取决于饮食的营养成分。各种食物通过胃的速度不同，碳水化合物通过胃的速度要比蛋白质和脂肪快些，而脂肪速度最慢，水可以直接通过胃到达小肠。正常成人食物通过胃的时间为 4～6 h。

纯净胃液是一种无色透明的酸性液体（pH 值为 0.9～1.5）。胃液的主要成分是水、氯化氢、钠、钾等无机物，以及胃蛋白酶、胃黏蛋白等有机物。

1. 胃酸

胃酸由胃腺壁细胞分泌，只有胃中才有此酸性分泌液。

胃酸的作用是：激活胃蛋白酶原，为其造成适宜的酸性环境，以利于水解蛋白质；抑制和杀灭胃内细菌；胃酸进入小肠后能刺激胰液和小肠液的分泌，并引起胆囊收缩排出胆汁；胃酸造成的酸性环境有助于小肠对二价铁离子、钙离子的吸收。

2. 胃蛋白酶

胃蛋白酶由主细胞分泌出来时为无活性的蛋白酶原,在氯化氢的作用下被激活(最适 pH=2),是胃液中的主要消化酶。胃蛋白酶能将蛋白质进行初步水解,主要水解由苯丙氨酸或酪氨酸组成的肽键,对亮氨酸或谷氨酸组成的肽键也有一定作用。

3. 黏液

黏液由胃黏膜表面的上皮细胞和胃腺中的黏液细胞分泌。黏液的主要成分是糖蛋白,其次为黏多糖等大分子。在正常情况下胃黏膜表面常覆盖一层黏液,弱碱性,可中和盐酸和减弱胃蛋白酶的消化作用,故可保护胃黏膜,使其免于受到盐酸和蛋白酶的侵蚀作用。同时,黏液还有润滑作用,可减少胃内容物对胃壁的机械损伤,对胃有保护作用。

4. 内因子

正常胃液中含"内因子",是一种相对分子质量为 53 000 的糖蛋白,与维生素 B_{12} 结合并促进其吸收。主要成分有以下几种:盐酸——水解少量蛋白质,造成酸性环境,活化酶和激素;胃蛋白酶原——被盐酸激活后水解蛋白质;胃凝乳酶——凝结乳中蛋白,延长消化时间(成人胃液中缺少凝乳酶);胃脂肪酶——暂时无活性,进入小肠后开始作用。

(三) 胆汁的成分及作用

肝脏所分泌的胆汁称为肝胆汁。肝胆汁由肝管转入胆囊管而储存在胆囊内。当需要对食物进行消化时,再由胆囊排出进入十二指肠。储存在胆囊内的肝胆汁,经过胆囊壁吸收其中的一部分水分和其他一些成分,并分泌黏液进入胆汁,使胆汁呈暗褐色或棕绿色,称为胆囊胆汁。在非消化期,肝胆汁大部分流入胆囊内储存;在消化期,胆汁可直接由肝脏及胆囊排出进入十二指肠。

胆汁的成分比较复杂,其中水占 97.6%,固体成分只占 2.4%。固体成分主要有钠、钾、钙、镁、氯及碳酸氢盐等无机成分。此外,还含有胆汁酸、胆色素、脂肪酸、胆固醇、卵磷脂和少量蛋白质(包括黏蛋白、血浆蛋白)等有机成分。由于胆汁中碳酸氢钠大量被重吸收,所以胆囊胆汁呈弱碱性,pH 值平均为 7.4。胆汁内因含有胆汁酸盐而具苦味,含黏蛋白而具黏稠性。

其实,胆汁中并没有消化酶。胆汁酸与甘氨酸或牛磺酸结合形成的钠盐或钾盐(胆盐)是胆汁参与消化与吸收的主要成分。胆汁中胆盐、胆固醇和卵磷脂之间的适当比例,是维持胆固醇呈溶解状态的必要条件。当胆汁中卵磷脂的合成减少或胆固醇分泌增多时,胆固醇就容易沉积下来,形成胆结石。胆汁的作用主要有以下几点。

1. 帮助脂肪在肠内的消化吸收

胆汁中的胆盐、胆固醇和卵磷脂都能作为乳化剂,减少脂肪的表面张力,使脂肪裂解为直径 3~10 μm 的脂肪微滴。脂肪微滴分散在肠腔内,增加了胰脂肪酶的作用面积,使脂肪酶分解脂肪的作用加快。胆盐达到一定浓度后,可聚合成微胶粒,肠腔中的脂肪分解产物——脂肪酸、三酰甘油等可渗入微胶粒中,形成水溶性复合物(混合微胶粒),使原本不溶于水的脂肪分解产物可以通过肠上皮表面静水层到达肠黏膜表面,这对脂肪消化产物的吸收具有非常重要的意义。

2. 促进脂溶性维生素的吸收

通常将溶解在脂肪里的一类维生素称为"脂溶性维生素",有维生素 A、维生素 D、维生素 E、维生素 K 四种。胆汁能促进人体对脂肪类物质的消化、吸收,也就有利于体内不能合成的脂溶性维生素的吸收,肠道缺少胆汁会导致体内这一类维生素的缺乏。人体如果缺乏维生素

A、维生素 D，就会发生骨质疏松及佝偻病等，维生素 K 的缺乏会使体内凝血功能差。胆汁还能促进肠道吸收铁和钙，防止发生胆汁缺乏性贫血。

3. 促使胆固醇保持溶解状态

胆盐由胆汁酸和钠或钾结合而成，它的作用是使胆固醇能溶解在胆汁里。胆固醇是一种类脂，不溶于水。但是在胆汁里，胆固醇与胆盐、卵磷脂共同组成一种复合胶体状态，可使胆固醇溶解。胆色素是胆汁中主要的色素。卵磷脂和胆盐共同使胆固醇在胆汁里保持溶解状态。如果两者比例发生变化，就会使胆固醇或胆色素从溶解状态变为不溶解状态，沉淀出来形成结石。

4. 将某些代谢产物从肝脏排出

肝脏是人体内一个十分重要的解毒器官。身体里的一些激素如性激素、甲状腺素、肾上腺素等，被肝脏处理后，可随胆汁排入肠道而排出体外。

5. 最有效的利胆剂

通常情况下，胆汁中大部分脂溶性成分都具有肠内循环的特性。也就是说，胆盐进入肠道后，能够通过肠道的再吸收进入血液再回到肝脏。吸收的胆盐能够刺激肝细胞制造新的胆盐，促进胆汁的分泌，这样有利于节省制造胆盐的原料。

（四）胰液的成分及作用

胰液是无色无臭的碱性液体，pH 值为 7.8～8.4，渗透压约与血浆相等。人每日分泌的胰液量为 1～2 L。胰液中含有无机物（水、碳酸氢盐和电解质）和有机物（各种消化酶）。

1. 无机物

1）碳酸氢盐

碳酸氢盐由胰腺内的小的导管细胞分泌。导管细胞内含有较高浓度的碳酸酐酶，可催化二氧化碳和水产生碳酸，后者经过解离而产生碳酸氢根。胰液中碳酸氢盐含量很高，人胰液中碳酸氢根的最高浓度为 140 mmol/L，其浓度随分泌速度的增加而增加。碳酸氢根的主要作用是中和进入十二指肠的胃酸，使肠黏膜免受强酸的侵蚀；同时也提供小肠内多种消化酶活动的最适宜的 pH 环境（pH 值为 7～8）。

2）电解质

电解质的主要负离子是氯离子。氯离子的浓度随碳酸氢根浓度的变化而变化，当碳酸氢根浓度升高时，氯离子的浓度就下降。胰液中的正离子有钠、钾、钙等离子，它们在胰液中的浓度与血浆中的浓度非常接近，不依赖于分泌的速度。

2. 有机物

胰液中的主要有机物是蛋白质，含量 0.1%～10%，随分泌的速度不同而有不同。胰液中的蛋白质主要由多种消化酶组成，它们是由腺泡细胞分泌的。

1）胰淀粉酶

胰淀粉酶是一种 α-淀粉酶，它对生的或熟的淀粉的水解效率都很高，消化产物为糊精、麦芽糖及麦芽寡糖。胰淀粉酶作用的最适 pH 值为 6.7～7.0。

2）胰脂肪酶

胰脂肪酶主要消化脂肪，它可分解甘油三酯为脂肪酸、甘油一酯和甘油。它的最适 pH 值为 7.5～8.5。胰脂肪酶的活性需辅脂酶的存在才能较好地发挥作用。胰脂肪酶与辅脂酶在三酰甘油的表面形成一种高亲和度的复合物，牢固地附着在脂肪颗粒表面，防止胆盐把脂肪酶从脂肪表面置换下来。

3) 胆固醇酯酶和磷脂酶 A2

胰液中还含有一定量的胆固醇酯酶和磷脂酶 A2,分别水解胆固醇酯和卵磷脂。

4) 胰蛋白酶和糜蛋白酶

这两种酶都是以不具有活性的酶原形式存在于胰液中的。肠液中的肠致活酶可以激活胰蛋白酶原,使之变为具有活性的胰蛋白酶。此外,胰蛋白酶本身以及组织液也能使胰蛋白酶原活化。糜蛋白酶原是在胰蛋白酶作用下转化为有活性的糜蛋白酶的。

胰蛋白酶和糜蛋白酶的作用极其相似,能分解蛋白质成大分子多肽,如两者同时作用于蛋白质,则将蛋白质消化为小分子的多肽和氨基酸。

5) 其他酶

胰液中还含有羧基肽酶、核糖核酸酶、脱氧核糖核酸酶等水解酶。羧基肽酶可作用于多肽末端的肽键,释放出具有自由羧基的氨基酸,后两种酶则可使相应的核酸部分水解为单核苷酸。

(五) 小肠液的成分及作用

肠内有两种腺体,十二指肠腺和小肠腺。十二指肠腺又称勃氏腺,分布在十二指肠的黏膜下层中。小肠腺又称李氏腺,分布于全部小肠的黏膜层内。

1. 小肠液的性质、成分和作用

小肠液是一种弱碱性液体,pH 值约为 7.6,渗透压与血浆相等。小肠液的分泌量变动范围很大,成年人每日分泌 1~3 L,小肠液的主要部分由小肠腺分泌。而十二指肠腺主要分泌含黏蛋白很高的碱性液体,对十二指肠起保护作用。

小肠液的主要作用有如下几点。

(1) 大量的小肠液可以稀释消化产物,降低其渗透压,利于吸收;

(2) 肠致活酶可激活胰液中的胰蛋白酶原,使之变为有活性的胰蛋白酶,从而有利于蛋白质的消化;

(3) 十二指肠腺分泌碱性液体和黏蛋白,保护十二指肠的上皮不被胃酸侵蚀。

小肠液分泌后又很快地被绒毛重吸收,这种液体的交流为小肠内营养物质的吸收提供了媒介。小肠液中还常混有脱落的肠上皮细胞、白细胞,以及由肠上皮细胞分泌的免疫球蛋白。

近年来人们认为,虽然小肠上皮细胞内含有多种消化酶,如分解多肽的肽酶、分解双糖的蔗糖酶和麦芽糖酶等,但真正由小肠腺分泌的酶只有肠致活酶一种。小肠液中的其他酶只是随脱落的肠上皮细胞进入肠腔内,它们对小肠内的消化并不起作用。小肠细胞本身对营养物质的消化是在小肠上皮细胞的纹状缘和上皮细胞内进行的,是一种特殊的消化方式。

2. 小肠液分泌的调节

小肠液的分泌是经常性的,但在不同条件下,分泌量的变化可以很大;食糜对肠黏膜的局部机械刺激和化学刺激都可引起小肠液的分泌。小肠黏膜对扩张刺激最为敏感,小肠内食糜的量越多,小肠液分泌也越多。一般认为,这些刺激是通过肠壁内神经丛的局部反射而引起肠腺分泌的。刺激迷走神经可引起十二指肠腺的分泌,但对其他部位的肠腺作用并不明显,有人认为,只有在切断内脏大神经(取消了抑制性影响)后,刺激迷走神经才能引起小肠液的分泌。

在胃肠激素中,胃泌素、促胰液素、胆囊收缩素和血管活性肠肽都有刺激小肠液分泌的作用。

（六）大肠液的成分及作用

大肠液由大肠腺和黏膜杯状细胞分泌，呈碱性，pH 值为 8.3～8.4，其主要成分是黏液，具有保护肠黏膜，润滑粪便的作用。

大肠液含酶很少，没有明显的消化作用。大肠内容物主要受细菌的分解作用。细菌所含的酶能使食物残渣与植物纤维素分解。对糖类和脂肪进行发酵式分解，对蛋白质进行腐败式分解。正常情况下，机体一方面通过肝脏对这些毒物进行解毒，另一方面通过大肠将这些毒物排出体外。大肠内细菌还能合成少量维生素 K 和某些 B 族维生素。其中一部分可被人体吸收，对机体的营养和凝血有一定生理意义。

大肠长约 1.5 m，分盲肠、结肠、直肠三部分。食物从胃到小肠末端的移动需 30～90 min，而通过大肠则需 1～7 d。

在结肠中有三种类型的运动：

(1) 收缩。结肠袋的收缩运动为食物提供了一种混合作用，因此促进人体从物质中吸收水分。

(2) 蠕动。蠕动的波慢而强，推进食物从结肠中通过。

(3) 排便。当有力的蠕动使粪便物质进入直肠时，产生一种排便反射。

在大肠中含有以大肠杆菌为主的大量细菌。这些细菌影响粪便的颜色和气味。在消化过程中没有起反应的食物可以通过细菌进行改变和消化。这样某些复杂的多糖和少量简单的碳水化合物，如水苏糖（四碳糖）或棉籽糖（三碳糖）被转化为氢、二氧化碳和短链脂肪酸。没能消化的蛋白质残渣被细菌转化为有气味的化合物。此外，大肠内的细菌还可以合成维生素 K、生物素和叶酸等营养素。

二、各类食物的消化

（一）碳水化合物的消化

碳水化合物要消化成单糖才能被吸收。消化的过程就是水解的过程。麦芽糖、乳糖、蔗糖、麦芽低聚糖都能消化。

消化从口腔开始，口腔里有唾液淀粉酶能水解 α-1，4 糖苷键，但不能水解 α-1，6 糖苷键。消化产物是糊精、麦芽低聚糖和麦芽糖。虽然口腔内的唾液淀粉酶能把淀粉水解成麦芽糖，但由于食物在口腔停留的时间很短，所以淀粉在口腔内消化很少，淀粉的消化主要在小肠中进行。

在小肠胰液中的 α-淀粉酶可以从淀粉分子的内部水解 α-1，4 糖苷键，把淀粉分解为麦芽糖、麦芽三糖及含分支的异麦芽糖和 α-临界糊精。小肠黏膜的刷状缘含有 α-葡萄糖苷酶（包括麦芽糖酶）和 α-临界糊精酶。α-葡萄糖苷酶可把麦芽糖和麦芽三糖水解成葡萄糖，而 α-临界糊精酶能把异麦芽糖和 α-临界糊精水解成葡萄糖。

此外，小肠黏膜细胞内还存在 β-葡萄糖苷酶，可以水解蔗糖和乳糖。某些人体内乳糖酶含量不足，不能有效分解乳糖，在使用含乳糖较高的食品如牛奶后可出现腹胀、腹痛和腹泻等现象，称为乳糖不耐症。

胃里没有消化淀粉的酶。唾液淀粉酶的最适 pH 值是 6.6～6.8，在食糜没有被胃酸中和以前，能持续作用一段时间，使淀粉和低聚糖能再消化一部分。小肠内有胰液的 α-淀粉酶，其作用和唾液淀粉酶相同，把直链淀粉消化分解成麦芽糖和麦芽三糖，支链淀粉消化成麦芽糖、麦芽三糖,以及将直链淀粉消化成由4~9个葡萄糖分子以α-1,6糖苷键组成的麦芽低聚糖。

正常人膳食糖类的主要来源为淀粉,存在于所有谷类食物中,其次为蔗糖及牛奶中的乳糖。食物中糖类经消化道各种酶作用水解成单糖后才能被吸收。

此外,根据近期研究发现,淀粉中有抗性淀粉存在,仅部分在小肠内被消化吸收,其余则在结肠内经微生物发酵后才能被吸收。

大豆及豆类制品中含有棉籽糖和水苏糖(胀气因子),没有分解的酶类,在大肠微生物的作用下发酵产气。豆腐和腐乳中的胀气因子已基本被去除。

食物中的膳食纤维也没有分解的酶类,不能被消化吸收,但吸水性强,有促进胃肠蠕动、降低胆固醇、排毒、降血糖等作用。

(二)脂肪的消化

脂类消化的主要场所在小肠上段。食物脂类在小肠腔内由于肠蠕动所起的搅拌作用和胆汁的掺入,分散成细小的乳胶体,同时,胰腺分泌的脂肪酶在乳化颗粒的水油界面上,催化三酰甘油、磷脂和胆固醇的水解。

1. 三酰甘油的分解

胰脂肪酶能特异性地催化三酰甘油的α-酯键(即第1,3位酯键)水解,产生β甘油一酯并释放出两分子游离脂肪酸。β甘油一酯在异构酶的作用下,形成α甘油一酯,进一步在胰脂肪酶的作用下水解成甘油和游离脂肪酸。

2. 胆固醇的分解

胆固醇酯酶作用于胆固醇酯,使胆固醇酯水解为游离胆固醇和脂肪酸。

3. 磷脂的分解

由磷脂酶A2催化磷脂的第二位酯键水解,生成溶血磷脂和一分子脂肪酸。

(三)蛋白质的消化

蛋白质的消化自胃中开始,但由于胃蛋白酶的消化作用较弱,所以蛋白质在胃中的消化很不完全,食物蛋白质的消化主要在小肠进行。食糜自胃进入小肠后,蛋白质的不完全水解产物再经胰液中蛋白酶的作用,被分解为游离氨基酸和寡肽,其中1/3为游离氨基酸,2/3为寡肽。寡肽在小肠黏膜细胞的氨基肽酶的作用下被分解为二肽,二肽再经二肽酶的作用被分解成游离氨基酸。

蛋白质的消化示意图如图2-3所示。

(四)维生素与矿物质的消化

人体消化道内没有分解维生素的酶。胃液的酸性、肠液的碱性等环境条件,其他食物成分,以及氧的存在都可能对不同维生素产生影响。某些脂溶性维生素,如维生素A在消化过程中可能会被分解破坏。摄入足量可作为抗氧化剂的维生素E能减少维生素在消化过程中的氧化分解。

矿物质在食品中有些是呈离子状态存在的,即溶解状态,如钾、钙、钠离子。有些结合在食品有机成分上,例如乳酪蛋白中的钙结合在磷酸根上,铁多存在于血红蛋白之中,许多微量元素存在于酶中。矿物质在人体肠胃道中不能从有机成分中释放出来,其可利用程度与食品性质和其成分相互作用有关。

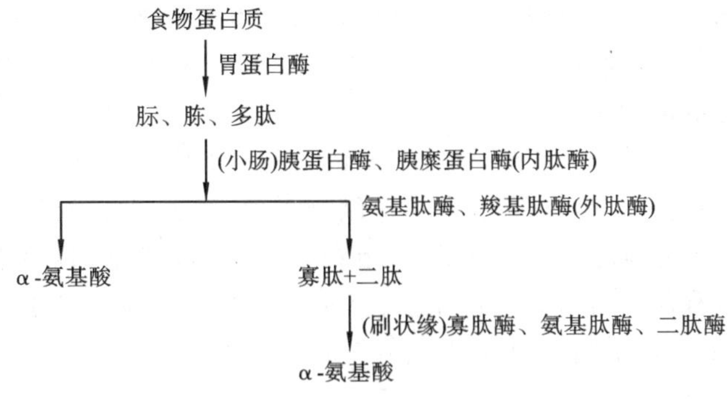

图 2-3　蛋白质的消化示意图

第三节　食物的吸收

食物经过消化后，将大分子物质变成低分子物质，其中多糖分解成单糖，蛋白质分解成氨基酸，脂肪分解成脂肪酸、单酰甘油酯等，维生素与矿物质则在消化过程中从食物的细胞中释放出来，通过小肠黏膜进入血液循环的过程称为吸收。

吸收主要有单纯扩散、易化扩散和主动转运三种方式。

(1) 单纯扩散。单纯扩散也称为简单扩散，是指脂溶性的小分子物质或离子从膜的高浓度一侧移向低浓度一侧的现象。与扩散速度有关的是膜两侧的浓度差，以及由分子大小、脂溶性高低和带电状况决定的通透性。单纯扩散的特点是不需膜蛋白质帮助，不消耗代谢能。转运的物质是脂溶性小分子物质，如二氧化碳、氧气、氮气、一氧化氮等。

(2) 易化扩散。易化扩散是指非脂溶性物质或亲水物质(如葡萄糖)或离子(如钠离子、钾离子)在膜蛋白质的帮助下从膜的高浓度一侧向低浓度一侧扩散或转运的过程。

(3) 主动转运。主动转运是最重要的物质转运形式，指通过细胞本身的耗能将物质从膜的低浓度一侧向高浓度一侧的转运，通常也称为原发性主动转运。如钠钾泵(简称钠泵)，通过消耗代谢能 ATP 逆浓度差泵出 3 个钠离子，同时摄入 2 个钾离子，保证细胞外高钠离子、细胞内高钾离子，从而建立钠离子、钾离子的势能储备。一般细胞将代谢所获得能量的 20%～30%用于钠泵的转运。此外，还有钙泵(钙离子-镁离子依赖式 ATP 酶)、氢离子-钾离子泵(氢离子-钾离子依赖式 ATP 酶)等。继发性主动转运指直接消耗某一物质的浓度势能、间接消耗 ATP 从而逆浓度转运某物质。例如葡萄糖进入肾小管和肠黏膜上皮细胞。

小肠是营养物质吸收的主要场所，食物进入胃之前没有被吸收，胃只能吸收少量的水分和酒精等，大肠仅吸收少量的水分和无机盐。一般情况下，人体每天约有 1500 mL 的液体食物(其中包括 7～8 mL 的消化液)，大部分在小肠中被吸收。小肠的吸收功能取决于小肠的长度、管腔上的环状皱襞及其上的绒毛和微绒毛。

小肠的吸收方式取决于营养素的化学性质。当存在膜屏障时，由于生物体内的膜是由双层磷脂组成并嵌有蛋白质的膜，对所通过的物质有一定选择性：氧、二氧化碳、脂肪酸、醇类、固醇类等都易直接通过细胞膜的磷脂层，以简单扩散的方式进入细胞内；而非脂溶性的物质和钠、钾、钙等离子则要通过蛋白载体易化扩散进入细胞内。易化扩散具有特异性、饱和现象、竞争作用和非竞争抑制等特点。主动转运是在消耗能量情况下进行逆浓度梯度的运输，并且也同易化扩散相似，即需要蛋白载体。所有细胞膜上存在的钠钾泵就是典型主动运输的例证。

在营养成分被消化吸收后,通过主要的运输介质即淋巴和血液将它们立即运输到需要或储藏它们的组织。在肠道的膜内有淋巴毛细管网状组织。胆固醇、水、长链脂肪和某些蛋白质被淋巴系统最终传送到静脉系统。

大部分低分子营养物质被吸收进入血液循环后,与血液中蛋白质分子结合,再运输到各组织细胞。它们包括运铁蛋白、运铜蛋白、视黄醇结合蛋白、运送固醇类激素、运送维生素 B_{12} 蛋白和内在因子,以及各种运输脂类物质的脂蛋白,有高密度脂蛋白(HDL)、低密度脂蛋白(LDL)、中密度脂蛋白(IDL)和极低密度脂蛋白(VLDL)等。血液中还有一类呼吸蛋白,用来输送氧气和二氧化碳,如红细胞内的血红蛋白。

小肠中各种营养素吸收位置如图 2-4 所示。

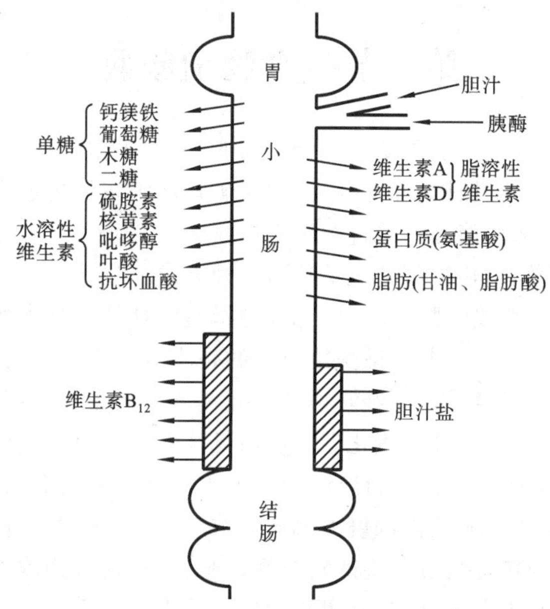

图 2-4 小肠中各种营养素吸收位置

一、蛋白质

1. 蛋白质的吸收

蛋白质消化的终产物氨基酸和小肽在小肠黏膜被吸收。吸收进入黏膜细胞后,小肽可被黏膜细胞中的肽酶再水解成游离氨基酸,然后进入血液循环。吸收机制是肠黏膜对氨基酸的吸收与其浆膜面的钠泵有关,黏膜面和浆膜面均有氨基酸转运载体,现已证实的氨基酸转运载体有三种,氨基酸的吸收均需 ATP(三磷酸腺苷)的主动转运。

能进入肠黏膜细胞的不仅是氨基酸,还有数量更多的寡肽。一般认为四肽以上的蛋白质水解物不能直接进入肠黏膜细胞,当它们接触刷状缘时先被水解成二肽或三肽,被吸收后在细胞液中最终水解成氨基酸。其中含有蛋白质和羟基蛋白的二肽,则只能在细胞液中才能被水解,甚至还有少部分(约 10%)以二肽形式直接进入血液。

肠黏膜细胞对氨基酸和寡肽的吸收为主动吸收,它们透过细胞膜的过程是一个耗能需钠的生理过程。细胞壁上转运氨基酸或寡肽的蛋白载体与它们及钠离子形成三联体,将它们转运入细胞膜之内。之后钠离子借助钠泵主动排出细胞膜外,使细胞液的钠离子浓度不至于升高，利于氨基酸或寡肽不停地吸收转运。

化学结构各异的氨基酸分子是被不同的转运系统吸收进入肠黏膜细胞的。中性氨基酸转运系统对中性氨基酸有高度亲和力，可转运芳香族氨基酸（苯丙氨酸、酪氨酸、色氨酸）、脂肪族氨基酸（丙氨酸、丝氨酸、苏氨酸、缬氨酸、亮氨酸、异亮氨酸）、含硫氨基酸（蛋氨酸、半胱氨酸）及组氨酸、谷氨酰胺等，部分甘氨酸也靠这个系统转运。该系统的转运速度最快。各氨基酸的吸收速度排序为，蛋氨酸＞异亮氨酸＞缬氨酸＞苯丙氨酸＞色氨酸＞苏氨酸。

碱性氨基酸转运系统转运赖氨酸和精氨酸，但转运速度慢，仅为中性氨基酸转运速度的10％，半胱氨酸也靠该系统转运。酸性氨基酸转运系统转运天冬氨酸和谷氨酸。

亚氨基酸和甘氨酸转运系统转运蛋白、羟基蛋白和甘氨酸，转运速度慢。又因含有这些氨基酸的二肽可直接吸收，故该系统在氨基酸吸收过程中的贡献不突出。

2. 蛋白质缺乏的危害

食物中长期缺乏蛋白质、维生素 B、维生素 E 及胆碱，可引起脂肪肝、肝细胞坏死乃至肝硬化；长期摄入蛋白质不足，小肠黏膜会不同程度地萎缩，妨碍钙的吸收而导致佝偻病，并常继发肠道细菌和寄生虫感染。

胆汁等消化液的每日生成量也与蛋白质的摄入量有关，高蛋白饮食可生成较多的胆汁。

二、脂肪

1. 脂类消化产物的吸收

脂类的吸收主要在十二指肠下段和空肠上部。甘油及中短链脂肪酸无须混合微团协助，直接吸收进入小肠黏膜细胞后，进而通过门静脉进入血液。

长链脂肪酸及其他脂类消化产物随微团吸收进入小肠黏膜细胞。长链脂肪酸在脂酰 CoA 合成酶催化下，生成脂酰 CoA，此反应消耗 ATP。脂酰 CoA 可在转酰基酶作用下，将甘油一酯、溶血磷脂和胆固醇酯化生成相应的三酰甘油、磷脂和胆固醇酯。

体内具有多种转酰基酶，它们识别不同长度的脂肪酸催化特定酯化反应。这些反应可看成脂类的改造过程，在小肠黏膜细胞中，生成的三酰甘油、磷脂、胆固醇酯及少量胆固醇，与细胞内合成的载脂蛋白构成乳糜微粒，通过淋巴最终进入血液，被其他细胞所利用。可见，食物中的脂类的吸收与糖的吸收不同，大部分脂类通过淋巴直接进入体循环，而不通过肝脏。因此，食物中脂类主要被肝外组织利用，肝脏利用外源的脂类是很少的。

脂类的吸收含两种情况。中、短链脂肪酸构成的三酰甘油乳化后即可吸收—肠黏膜细胞内水解为脂肪酸及甘油—门静脉入血。长链脂肪酸构成的三酰甘油在肠道分解为长链脂肪酸和甘油一酯后吸收—肠黏膜细胞内再合成三酰甘油，与载脂蛋白、胆固醇等结合成乳糜微粒—淋巴入血。所以，脂肪的吸收有淋巴途径和血液途径两种，但以淋巴途径为主。

2. 胆固醇的吸收

进入肠道的胆固醇主要有两个来源：一是从食物中来；一是从肝分泌的胆汁中来。胆汁中的胆固醇是游离的，而食物中的胆固醇部分是酯化的。酯化的胆固醇必须在肠腔中经消化液中的胆固醇酯酶的作用，水解为游离胆固醇后才能被吸收。游离的胆固醇通过形成混合微胶粒，在小肠上部被吸收。被吸收的胆固醇大部分在小肠黏膜中又重新酯化，生成胆固醇酯，最后与载脂蛋白一起组成乳糜微粒经淋巴系统进入血液循环。

胆固醇的吸收受很多因素的影响。食物中胆固醇含量越高，其吸收也越多，但两者不呈直线关系。食物中的脂肪和脂肪酸有提高胆固醇吸收的作用，而各种植物固醇（如豆固醇、β-谷固醇)则抑制其吸收。胆盐可与胆固醇形成混合微胶粒而有助于胆固醇的吸收,食物中不能被利用的纤维素、果胶、琼脂等容易和胆盐结合形成复合物,妨碍微胶粒的形成,从而能降低胆固醇的吸收。最后,抑制肠黏膜由细胞载脂蛋白合成的物质,可因妨碍乳糜微粒的形成,减少胆固醇的吸收。

三、碳水化合物

食物中的碳水化合物主要是淀粉和糖原,它们需要消化成单糖后才被吸收。在小肠中吸收的主要单糖是葡萄糖,而半乳糖和果糖较少。单糖是通过载体系统的主动转运过程而被吸收的。在转运过程中需要钠泵提供能量。钠泵被阻断后,单糖的转运则不能进行。糖被吸收后主要通过毛细血管进入血液,而进入淋巴的很少。

四、水溶性维生素、水与矿物质及无机盐

水、水溶性维生素及无机盐可以不经消化,在小肠被直接吸收。水在肠道是靠渗透压的原理被吸收;水溶性维生素是由扩散的方式被充分吸收。在无机盐中,钠盐吸收最快,钠盐是靠钠泵吸收,氯及碳酸氢根等负离子的吸收是靠电位差进行。脂溶性维生素也随脂肪一起被吸收。维生素 B_{12}需要内因子保护后才能被吸收。

食物经过各段消化道反复吸收之后,最后进入直肠的为食物中不能被消化吸收的残渣、盐类和少量剩余营养物质。当含有大量肠道微生物、胃肠道脱落细胞及食物残渣的粪便进入直肠时,即刺激肠壁,引起排便反射。

(一) 水溶性维生素的吸收

水溶性维生素一般通过简单扩散的方式被充分吸收,特别是相对分子质量小的维生素更易被吸收。脂溶性维生素因溶于脂类物质,它们的吸收过程与脂类相似。脂肪可促进脂溶性维生素的吸收。脂溶性维生素的吸收也是简单的扩散方式。吸收维生素 K、维生素 D 和胡萝卜素(维生素 A 的前身)需有胆盐存在。

(二) 水与矿物质的吸收

人体每日由胃肠吸收回体内的液体量有 5～10 L 之多。水分的吸收都是被动的,特别是钠盐的主动吸收所产生的渗透压梯度是水分吸收的主要动力。

水分在胃中吸收很少,主要由小肠吸收,大肠可吸收通过小肠吸收后余下的水分。小肠吸收水分主要靠渗透作用,当小肠吸收其内容物的任何溶质时,都会使小肠上皮细胞内的渗透压增高,因而水分随之渗入上皮细胞。

(三) 无机盐的吸收

1. 钠的吸收

成人每日摄入 250～300 mmol 的钠,消化腺大致分泌相同数量的钠,但从粪便中排出的钠不到 4 mmol,说明肠内容物中 95%～99%的钠都被吸收了。

由于细胞内的电位较黏膜面负 40 V,同时细胞内钠的浓度较周围液体低,因此,钠可顺电化学梯度通过扩散作用进入细胞内。但细胞内的钠能通过低一侧膜进入血液,这是通过膜上钠泵的活动逆电化学进行的主动过程。钠泵是一种钠钾离子依赖性 ATP 酶,它可使 ATP 分解产生能量,以维持钠和钾逆浓度的转运。钠的泵出和钾的泵入是耦联的。

2. 铁的吸收

人每日吸收的铁约为 1 mg，仅为每日膳食中含铁量的 1/10。铁的吸收与机体对铁的需要有关，在服用相同剂量的铁后，缺铁的患者可比正常人的铁吸收量大 1～4 倍。食物中的铁绝大部分是三价的高铁形式，但有机铁和高铁都不易被吸收，故须还原为亚铁后，方能被吸收。亚铁吸收的速度比相同量的高铁要快 2～5 倍。维生素 C 能将高铁还原为亚铁而促进铁的吸收。铁在酸性环境中易溶解而便于吸收，故胃液中的盐酸有促进铁吸收的作用，胃大部切除的病人，常常会伴有缺铁性贫血。

铁主要在小肠上部被吸收。肠黏膜吸收铁的能力决定于黏膜细胞内的含铁量。由肠腔吸收入黏膜细胞内的无机铁，大部分被氧化为三价铁，并和细胞内的去铁铁蛋白结合，形成铁蛋白，暂时储存在细胞内，慢慢地向血液中释放。小部分被吸收入黏膜细胞而尚未与去铁铁蛋白结合的亚铁，则以主动吸收的方式转移到血浆中。当黏膜细胞刚刚吸收铁而尚未能转移至血浆中时，则暂时失去其由肠腔再吸收铁的能力。这样，存积在黏膜细胞内的铁量，就成为再吸收铁的抑制因素。

3. 钙的吸收

食物中的钙仅有一小部分被吸收。影响钙吸收的主要因素是维生素 D 和机体对钙的需要。维生素 D 有促进小肠对钙吸收的作用。儿童和乳母对钙的吸收增加。此外，钙盐只有在水溶液状态(如氯化钙、葡萄糖酸钙溶液)，而且在不被肠腔中任何其他物质沉淀的情况下，才能被吸收。肠内容物的酸度对钙的吸收有重要影响，在 pH 值约为 3 时，钙呈离子化状态，吸收最好。肠内容物中磷酸过多，会形成不溶解的磷酸钙，使钙不能被吸收。此外，脂肪食物对钙的吸收有促进作用，脂肪分解释放的脂肪酸，可与钙结合形成钙皂，后者可和胆汁酸结合，形成水溶性复合物而被吸收。

钙的吸收主要是通过主动转运完成的。肠黏膜细胞的微绒毛上有一种与钙有高度亲和性的钙结合蛋白，它参与钙的转运而促进钙的吸收。

【本章小结】

食品的消化与吸收是饮食营养与健康研究重点内容之一，本章从人体的消化系统的组成、食物的消化及吸收三方面进行了阐述。食品的消化系统主要由消化管和消化腺组成。消化管包括口腔、咽、食管、胃、小肠和大肠等部分。消化腺有小消化腺和大消化腺两种。小消化腺分散在消化管各部的管壁内，如食管腺、胃腺和肠腺等。大消化腺有三对唾液腺(腮腺、下颌下腺、舌下腺)、肝脏和胰岛，是体内主要的消化腺。食物的消化包括机械性消化和化学性消化两种方式，主要讲解了碳水化合物、脂肪、蛋白质、维生素及矿物质的消化。食物的吸收包括蛋白质、脂肪、碳水化合物、水溶性维生素、水与矿物质及无机盐的吸收。小肠是吸收的主要场所，主要通过扩散作用和主动转运两种方式实现。

【思考与练习】

1. 人体消化道包括哪些器官？各器官有什么作用？
2. 人体消化系统中包括哪些腺体？分泌的消化液有哪些？
3. 什么是消化？什么是吸收？
4. 消化道的哪些部位有吸收作用？
5. 为什么说小肠是吸收的重要场所？

第三章　营养学基础

知识目标

- 了解营养学产生发展的历史沿革；
- 掌握营养、营养素、蛋白质的互补作用及必需氨基酸、必需脂肪酸、食物特殊动力作用等概念；
- 掌握各种矿物质和维生素的生理功能及相应缺乏症状、三大产热营养素作用机理等。

能力目标

- 运用营养学基础知识和理论来具体分析生活中的营养问题；
- 解决膳食生活中的具体膳食营养问题。

随着人们生活水平的不断提高，人们越来越注重营养，但同时越来越多的人得了“富贵病”或“营养过剩”，营养成了罪魁祸首。其实营养是人体必需的，就像飞机需要汽油、冰箱需要电一样，人也像一台机器，需要食物的营养来运转，我们站立、走路、说话、睡觉、读书都需要食物来提供能量。人的组织和器官如骨骼、肌肉、牙齿的生长发育，各种细胞、组织不断更新、修复，也需要食物提供原料。

第一节　蛋　白　质

提起蛋白质，很多人将它与鸡蛋蛋白相混淆。其实，蛋白质存在于一切生物体中，可以说是一切生命的物质基础和存在形式，是人体最重要的营养素之一；蛋白质又是人体一切细胞和组织必需的组成成分，生命的产生、存在与消亡无不与蛋白质有关。正如恩格斯所说：“蛋白质是生命的物质基础，生命是蛋白质存在的一种形式。”我们的身体从头发到指甲，从皮肤到骨骼、血液等都由蛋白质组成。如果人体内缺少蛋白质，轻者体质下降，发育迟缓，抵抗力减弱，贫血乏力，重者造成水肿，甚至危及生命。一旦失去了蛋白质，生命也就不复存在，故有人称蛋白质为“生命的载体”。可以说，它是生命的第一要素。

【相关链接】

蛋白质的发现

法国生理学家马让迪于 1816 年发现，如果只给狗吃糖和油，不久狗就死了；如果同时给狗吃含氮的食物，狗就能活下去。荷兰化学家莫伊尔德在 1838 年研究了含氮食物的成分，他用希腊语中“proteinos(最重要的)”一词将其命名为 protein，即蛋白质。

一、蛋白质的组成

蛋白质是一类结构复杂的大分子有机化合物，在人体内约有10万种。

蛋白质构成元素主要有碳、氢、氮、氧四种，有些蛋白质还含有硫、磷、铁和铜等元素。不同蛋白质分子量可以相差几千倍，但是氮元素在各种蛋白质中含量稳定，一般含量在16%左右，所以常以食物中氮的含量来测定蛋白质的含量。

蛋白质基本构成单位是氨基酸。人体蛋白质就是由许多氨基酸以肽键连接在一起组成的。每种蛋白质各自有其独特的氨基酸组成模式和特殊功能，这些氨基酸以不同的种类、数量、排列顺序和空间结构构成种类繁多、功能各异的蛋白质。

目前，已经发现天然的氨基酸有300多种，其中人体所需的氨基酸约有22种，分必需氨基酸（人体无法自身合成）、半必需氨基酸和非必需氨基酸。

1. 必需氨基酸

必需氨基酸是人体内不能合成的，或者合成速度不能满足机体需要，必须由食物蛋白质供给的氨基酸。构成人体的氨基酸中有9种是必需氨基酸，包括亮氨酸、异亮氨酸、赖氨酸、蛋氨酸、苯丙氨酸、苏氨酸、色氨酸、缬氨酸和组氨酸（组氨酸为婴儿必需氨基酸，成人需要量较少）。它们的作用分别如下。

1）赖氨酸

赖氨酸促进大脑发育，是肝及胆的组成成分，能促进脂肪代谢，调节松果腺、乳腺、黄体及卵巢，防止细胞退化。

赖氨酸可以调节人体代谢平衡，它为合成肉碱提供结构成分，而肉碱会促进细胞中脂肪酸的合成。往食物中添加少量的赖氨酸，可以刺激胃蛋白酶与胃酸的分泌，提高胃液分泌功效，起到增进食欲、促进幼儿生长与发育的作用。赖氨酸还能提高钙的吸收及其在体内的积累，加速骨骼生长。如缺乏赖氨酸，会造成胃液分泌不足而出现厌食、营养性贫血，致使中枢神经受阻，发育不良。

2）色氨酸

色氨酸促进胃液及胰液的产生，它可转化生成人体大脑中的一种重要的神经传递物质5-羟色胺，而5-羟色胺有中和肾上腺素与去甲肾上腺素的作用，并可改善睡眠的持续时间。当动物大脑中的5-羟色胺含量降低时，便会表现出异常的行为，出现神经错乱、幻觉及失眠等症状。此外，5-羟色胺有很强的血管收缩作用，可存在于许多组织，包括血小板和肠黏膜细胞中，受伤后的机体会通过释放5-羟色胺来止血。医药上常将色氨酸用作抗郁闷剂、抗痉挛剂、胃分泌调节剂、胃黏膜保护剂和强抗昏迷剂等。

3）苯丙氨酸

苯丙氨酸参与消除肾及膀胱功能的损耗，它是人体必需的氨基酸之一，经食物摄取后，部分用于合成蛋白质，其余部分经肝脏苯丙氨酸羟化酶的作用转变为酪氨酸，进而转化为其他生理活性物质。

4）蛋氨酸（又名甲硫氨酸）

蛋氨酸参与组成血红蛋白与血清，有促进脾脏、胰脏及淋巴的功能，它是含硫必需氨基酸，与生物体内各种含硫化合物的代谢密切相关。当缺乏蛋氨酸时，会引起食欲减退、生长减缓或体重不增加、肾脏肿大和肝脏铁堆积等现象，最后导致肝坏死或纤维化。

蛋氨酸还可利用其所带的甲基，对有毒物或药物进行甲基化而起到解毒的作用。因此，蛋氨酸可用于防治慢性或急性肝炎、肝硬化等肝脏疾病，也可用于缓解砷、三氯甲烷、四氯化碳、苯、吡啶和喹啉等有害物质的毒性反应。

5）苏氨酸

苏氨酸有转变某些氨基酸达到平衡的功能，它的结构中含有羟基，对人体皮肤具有持水作用，对保护细胞膜起重要作用，在体内能促进磷脂合成和脂肪酸氧化。其制剂具有促进人体发育和抗脂肪肝药用效能，是复合氨基酸输液中的一种成分。同时，苏氨酸又是制造一类高效低过敏的抗生素——单酰胺菌素的原料。

6）异亮氨酸

异亮氨酸参与胸腺、脾脏及脑下腺的调节和代谢；脑下腺属总司令部，作用于甲状腺、性腺；缬氨酸、亮氨酸与异亮氨酸均属支链氨基酸，同时都是必需氨基酸。异亮氨酸能治疗神经障碍、食欲减退和贫血，在肌肉蛋白质代谢中也极为重要。

7）亮氨酸

亮氨酸的作用是平衡异亮氨酸，它可用于治疗小儿的突发性高血糖症，也可用作头晕治疗剂，也可作为营养滋补剂。

8）缬氨酸

缬氨酸作用于黄体、乳腺及卵巢。当缬氨酸不足时，大鼠中枢神经系统功能会发生紊乱，共济失调而出现四肢震颤。通过解剖切片脑组织，发现有红核细胞变性现象。晚期肝硬化病人因肝功能损害，易形成高胰岛素血症，致使血中支链氨基酸减少，支链氨基酸和芳香族氨基酸的比值由正常人的 3.0～3.5 降至 1.0～1.5，故常用缬氨酸等支链氨基酸的注射液治疗肝功能衰竭等疾病。此外，它也可作为加快创伤愈合的治疗剂。

9）组氨酸

组氨酸作用于代谢的调节。组氨酸对于成人来说为非必需氨基酸，但对于幼儿来说却为必需氨基酸。在慢性尿毒症患者的膳食中添加少量的组氨酸，氨基酸结合进入血红蛋白的速度增加，肾原性贫血减轻，所以组氨酸也是尿毒症患者的必需氨基酸。组氨酸的咪唑基能与二价铁离子或其他金属离子形成配位化合物，促进铁的吸收，因而可用于防治贫血。组氨酸能降低胃液的酸度，缓和胃肠手术的疼痛，减轻妊娠期呕吐及胃部灼热感，抑制由自主神经紧张而引起的消化道溃烂，对过敏性疾病，如哮喘等也有功效。此外，组氨酸可扩张血管，降低血压，临床上用于心绞痛、心功能不全等疾病的治疗。类风湿性关节炎患者血中组氨酸含量显著减少，使用组氨酸后发现其握力、走路与血沉等指标均有好转。在组氨酸脱羧酶的作用下，组氨酸脱羧形成组胺。组胺具有很强的血管舒张作用，并与多种变态反应及发炎有关。此外，组胺会刺激胃蛋白酶与胃酸分泌。

成人可以合成组氨酸，10 岁以下儿童不能合成，对组氨酸的需求必须由食物供给。

为了让人体能有效使用和合成蛋白质，必需氨基酸必须同时存在且比例适中，即使只是短时间缺乏一种必需氨基酸，也会对蛋白质的合成产生不良影响，如果任何一种必需氨基酸的摄入量过低，则会使其他氨基酸的功效相对减低，因此必需氨基酸必须按照一定的比例摄取才能有效吸收。

2. 半必需氨基酸

半胱氨酸、酪氨酸被列为半必需氨基酸，因为它们在体内虽能合成，但其合成原料是必需氨基酸。

3. 非必需氨基酸

非必需氨基酸是在人体内能够合成，或者可由其他氨基酸转变而成，可以不必由食物蛋白质供给的氨基酸，包括丙氨酸、精氨酸、天门冬氨酸、天门冬酰胺、谷氨酸、谷氨酰胺、甘氨酸、脯氨酸、丝氨酸等。

上述把氨基酸分为必需氨基酸、半必需氨基酸和非必需氨基酸三类，是按其营养功能来划分的；如按其在体内代谢途径可分为成酮氨基酸和成糖氨基酸；按其化学性质又可分为中性氨基酸、酸性氨基酸和碱性氨基酸，大多数氨基酸属于中性氨基酸。

人体对必需氨基酸的需要量随着年龄的增长而不断下降。成人同婴儿相比有显著下降。婴儿和儿童对蛋白质和必需氨基酸的需要量比成人高，主要用来满足其生长发育的需要。

人体不同阶段每日必需氨基酸的需要量见表 3-1。

表 3-1　人体不同阶段每日必需氨基酸的需要量　　单位：mg/kg

氨　基　酸	3～6 个月婴儿	10～12 岁儿童	成　年　人
组氨酸	28	—	—
赖氨酸	103	60	12
亮氨酸	161	45	14
异亮氨酸	70	30	10
蛋氨酸＋胱氨酸	58	27	13
苯丙氨酸＋酪氨酸	125	27	14
苏氨酸	87	35	7
色氨酸	17	4	4
缬氨酸	93	33	10

资料来源：世界卫生组织（WHO）和联合国粮食及农业组织（FAO）公布。

4. 限制性氨基酸

人体各种组织细胞蛋白质的氨基酸比例是固定的，因此人体对每种必需氨基酸的需要也有一定数量和比例的要求，否则就会产生拮抗作用，从而影响蛋白质的生物合成，甚至会引起负氮平衡，即尿、粪、汗排出的总氮量超过膳食中摄取的氮量。食物蛋白质中的必需氨基酸种类、数量和比例均应与人体蛋白质的氨基酸模式相一致，如果膳食中食物蛋白质的氨基酸模式与人体氨基酸模式不符合，食物蛋白质中必需氨基酸供给不足或不平衡，即当一种或几种必需氨基酸缺乏或含量相对较低时，其他氨基酸就不能被充分利用合成人体蛋白质，同时也造成必需氨基酸的浪费，降低食物蛋白质的营养价值。这些能够限制其他必需氨基酸利用程度的必需氨基酸称为限制性氨基酸。人体缺乏了限制性氨基酸，其他的氨基酸就不能被利用或利用率会降低。限制性氨基酸中含量最低的称为第一限制性氨基酸，依次为第二限制性氨基酸、第三限制性氨基酸等。

植物蛋白质的营养价值相对较低，这是因为植物性蛋白中往往相对缺乏赖氨酸、蛋氨酸、苏氨酸和色氨酸等必需氨基酸。赖氨酸一般是谷类蛋白质的第一限制性氨基酸，如大米和面粉蛋白质中赖氨酸含量最少。蛋氨酸则是大豆、花生、牛奶、肉类蛋白质的第一限制性氨基酸。

常见植物性食物限制性氨基酸见表 3-2。

表 3-2 常见植物性食物限制性氨基酸

食 物	第一限制性氨基酸	第二限制性氨基酸	第三限制性氨基酸
小麦	赖氨酸	苏氨酸	缬氨酸
大麦	赖氨酸	苏氨酸	蛋氨酸
大米	赖氨酸	苏氨酸	蛋氨酸
玉米	赖氨酸	色氨酸	苏氨酸
花生	蛋氨酸	—	—
大豆	蛋氨酸	苏氨酸	—

经常摄入的食品中任何一种必需氨基酸的量过多或过少,都会造成人体必需氨基酸之间不平衡,从而影响机体的生理机能,导致代谢紊乱、机体抵抗力下降等。所以将不同种类的食物互相搭配,或添加赖氨酸、蛋氨酸等,可以提高限制性氨基酸的比值,从而改善必需氨基酸的平衡和提高蛋白质的利用率。

二、蛋白质的分类

(一) 根据各种食物蛋白质所含必需氨基酸的种类、数量及比值来分类

1. 完全蛋白质

完全蛋白质是一类优质蛋白质,它们所含的必需氨基酸种类齐全,数量充足,比例适当。这一类蛋白质不但可以维持人体健康,还可以促进生长发育。奶、蛋、鱼、肉中的蛋白质都属于完全蛋白质。

2. 半完全蛋白质

半完全蛋白质所含氨基酸虽然种类齐全,但其中某些氨基酸的数量不能满足人体的需要。它们可以维持生命,但不能促进生长发育。例如,小麦中的麦胶蛋白便是半完全蛋白质,含赖氨酸很少。

3. 不完全蛋白质

不完全蛋白质不能提供人体所需的全部必需氨基酸,单纯靠它们既不能促进生长发育,又不能维持生命。例如,玉米中的玉米胶蛋白、动物结缔组织和肉皮中的胶质蛋白、豌豆中的豆球蛋白等都属于不完全蛋白质。

(二) 根据各种食物蛋白质的性质来分类

1. 动物性蛋白质

动物性蛋白质主要来源于禽、畜及鱼类等的肉、蛋、奶。其蛋白质构成以酪蛋白为主(78%~85%),能被成人较好地吸收与利用。更重要的是动物性蛋白质的必需氨基酸种类齐全,比例合理,因此比一般的植物性蛋白质更容易消化、吸收和利用,营养价值也相对高些。一般来说,肉类(如鱼肉、牛肉)蛋白质和奶类蛋白质,其氨基酸评分均在 0.9~1.0 的水平。

2. 植物性蛋白质

植物性蛋白质主要来源于米面类、豆类,但是米面类和豆类的蛋白质营养价值不同。米面类来源的蛋白质中缺少赖氨酸,因此其氨基酸评分较低,仅为 0.3~0.5,这类蛋白质被人体吸收和利用的程度也会差些。大豆是蛋白质的最佳来源之一,它的必需氨基酸含量比肉类和蛋

类都高。

三、蛋白质营养价值的评价

评价食物蛋白质的营养价值，对食品品质的鉴定、新的食品资源的研究和开发、指导人群膳食等许多方面，都是十分重要的。各种食物蛋白质的含量、氨基酸模式等都不一样，人体对不同的蛋白质的消化、吸收和利用程度也存在差异，所以营养学上主要从食物蛋白质含量、蛋白质消化率和蛋白质利用率三个方面全面地进行评价。

（一）蛋白质的含量

虽然蛋白质的含量不等于质量，但是没有一定数量，再好的蛋白质，其营养价值也有限，所以蛋白质含量是食物蛋白质营养价值的基础。食物中蛋白质含量测定一般使用微量凯氏定氮法，测定食物中的氮含量，再乘以由氮换算成蛋白质的换算系数，就可得到食物蛋白质的含量。一般来说，食物中含氮量占蛋白质的16%，其倒数为6.25，由氮计算蛋白质的换算系数为6.25。

【相关链接】

三聚氰胺为什么能提高奶粉中蛋白质的含量

由于食品和饲料工业蛋白质含量测试方法的缺陷，三聚氰胺常被不法商人用作食品添加剂，以提升食品检测中的蛋白质含量指标，因此三聚氰胺也被人称为蛋白精。

蛋白质主要由氨基酸组成，其含氮量一般不超过30%，而三聚氰胺的分子式含氮量为66%左右。通用的蛋白质测试方法凯氏定氮法是通过测出含氮量来估算蛋白质含量，因此，添加三聚氰胺会使食品的蛋白质测试含量偏高，从而使劣质食品能够通过食品检验机构的测试。就算一杯清水加入三聚氰胺后，也能检测出蛋白质含量。有人估算，在植物蛋白粉和饲料中使测试蛋白质含量增加一个百分点，用三聚氰胺的花费只有用真实蛋白原料花费的1/5。三聚氰胺是一种白色结晶粉末，没有什么气味，添加后不易被发现。

各个品牌奶粉中蛋白质含量为15%～20%，蛋白质中含氮量平均为16%。以某合格牛奶蛋白质含量为2.8%计算，含氮量为0.44%，某合格奶粉蛋白质含量为18%计算，含氮量为2.88%。而三聚氰胺含氮量为66.6%，是牛奶的151倍，是奶粉的23倍。每100 g牛奶中添加0.1 g三聚氰胺，就能提高0.4%的蛋白质含量。

（二）蛋白质消化率

食物蛋白质消化率是反映食物蛋白质在消化道内被分解和吸收的程度的一项指标，是指在消化道内被吸收的蛋白质占摄入蛋白质的百分数，也是评价食物蛋白质营养价值的生物学方法之一。一般采用动物或人体实验测定，根据是否考虑内源粪代谢氮因素，可分为表观消化率和真消化率。

1. 蛋白质表观消化率

蛋白质表观消化率，即不计内源粪的蛋白质消化率。通常以动物或人体为实验对象，在实验期内，测定实验对象摄入的食物氮和从粪便中排出的氮，然后计算得出。计算公式如下：

$$\text{蛋白质表观消化率(\%)}=\frac{I-F}{I}\times 100\%$$

式中，I 为摄入氮，F 为粪氮。

2. 蛋白质真消化率

蛋白质真消化率即考虑粪代谢时的消化率。粪中排出的氮实际上有两个来源：一是来自未被消化吸收的食物蛋白质；二是来自脱落的肠黏膜细胞及肠道细菌等所含的氮。通常以动物或人体为实验对象。首先设置无氮膳食期，即在实验期内给予无氮膳食。成人 24 h 内粪代谢氮一般为 0.9～1.2 g；然后设置被测食物蛋白质实验期，实验期内摄取被测食物，再分别测定摄入氮和粪氮。从被测食物蛋白质实验期的粪氮中减去无氮膳食期的粪代谢氮，才是摄入氮和粪氮，从被测食物蛋白质实验期的粪氮中减去无氮膳食期的粪代谢氮，才是摄入食物蛋白质中真正未被消化的部分，故称蛋白质真消化率。计算公式如下：

$$\text{蛋白质真消化率}(\%)=\frac{I-(F-Fk)}{I\times 100}$$

式中，I 为摄入氮，F 为粪氮，Fk 为粪代谢氮。

由于粪代谢氮测定十分烦琐，且难以准确测定，故在实际工作中常不考虑粪代谢氮，特别是当膳食中的膳食纤维含量很少时，可不必计算粪代谢氮。

蛋白质消化率受到蛋白质性质、膳食纤维、多酚类物质和酶反应等因素的影响。一般来说，动物性食物的消化率高于植物性食物的消化率。如牛奶、鸡蛋蛋白质的消化率分别为 95%和 97%，而玉米和大米的蛋白质消化率分别为 85%和 88%。

（三）蛋白质利用率

1. 蛋白质生物价

蛋白质生物价是反映食物蛋白质消化吸收后被机体利用程度的指标，生物价的值越高，表明其被机体利用的程度越高。计算公式如下：

$$\text{生物价}=\frac{\text{储留氮}}{\text{吸收氮}}\times 100$$

$$\text{储留氮}=\text{吸收氮}-(\text{尿氮}-\text{尿内源氮})$$

$$\text{吸收氮}=\text{食物氮}-(\text{粪氮}-\text{粪代谢氮})$$

2. 蛋白质净利用率

蛋白质净利用率反映食物中蛋白质被利用的程度，它包括食物蛋白质的消化和利用两个方面，因此更为全面。计算公式如下：

$$\text{蛋白质净利用率}(\%)=\text{消化率}\times\text{生物价}$$

3. 蛋白质功效比值

蛋白质功效比值是用处于生长阶段中的幼年动物在实验期内，其体重增加和摄入蛋白质的量的比值来反映蛋白质的营养价值的指标。计算公式如下：

$$\text{蛋白质功效比值}=\frac{\text{动物体重增加(g)}}{\text{摄入蛋白质(g)}}$$

4. 氨基酸评分

氨基酸评分也称蛋白质化学评分，该方法是用被测食物蛋白质的必需氨基酸评分模式和推荐的理想的模式，或参考蛋白质的模式进行比较，因此是反映蛋白质构成和利用率的关系。

$$\text{氨基酸评分}=\frac{\text{被测蛋白质每克氮(或蛋白质)中氨基酸量(mg)}}{\text{理想模式或参考蛋白质中每克氮(或蛋白质)中氨基酸量(mg)}}$$

除上述方法和指标外，蛋白质营养价值的评价还有如相对蛋白质值、净蛋白质比值、氮平衡指数等。

几种常见食物的蛋白质质量见表 3-3。

表 3-3　几种常见食物的蛋白质质量

食　　物	生　物　价	蛋白质净利用率/(%)	蛋白质功效比值	氨基酸评分
全鸡蛋	94	84	3.92	1.06
全牛奶	87	82	3.09	0.98
鱼	83	81	4.55	1.00
牛肉	74	64	2.03	1.00
大豆	64	66	2.32	0.63
精制面粉	52	51	0.60	0.34
大米	77	63	2.16	0.59
土豆	67	60	—	0.48

四、蛋白质的互补作用

不同食物来源的蛋白质其营养价值不同，取决于该蛋白质中必需氨基酸的含量与比值。当必需氨基酸的含量与比值接近人体组织蛋白质氨基酸的含量和比值时，其利用率高，营养价值就大。但是有些蛋白质，因一种或几种必需氨基酸的含量过低或过高，比值与人体组织不接近，其利用率低，生物学价值就小。若将几种生物学价值较小的食物蛋白质混合食用，则混合后蛋白质的总体生物学价值就能大大提高，这种不同食物相互混合食用提高蛋白质生物价值的作用称为蛋白质的互补作用。

食物蛋白质，特别是植物蛋白质因其所含的氨基酸种类、数量和比例与人体组织蛋白质组成相差甚大，所以营养价值较低。但植物蛋白质可以通过混合膳食，互相弥补提高其营养价值。例如：大米缺乏赖氨酸，大豆富含赖氨酸，色氨酸相对不足，玉米色氨酸含量丰富。大豆、玉米、小米单独食用时，其蛋白质的生物价分别为 64、60、57，但当三者按 20%：40%：40%的比例混合食用时，其蛋白质生物价可提高到 77%，比牛肉的生物价还高，从而大大提高了蛋白质的利用率，也可避免多吃肉类带来的不利影响，如胆固醇、脂肪摄入过高等。

五、蛋白质的功能

1. 构成机体组织的重要部分

蛋白质是构成机体组织、器官的重要组成部分，人体各组织无一不含蛋白质。在人体的组织（非脂肪组织）中，如肌肉组织和心、肝、肾等器官均含有大量蛋白质，人体的骨骼、牙齿乃至手指、脚趾也含有大量蛋白质。在人体的细胞中，除水分外，蛋白质约占细胞内物质的 80%，因此，构成机体组织、器官是蛋白质最重要的生理功能。身体的生长发育可视为蛋白质不断积累的过程，蛋白质对生长发育期的儿童尤为重要。

2. 维持组织的生长、更新和修复

蛋白质是细胞的主要组成成分。人体各组织细胞的蛋白质经常不断地更新，成年人也必须每日摄入足够量的蛋白质，才能维持其组织的更新。在组织受创伤时，则必须供给更多的蛋白质作为修复的原料。为保证儿童的健康成长，对生长发育期的儿童提供足够数量的优质蛋白质尤为重要。

人体内各种组织细胞的蛋白质始终在不断更新。例如，人体血浆蛋白质的半寿期约为 10 d，肝中大部分蛋白质的半寿期为 1～8 d，还有一些蛋白质的半寿期很短，只有数秒。只有摄入足

够的蛋白质才能维持组织的更新。

成人体内每天约有3%的蛋白质更新,借此完成组织的修复更新。

3. 构成酶和某些激素的成分

身体的新陈代谢是通过无数种化学反应实现的,人体能保持正常代谢必须有酶和激素的参与,而酶和激素必须有蛋白质才能合成。酶在人体中起催化作用,催化效率极高,是一般催化剂的几亿倍。如消化食物,酶是必需物质,食物吃到胃里面是硬的,必须通过酶的作用,变成乳状液体,才能被吸收进入血液中。激素是人体调节身体生理机能的必需物,如甲状腺激素能促进蛋白质的合成和骨的钙化,而胰岛素则调节糖的代谢速度,生长激素刺激肌肉和骨骼的生长。

4. 增强机体抵抗力,构成抗体

为保护机体免受细菌和病毒的侵害,人体能产生可以抵御外界病原感染的抗体。抗体是活跃在血液中的一支"突击队",具有保卫机体免受细菌和病毒的侵害、提高机体抵抗力的作用。

5. 运载工具

血液中血红蛋白输送氧气和养分,负责把氧气、养分输送到身体的各个角落,并将组织细胞所产生的废物及二氧化碳排出体外。

6. 供给能量

蛋白质能供给能量,这不是蛋白质的主要功能,我们不能拿"肉"当"柴"烧。但在能量缺乏时,蛋白质也必须用于产生能量。另外,从食物中摄取的蛋白质,有些不符合人体需要,或者摄取数量过多,也会被氧化分解,释放能量。

7. 调节渗透压

正常人血浆和组织液之间的水不停地交换,却能经常保持平衡,这是由于人体血浆中蛋白质的胶体渗透压在起作用。如果血浆蛋白浓度过低,血浆中的水分进入组织细胞,就会造成人体浮肿。

8. 食品感官功能特征

食品感官功能特征是指食物在烹调加工中,蛋白质所能满足人们希望的某种感官特性。如蛋白质的持水性、乳化特性、胶体特性和起泡特性等。如在火腿、香肠的生产加工中利用蛋白质的乳化特性可增加产品的可口性和嫩度,利用蛋白质的起泡特性来生产蛋糕可使产品显得松软。

六、蛋白质的摄入

(一) 蛋白质的供给量及食物来源

理论上成人每天摄入约30 g蛋白质就可满足零氮平衡,但从安全性和消化吸收等其他因素考虑,成人按0.8 g/(kg·d)摄入蛋白质为宜。我国由于以植物性食物为主,所以成人蛋白质推荐摄入量为1.16 g/(kg·d)。按能量计算,蛋白质摄入占膳食总能量的10%~12%,儿童青少年和老年人为12%~14%。特殊人群因特殊的生理需求不同,对蛋白质的需求量也不同。

(1) 妊娠期妇女蛋白质除了要满足母体自身需求外,还要满足胎体的生长发育,中国营养学会推荐的妊娠期蛋白质增加量是:妊娠早期(妊娠12周以前)5 g/d,妊娠中期(妊娠第13~

27 周)15 g/d。除了保证数量外,还要保证优质的动物及豆类蛋白质的摄入至少占 1/3 以上。

(2) 哺乳期妇女因乳汁中含有大量蛋白质,而这些蛋白质对维持婴儿的生长发育、免疫和行为功能等十分重要。考虑到大多数中国人摄入的膳食蛋白是以植物性蛋白为主,中国营养学会推荐乳母应比妊娠期妇女每日多摄入 20 g 膳食蛋白质。

(3) 幼儿正处于生长阶段,要求有足量优质的蛋白质来满足其氨基酸需要,以维持机体蛋白质的合成和更新。中国营养学会在 2000 年建议的蛋白质推荐摄入量,婴儿每千克体重需要摄入蛋白质 1.5～3.0 g/d,1～2 岁幼儿为 35 g/d,2～3 岁幼儿为 40 g/d。

(4) 青少年是生长发育的重要时期,蛋白质的摄入会影响青少年的生长发育,建议青少年蛋白质推荐摄入量为 75～85 g/d。

(5) 老年人体内分解代谢大于合成代谢,蛋白质的合成能力差,而且对蛋白质的吸收利用率低,容易出现负氮平衡;另一方面,老年人由于肝、肾功能降低,过多的蛋白质可增加肝肾负担,因此,蛋白质的摄入量应质优量足,且以维持氮平衡为主。一般认为每日按每千克体重摄入 1.0～1.2 g 的蛋白质比较适宜,应注意优质蛋白质(动物蛋白质和豆类蛋白质)的摄入,但动物蛋白质不宜摄入过多,否则会引起脂肪摄入增加而产生不利的影响。

蛋白质广泛存在于动植物性食物之中。动物性蛋白质质量好、利用率高,但同时富含饱和脂肪酸和胆固醇,而植物性蛋白质利用率较低,因此,注意蛋白质互补,适当进行食物搭配是非常重要的。大豆可提供丰富的优质蛋白质,其保健功能也越来越被人们所认识。牛奶是富含多种营养素的优质蛋白质食物来源,我国人均牛奶的年消费量很低,应大力提倡我国各类人群增加牛奶和大豆及其制品的消费。

(二) 蛋白质的缺乏与过量

人体内存在着氮平衡,通过膳食给人体提供的蛋白质应满足机体的这种平衡,长时期不恰当的正氮平衡和负氮平衡都可对人体造成危害。

成人和儿童都有可能缺乏蛋白质,但处于生长阶段的儿童更为敏感。单纯性蛋白质营养不良极少见,多数病例为蛋白质和能量同时缺乏,同时往往伴有其他的营养素缺乏症(如维生素和矿物质等)。据世界卫生组织估计,目前世界上大约有 500 万儿童患蛋白质-能量营养不良,其中大多数是因贫穷和饥饿引起的,主要分布在非洲、中美洲、南美洲、中东、南亚地区。轻、中度蛋白质-能量营养不良的儿童临床表现不及维生素或矿物质缺乏的症状明显。在婴幼儿中,轻、中度蛋白质-能量营养不良表现为初生儿体重较轻,生长迟缓,体格瘦小;严重者易于识别,多呈现极度消瘦或水肿,智力发育迟钝,易感染其他疾病而死亡。成年人的轻、中度蛋白质-能量营养不良一般不易发现,但在食物供应不足的地区此类疾病常有发生。在重体力劳动者中,如摄取食物不足,难以维持蛋白质-能量平衡,表现为身体虚弱无力,不爱活动,劳动效率下降;妇女则表现为孕期体重增加缓慢,初生儿体重较轻,乳汁分泌减少。

蛋白质,尤其是动物性蛋白质摄入过多对人体同样有害。首先,过多的动物性蛋白质摄入,就必然会摄入较多的动物脂肪和胆固醇。其次,蛋白质过多本身也会产生有害影响。正常情况下人体不储存蛋白质,所以必须将过多的蛋白质脱氨分解,氮则通过尿排出体外。这一过程需要大量水分,从而加重了肾脏的负荷,若肾功能不全,则危害就更大。过多动物性蛋白质的摄入也造成含硫氨基酸摄入过多,这样可加速骨骼中钙质的丢失,易产生骨质疏松。

第二节 脂 类

一、脂类的分类和组成

脂类分为两大类,即脂肪和类脂。

1. 脂肪

脂肪即三酰甘油或称之为脂酰甘油,它是由 1 分子甘油与 3 分子脂肪酸通过酯键相结合而成。人体内脂肪酸种类很多,生成三酰甘油时可有不同的排列组合,因此,三酰甘油具有多种形式。储存能量和供给能量是脂肪最重要的生理功能。1 g 脂肪在体内完全氧化时可释放的能量是 37.66 kJ,比 1 g 糖原或 1 g 蛋白质所释放出的能量多 2 倍以上。脂肪组织是体内专门用于储存脂肪的组织,当机体需要时,脂肪组织中储存的脂肪可动员出来分解供给机体能量。此外,脂肪组织还可起到保持体温、保护内脏器官的作用。

2. 类脂

类脂包括磷脂、糖脂和胆固醇及其酯三大类。磷脂是含有磷酸的脂类,包括由甘油构成的甘油磷脂和由鞘氨醇构成的鞘磷脂。糖脂是含有糖基的脂类。这三大类类脂是生物膜的主要组成成分,构成疏水性的"屏障",分隔细胞水溶性成分和细胞器,维持细胞正常结构与功能。此外,胆固醇还是脂肪酸盐和维生素 D_3 及类固醇激素合成的原料,对调节机体脂类物质的吸收,尤其是脂溶性维生素(维生素 A、维生素 D、维生素 E、维生素 K)的吸收及钙磷代谢等均起着重要作用。

二、脂肪酸

目前已知存在于自然界中的脂肪酸有 40 多种。其基本分子式为

$$CH_3[CH_2]_nCOOH$$

式中,n 的数目大多在 2～24 之间,基本上都是偶数碳原子。脂肪酸是根据碳的数目和不饱和双键的数目来命名和表达的。

1. 饱和脂肪酸

脂肪酸的碳链为一键相连的微饱和脂肪酸,即脂肪酸分子中没有双键。动植物油脂中所含的饱和脂肪酸主要有硬脂酸、软脂酸、花生酸、月桂酸等。几乎所有的动植物脂肪中都含有硬脂酸,尤其以牛脂中含量最多(25%～30%);软脂酸常与硬脂酸一起存在于所有的脂肪中,多数动物油含有丰富的软脂酸,牛、羊脂中含量可达 20%～25%,植物油以棉籽油含量最高。花生油里含有大量的花生酸,椰子油中含有较多的月桂酸。

脂肪酸的饱和程度越高,碳链越长,脂肪的熔点越高。动物脂肪中含饱和脂肪酸较多,常温下呈固态,称为脂;植物脂肪中不饱和脂肪酸较多,常温下呈液态,称为油。棕榈油和可可油虽然含饱和脂肪酸较多,但因为其碳链较短,其熔点低于大多数的动物脂肪。

据科学实验证明,血浆中胆固醇的含量可受食物中饱和脂肪酸的影响,因为饱和脂肪酸可增加肝脏合成胆固醇的速度,提高血胆固醇的浓度,摄入过多易引发高血压、冠心病。

2. 不饱和脂肪酸

碳链之间有不饱和键存在的脂肪酸为不饱和脂肪酸,不饱和脂肪酸是构成体内脂肪的一种脂肪酸,是人体必需的脂肪酸。不饱和脂肪酸根据双键个数的不同,分为单不饱和脂肪酸和

多不饱和脂肪酸两种。

1）单不饱和脂肪酸

单不饱和脂肪酸主要是油酸，含单不饱和脂肪酸较多的油品为橄榄油、芥花籽油、花生油等。它具有降低坏的胆固醇、提高好的胆固醇比例的功效，所以，单不饱和脂肪酸具有预防动脉硬化的作用。

2）多不饱和脂肪酸

多不饱和脂肪酸虽然有降低胆固醇的效果，但它不管胆固醇好坏都一起降，且稳定性差，不适合加热，在加热过程中容易氧化形成自由基，加速细胞老化及癌症的产生。

多不饱和脂肪酸主要是亚油酸、亚麻酸、花生四烯酸、二十碳五烯酸（EPA）、二十二碳六烯酸（DHA，俗称脑黄金）等；其中亚油酸、亚麻酸为必需脂肪酸。含多不饱和脂肪酸较多的油有玉米油、黄豆油、葵花油等。

亚油酸是人体必需脂肪酸，它具有预防胆固醇过高、改善高血压、预防心肌梗死、预防胆固醇造成的胆结石和动脉硬化的作用。但是，如果亚油酸摄取过多，会引起过敏、衰老等病症，还会降低免疫力，减弱人体的抵抗力，大量摄取时还会引发癌症。

α-亚麻酸也是人体必需脂肪酸，它的作用主要是：合成 EPA、DHA，降解血栓，使血流顺畅，可使血压降低；抑制癌变的发生，消除亚油酸摄取过量病症。同时还具有改善过敏性皮炎、花粉症、气管哮喘等病症的作用。α-亚麻酸摄取过量时，虽然无特别的副作用，但作为脂肪成分，会导致能量过剩。

花生四烯酸在人体内只能少量合成。它在人体内具有调节免疫系统、改善预防全身的多种病症的作用，以及保护肝细胞、促进消化道运动、促进胎儿和婴儿正常发育的作用。在食用花生四烯酸时一定要注意不可过量，如花生四烯酸具有降低血压的作用，过量时会引起血压升高；可抑制血液凝固，过量时会促进血液凝固；可改善过敏症状，过量时会引发过敏。

EPA 是鱼油的主要成分。它属于 Ω-3 系列多不饱和脂肪酸，是人体自身不能合成但又不可缺少的重要营养素，因此称为人体必需脂肪酸。虽然 α-亚麻酸在人体内可以转化为 EPA，但此反应在人体中的速度很慢且转化量很少，远远不能满足人体对 EPA 的需要，因此必须从食物中直接补充。EPA 帮助降低胆固醇和三酰甘油的含量，促进体内饱和脂肪酸代谢，从而降低血液黏稠度，增进血液循环，提高组织供氧，消除疲劳；防止脂肪在血管壁的沉积，预防动脉粥样硬化的形成和发展，预防脑血栓、脑出血、高血压等心血管疾病。

DHA 是大脑营养必不可少的高度不饱和脂肪酸，它除了能阻止胆固醇在血管壁上的沉积、预防或减轻动脉粥样硬化和冠心病的发生外，更重要的是 DHA 对大脑细胞有着极其重要的作用。它占了人脑脂肪的 10%，对脑神经传导和突触的生长发育极为有利。自 20 世纪 90 年代以来，DHA 一直是儿童营养品的一大焦点。英国脑营养研究所克罗夫特教授和日本著名营养学家奥由占美教授最早揭示了 DHA 的奥秘。他们的研究结果表明：DHA 是人的大脑发育、成长的重要物质之一。人体维持各种组织的正常功能，必须保证有充足的各种脂肪酸，如果缺乏它们，可引发一系列病症，包括生长发育迟缓、皮肤异常鳞屑、智力障碍等。DHA 作为一种多不饱和脂肪酸，其增强记忆与思维能力、提高智力等作用更为显著。人群流行病学研究发现，体内 DHA 含量高的人的心理承受力较强，智力发育指数也高。人的记忆、思维能力取决于控制信息传递的脑细胞、突触等神经组织的功能，即信息在神经系统内的传递范围、方向和作用。DHA 在神经组织中约占其脂肪含量的 25%；突触是控制信息传递的关键部位，是由突触膜和间隙组成的，DHA 有助于其结构完整、功能发挥。当膳食中长期缺乏 DHA 时，突触结构就会遭到破坏,进而对信息传递、思维能力产生不良影响。

【相关链接】

植物油好还是动物油好

植物油好,植物油中含有较多不饱和脂肪酸,因而消化吸收率较高。植物油含有较多必需脂肪酸,营养价值相对较高。

3. 必需脂肪酸

1)必需脂肪酸的概念

必需脂肪酸不能被机体合成,但又是人体生命活动所必需的,一定要由食物供给,包括亚油酸、亚麻酸。

2)必需脂肪酸的作用

①必需脂肪酸是细胞膜的重要成分,也是磷脂的重要组成成分,磷脂是细胞膜的主要结构成分。

②必需脂肪酸中的亚油酸是合成前列腺素的前体。前列腺素具有多种生理功能,它能使血管扩张和收缩,能进行神经刺激的传导等。

③必需脂肪酸与胆固醇的代谢有关。体内约70%的胆固醇与必需脂肪酸酯化成酯,被转运和代谢。缺乏必需脂肪酸会引起许多重要的生理功能不全。

④必需脂肪酸影响人的记忆力。人类的脑细胞中含有必需脂肪酸,当必需脂肪酸缺乏时,人类脑细胞的传导功能会受到影响,因此会使记忆与学习能力降低。

⑤必需脂肪酸与人体组织生长发育和修复有关。新生组织生长时需要亚油酸,受损组织修复时也需要亚油酸,必须要有足够的必需脂肪酸存在,受损组织才能迅速得到修复。必需脂肪酸对胎儿和婴儿的正常生长发育尤其是大脑和视力的发育极为重要,此外,必需脂肪酸能保护皮肤免受X射线引起的皮肤损伤。

⑥必需脂肪酸与动物精子形成有关。膳食中长期缺乏必需脂肪酸,动物会出现不孕症,授乳过程也会发生障碍。

因此,必需脂肪酸缺乏,可引起生长迟缓、生殖障碍、皮肤损伤,以及引起肾脏、肝脏、神经和视觉方面的多种疾病。但过多的多不饱和脂肪酸的摄入,也可使体内有害的氧化物、过氧化物等增加,同样会对身体产生多种慢性危害。

联合国粮食及农业组织和世界卫生组织建议饮食中亚油酸与亚麻酸之比应为5∶1～10∶1。若饮食中亚油酸与亚麻酸之比超过10∶1,则应多食用脂肪酸丰富的食物,如绿叶蔬菜、豆类、鱼类和海产品。应特别鼓励孕妇、乳母在妊娠和哺乳期摄入充足的必需脂肪酸,以满足胎儿和婴儿生长发育的需要。

三、脂类的生理功能

1. 供给和储存热量

脂肪是人体产热量最高的物质,脂肪释放的热能是蛋白质或碳水化合物的2.25倍,每克脂肪产生的能量为37.66 kJ。正常人体每日所需热量有25%～30%由摄入的脂肪产生。

脂肪是人体储存能量的主要方式,人体的脂肪细胞可以储存大量脂肪。当摄入的能量超过消耗的能量时,能量以脂肪的形式在体内储存;当能量摄入不足时,脂肪可以释放能量供机体消耗。如果人长时间处于饥饿或运动状态，首先动用体内脂肪来避免体内蛋白质的消耗。人体在休息状态下，60%的能量来源于体内脂肪，而在运动或长时间饥饿时，体内脂肪提供的能量更多。

2. 维持体温

人体皮下有一层脂肪，脂肪是一种较好的绝缘物质，在寒冷情况下，可保持人体体温。

3. 保护身体组织

脂肪是器官、关节和神经组织的隔离层，可以作为填充衬垫，固定内脏，避免各组织之间的摩擦，对重要器官起保护作用。

4. 供给必需脂肪酸

必需脂肪酸对人体健康起着至关重要的作用，它存在于油脂中，我们只能通过摄入含有必需脂肪酸的油脂来获得。

5. 促进脂溶性维生素的吸收

脂肪是脂溶性维生素 A、维生素 D、维生素 E、维生素 K 的载体，如果摄入食物中缺少脂肪，将影响脂溶性维生素的吸收和利用。

6. 提高食品的感官特性

由于脂肪在人体胃内停留时间较长，因此摄入含脂肪多的食物，可使人体有饱腹感，不易饥饿。另外，脂肪可以增加摄入食物的烹饪效果，增加食物的香味，使人感到可口。脂肪还能刺激消化液的分泌。

四、磷脂

磷脂是维持人体机能不能缺少的部分，是细胞膜的必需组成部分。在人体的脑、肝脏、心脏、肾脏、肺等组织中，磷脂含量很高，如脑中的磷脂含量高达 30.9%，所以磷脂可以促进神经传导，提高大脑活力；肝脏磷脂含量为 9.8%左右，磷脂可帮助肝脏脂肪代谢，防止脂肪肝的形成；磷脂还能降低血液中胆固醇的含量。

世界卫生组织建议，一般成人每天补充 6～8 g 磷脂。卵磷脂是最重要的磷脂，在人体的含量占体重的 1%左右，但在大脑中却占到脑重量的 30%，而在脑细胞中更占到其脑干重的 70%～80%。卵磷脂还可以美容，被称为可以吃的化妆品。如果皮肤表面的血液循环不畅通，脸色就不好，卵磷脂能清除血管垃圾，使血液流到每根毛细血管末端，使粗糙、干燥的皮肤获得充分的营养。卵磷脂的主要作用有以下几点。

1. 健脑益智

卵磷脂被小肠吸收后，能水解出胆碱，随着血液进入大脑，与乙酸结合转化为乙酰胆碱，也就是记忆素。它是一种神经传导物质，其含量越高，传递的速度越快，记忆力就越强，所以卵磷脂对智力开发和增强记忆力有独特的功效，是必备的“脑的食品”。

2. 血管“清道夫”

卵磷脂具有乳化分解油脂的作用，可增进血液循环，改善血清质，清除过氧化物，使血液中的胆固醇及中性脂肪含量降低，减少脂肪在血管内壁的滞留时间，可预防和治疗动脉硬化。

3. 防治老年性痴呆症

老年性痴呆症是脑部血管病变导致脑缺氧，脑细胞死亡，进而使神经传递出现障碍而引起的意识障碍性疾病。补充卵磷脂可提高脑细胞中乙酰胆碱的含量，活化和再生脑细胞，从而恢复和改善大脑的功能。因此卵磷脂是脑疾患的物美价廉的功能性食品。

4. 防治肝病

人体肝脏含磷5%,如含量下降,则磷脂载脂体缺乏,脂肪则易囤积于肝脏形成脂肪肝,进而可能形成肝硬化,甚至肝癌。卵磷脂既有亲水性又有亲油性,良好的乳化特性可使脂肪乳化,因此对防治脂肪肝功效显著。

5. 美容美发

肌醇磷脂中含有肌醇,肌醇有维护毛发的作用,其改善发根微循环的作用也使头发获得足够的营养供给,起到护发的作用。在正常人体内含有许多毒素,特别是在肠道内,当这些毒素含量过高时,便会随着血液循环沉积在皮肤上,从而形成色斑或青春痘。卵磷脂正好是一种天然的解毒剂,它能分解体内过多的毒素,并经肝脏和肾脏的处理排出体外,当体内的毒素降低到一定浓度时,脸上的斑点和青春痘就会慢慢消失。卵磷脂还具有一定的亲水性,并有增加血红素的功能,如果每天服用一定量的卵磷脂,就能为皮肤提供充足的水分和氧气,使皮肤变得光滑柔润。

6. 化解胆结石

体内过多的胆固醇会发生沉淀,从而形成胆结石,胆结石90%是由胆固醇组成的。胆汁的主要成分是卵磷脂,此外还有水分、胆固醇、矿物质及色素等,卵磷脂可以将多余的胆固醇分解、消化及吸收,从而使胆汁中的胆固醇保持液体状。如果每天摄取一定量的卵磷脂,可以有效地防止胆结石的形成,并且对已形成的胆结石也能起到化解的作用。

7. 胎儿、婴儿神经发育的必需品

正常情况下,孕妇体内的羊水中含有大量的卵磷脂。人体脑细胞约有150亿个,其中70%早在母体中就已经形成。为了促进胎儿脑细胞健康发育,孕妇补充足够的卵磷脂是很重要的。婴幼儿时期是大脑形成发育最关键的时期,卵磷脂可以促进大脑神经系统与脑容积的增长、发育。因此,美国食品与药物管理局(FDA)规定在婴儿奶粉中必须添加卵磷脂。

五、固醇

固醇可以分为动物固醇(我们常说的胆固醇)和植物固醇,植物固醇可促进饱和脂肪酸和胆固醇代谢,可降低血液中胆固醇的含量。胆固醇20%由食物中来(外源性),80%由肝脏合成(内源性),当胆固醇将脂肪分解完后,剩下的胆固醇会被肠道重新吸收进血液,植物固醇可以干扰外源性胆固醇被肠道吸收和内源性胆固醇的重新吸收。植物固醇主要存在于大豆油、麦胚油、菜籽油、燕麦油等植物油中。

胆固醇是从食物中摄入或在体内合成的。由于血液中胆固醇过高可能引起动脉粥样硬化,所以人们谈起胆固醇都认为胆固醇完全是一种有害的物质。实际上体内胆固醇是人体必不可少的,胆固醇是细胞膜和细胞器的重要构成成分,它不仅关系到膜的通透性,而且是某些酶在细胞内有规律分布的重要条件。胆固醇还是血浆脂蛋白的组成成分,可携带大量三酰甘油和胆固醇酯在血浆中运输。胆固醇是体内合成维生素D_3和胆汁酸的原料,缺乏维生素D_3,成年人会发生骨软化症,婴幼儿可得佝偻病。胆汁酸的功能主要是乳化脂类,帮助脂类的消化与吸收,缺乏时会引起脂溶性维生素缺乏症。胆固醇在体内可转变成各种肾上腺皮质激素,如皮质醇、醛固酮。胆固醇还是性激素睾酮和雌二醇的前体。美国和瑞士科学家认为,血液中正常的胆固醇含量有一定的抗癌功能。所以过多的胆固醇有害,但过少也不行,应保持在正常水平为宜。

六、脂类的消化、吸收和代谢

（一）消化、吸收

脂肪需先乳化成亲水性小油滴，然后才能被消化和吸收。这个过程通过胃、小肠的蠕动和胆酸盐、磷脂等乳化剂的参与来实现。胰脂肪酶和肠脂肪酶可水解脂肪成甘油、脂肪酸及单酰甘油，然后进入小肠黏膜细胞内被吸收。中、短链脂肪酸可与蛋白质结合成脂蛋白，直接进入血液。长链脂肪酸在肠黏膜细胞内重新合成三酰甘油，并与胆固醇、磷脂和蛋白质结合成一种亲水性微团——乳糜微粒，通过淋巴液循环后进入血液。

（二）代谢

血液中的脂类物质都以脂蛋白形式存在、运输。血浆脂蛋白按密度可有五种类型，包括密度最低、主要运转外源性三酰甘油的乳糜微粒（CM），运转内源性三酰甘油的极低密度脂蛋白（VLDL），含胆固醇高的低密度脂蛋白（LDL），含脂肪酸、蛋白质高的高密度脂蛋白和极高密度脂蛋白（HDL、VHDL）。这五种血浆脂蛋白比例的高低与血中三酰甘油和胆固醇的质量分数相关。LDL 低一些，HDL 高一些，对防止动脉粥样硬化有好处。

脂肪酸在组织细胞中可通过 β-氧化分解，为机体供能。β-氧化分解是细胞中脂肪酸的特殊生物氧化方式，它能够把脂肪酸分解成小分子的二碳单位——乙酰辅酶 A。由于脂肪酸的氧化分解产生的乙酰辅酶 A 比葡萄糖多，容易造成堆积，因此脂肪酸没有葡萄糖氧化迅速，所以可把脂肪比喻为机体的第二能源。同时，机体能量供给超过需要时，多余的能量，不管它是否来自脂肪，都会以脂肪组织的形式储存，导致肥胖的发生。另外，在肝脏组织中还可能因脂肪酸大量氧化分解，乙酰辅酶 A 堆积而产生酮体。酮体是丙酮、乙酰醋酸和 β-羟丁酸的合称，它们是在缺糖时机体肝外组织能量的供应形式，特别是为脑、心等提供能量；但酮体过高会导致酸中毒。

【相关链接】

反式脂肪酸的危害

20 世纪 80 年代，由于担心存在于动物油中的饱和脂肪酸可能会对心脏带来威胁，植物油又有高温不稳定及无法长时间储存等问题，那个年代的科学家就利用氢化的过程，将液态植物油改变为固态，反式脂肪酸从此开始被使用。植物油加氢可将顺式不饱和脂肪酸转变成室温下更稳定的固态反式脂肪酸。制造商利用这个过程生产人造黄油，也利用这个过程增加产品货架期和稳定食品风味。不饱和脂肪酸氢化时产生的反式脂肪酸占 8%～70%。

“氢化处理”方法自 1902 年问世以来，反式脂肪酸就成为拉动全球食品生产的一大动力。它的存在改善了食物的口感，延长了食品的保质期。直到 1990 年，科学家们在发现了反式脂肪酸对人体健康的危害后才惊呼：“又一个 DDT（一种致癌杀虫剂）出现了！”哈佛大学的一位营养学家指出，含反式脂肪酸的“部分氢化植物油”，每年导致美国约 3 万人死亡。

长期以来，人们一直认为人造脂肪来自植物油，不会像动物脂肪那样导致肥胖，多吃无害。但是，近年来的研究却让人们逐渐看清了它的真面目：“安全脂肪”居然会导致心脏病和糖尿病等疾病。

反式脂肪酸以两种形式影响我们：一种是扰乱我们所吃的食品；一种是改变我们身体正常

的代谢途径。

含多不饱和脂肪酸的红花油、玉米油、棉籽油可以降低胆固醇水平,但是当氢化为反式脂肪酸时,作用恰恰相反。反式脂肪酸虽然不如饱和脂肪酸危害大,但是它们会升高血液中的胆固醇水平。胆固醇中影响最大的是LDL,或者说是坏胆固醇,它会增加冠心病(CHD)的危险。HDL是一种好的胆固醇,它能降低冠心病的危险。反式脂肪酸能升高LDL,降低HDL,因而增加冠心病的危险性。此外,反式脂肪酸还与乳腺癌发病相关。早在17年前,欧洲8个国家就联合开展了多项有关人造脂肪危害的研究。德国营养医学协会负责人安德雷·菲格教授告诉记者,研究结果显示,心血管疾病的发生,人造脂肪负有极大的责任,它导致心血管疾病的概率是饱和脂肪酸的3～5倍,甚至还会损害人们的认知功能。此外,人造脂肪还会诱发肿瘤(乳腺癌等)、哮喘、2型糖尿病、过敏等疾病,对胎儿体重、青少年发育也有不利影响。

欧美国家纷纷对人造脂肪进行立法限制。在欧洲,菲格教授说,从2003年6月1日起,丹麦市场上任何人造脂肪含量超过2%的油脂都被禁止销售,丹麦因此成为世界上第一个对人造脂肪设立法规的国家。此后,荷兰、瑞典、德国等国家也先后制定了食品中人造脂肪的限量,同时要求食品厂商将人造脂肪的含量添加到营养标签上。2004年,美国食品和药品管理局(FDA)也规定,从2006年起,所有食品标签上的"营养成分"一栏中,都要加上人造脂肪的含量。FDA同时提醒人们,要尽可能少地摄入人造脂肪。

第三节 碳水化合物

碳水化合物是为人体提供热能的三种主要的营养素中最廉价的营养素,但它常常被有些人想象为血糖的主要"制造者",而被视为"公敌",其实它也是人体必不可少的一部分。

在人们知道碳水化合物的化学性质及其组成以前,就已认识到碳水化合物有很好的作用。18世纪一名德国学者从甜菜中分离出纯糖和从葡萄中分离出葡萄糖后,碳水化合物的研究才得到迅速发展。1812年,俄罗斯化学家报告,植物中碳水化合物存在的形式主要是淀粉,在稀酸中加热可水解为葡萄糖。1884年,另一位科学家指出,碳水化合物含有一定比例的碳、氢和氧三种元素,由于它所含的氢、氧的比例恰好与水相同,为2∶1,好像碳和水的化合物,故称此类化合物为碳水化合物。这一名称一直沿用至今。如今人们将含碳水化合物丰富的植物作为食物,利用其制成发酵饮料,作为动物的饲料等。

一、碳水化合物的分类

(一) 单糖

单糖是指分子结构中含有3～6个碳原子的糖,食物中的单糖有葡萄糖、果糖和半乳糖。食物中的单糖以已糖为主,还有少量的戊糖,如核糖、脱氧核糖、阿拉伯糖和木糖等。

1. 葡萄糖

葡萄糖是构成食物中各种糖类的基本单位,不需要经过消化过程就能直接被人体小肠壁吸收,是为人体提供能量的主要原料,血液中的葡萄糖(即血糖浓度)保持恒定具有极其重要的生理意义。

2. 果糖

果糖主要存在于蜂蜜和水果中,食物中的果糖吸收进入体内后,经肝脏转变成葡萄糖被人体利用,也有一部分转变为糖原、乳酸和脂肪。果糖是最甜的一种天然糖,作为甜味剂广泛应用于食品工业。人工玉米糖浆中果糖含量可达40%~90%,是饮料、冰激凌等冷食、糖果蜜饯生产的重要原料。

3. 半乳糖

半乳糖很少以单糖方式存在于食品中,一般作为乳糖的重要组成部分存在,半乳糖在人体内先转变为葡萄糖后才能被利用,母乳中的半乳糖是在体内重新合成的,而不是从食物中获得的。

（二）双糖

双糖由两分子单糖缩合而成,不能直接被人体所吸收,必须经过酸或酶的水解作用生成单糖后才能被人体吸收。常见的天然存在于食物中的双糖有蔗糖、麦芽糖和乳糖等。

1. 蔗糖

蔗糖在植物界分布最广泛,并且在植物的生理功能上也最重要。蔗糖不仅是主要的光合作用产物,而且是碳水化合物储藏和积累的一种主要形式。在植物体中碳水化合物也以蔗糖形式进行运输。此外,我们日常食用的糖也是蔗糖。它可以大量地由甘蔗或甜菜中得到,在各种水果中含量也较高。

2. 麦芽糖

麦芽糖大量存在于发芽的谷粒中,特别是存在于麦芽中。麦芽糖在自然界中很少以游离状态存在。它是淀粉的组成成分。淀粉在淀粉酶作用下水解可以产生麦芽糖。用大麦淀粉酶水解淀粉,可以得到产率为80%的麦芽糖。淀粉在酶的作用下可降解生成大量的麦芽糖,人们在咀嚼米饭、馒头时感到的甜味就是由淀粉水解生成的麦芽糖带来的。

3. 乳糖

乳糖存在于哺乳动物的乳汁中,鲜奶中含乳糖4%~7%,占奶类提供的总能量的30%~50%。乳糖较难溶于水,在消化道中吸收较慢,是婴儿碳水化合物的主要来源,有利于保持肠道中合适的肠菌丛数,并能促进钙的吸收,对婴儿有重要意义。高等植物花粉管及微生物中也含有少量乳糖。

（三）低聚糖

低聚糖是指含有2~10个糖苷键聚合而成的化合物。糖苷键是一个单糖的苷羟基和另一单糖的某一羟基缩水形成的,它们常常与蛋白质或脂类共价结合,以糖蛋白或糖脂的形式存在。低聚糖通常通过糖苷键将2~4个单糖连接而成小聚体,它包括功能性低聚糖和普通低聚糖。这类寡糖的共同特点是:难以被胃肠消化吸收,甜度低,热量低,基本不增加血糖和血脂的浓度。低聚糖集营养、保健、食疗于一体,广泛应用于食品、保健品、饮料、医药、饲料添加剂等领域。它是替代蔗糖的新型功能性糖源,是面向21世纪"未来型"新一代功效食品,具有广泛的适用范围和应用前景,近年来在国际上颇为流行。美国、日本、欧洲等地均有规模化生产,我国低聚糖的开发和应用始于20世纪90年代中期,近几年发展迅猛。

（四）多糖

多糖是由很多分子单糖以苷键结合而成的高分子碳水化合物。组成多糖的单糖可以相同也可以不同。由相同的单糖组成的多糖称为均多糖,如淀粉、纤维素和糖原;以不同的单糖组成的多糖称为杂多糖,如阿拉伯胶是由戊糖和半乳糖等组成的。多糖不是一种纯粹的化学物质,而是聚合程度不同的物质的混合物。

多糖在自然界分布极广,也很重要。有的是构成动植物骨架结构的组成成分,如纤维素;有的是作为动植物储藏的养分,如糖原和淀粉;有的具有特殊的生物活性,比如人体中的肝素有抗凝血作用,肺炎球菌细胞壁中的多糖有抗原作用。

多糖一般不溶于水,有的即使溶解也只是形成胶体溶液,无甜味,无还原性,一般不形成结晶,在酸或碱的作用下,依水解程度不同而生成糊精(食物中糖原含量很少,不是有意义的碳水化合物的食物来源),完全水解时的最终产物为单糖。食物中的多糖一部分可以被人体消化吸收,如淀粉、糊精;而另一部分则不能被人体消化和吸收,如纤维素、半纤维素、木质素、果胶等。食物中经常存在的多糖有淀粉和膳食纤维。

1. 淀粉

淀粉是葡萄糖的高聚体,水解到二糖阶段为麦芽糖,完全水解后得到葡萄糖。淀粉是植物体中储存的养分,存在于种子和块茎中,各类植物中的淀粉含量都较高,大米中含淀粉 62%~86%,麦子中含淀粉 57%~75%,马铃薯中含淀粉 12%~14%。淀粉是食物的重要组成部分,咀嚼米饭时感到有甜味,这是因为唾液中的淀粉酶将淀粉水解成了单糖。食物进入胃肠后,还能被胰脏分泌出来的淀粉酶水解,形成的葡萄糖被小肠壁吸收,成为人体组织的营养物。支链淀粉部分水解可产生被称为糊精的混合物。糊精主要用作食品添加剂、胶水、糨糊,并用于纸张和纺织品的制造等。

2. 膳食纤维

膳食纤维是植物性食物中不能被人体消化吸收的那部分物质。从化学结构上来看,膳食纤维也属于碳水化合物的一种,主要来自植物的细胞壁,包含纤维素、半纤维素、树脂、果胶及木质素等。以前人们一直认为它们是食物中的残渣废料而不加重视,近年来的许多科学研究表明,不少疾病的发生与缺少膳食纤维有关,膳食纤维才引起人们的重视。

膳食纤维被营养学界称为“第七营养素”。1998 年美国 FDA 建议,补充适量的膳食纤维可有效预防肥胖、糖尿病、冠心病、直肠癌、结肠癌等。膳食纤维通过吸收胃肠内的水分,迅速膨胀,使人体产生饱腹感,并且减少肠道吸收糖类、脂类物质,润滑肠道,促进排便,抑制肥胖。

根据膳食纤维在水中的溶解性可以将其划分为可溶性纤维和非水溶性纤维两大类。

1) 可溶性纤维

可溶性纤维是指既溶于水又可以吸水膨胀,并能被大肠微生物酵解的一类纤维,存在于植物细胞液和细胞质中,主要有果胶、树胶和黏胶等。果胶通常存在于水果和蔬菜中,尤其以柑橘类和苹果中含量较多,在食品加工中常用果胶作为增稠剂制作果冻、色拉调料、冰激凌和果酱等。大麦、豆类、胡萝卜、柑橘、亚麻、燕麦和燕麦糠等食物中都含有丰富的水溶性纤维。

2) 非水溶性纤维

非水溶性纤维包括纤维素、木质素和一些半纤维素。纤维素是植物细胞壁的主要成分,是由葡萄糖连接而成,纤维素一般不能被肠道微生物分解。半纤维素是谷类纤维的主要成分,包括戊聚糖、木聚糖、阿拉伯糖和半乳聚糖等,能被肠道微生物分解。木质素是植物木质化形成的非碳水化合物,不能被人体消化吸收。非水溶性纤维主要来自食物中的小麦糠、玉米糠、芹菜、果皮和根茎蔬菜等。

【相关链接】

膳食纤维的误区

膳食纤维因它可以清洁肠胃、防止脂肪堆积、缓解便秘，近年来受到了不少爱美人士和中老年人的喜爱。芹菜中可以看见的细丝，就是最直观的膳食纤维。膳食纤维多种多样，它对肠胃的保健功效也因人而异。人们对膳食纤维有以下三个误区。

误区一：口感粗糙的食物中才有纤维。

根据物理性质的不同，膳食纤维分为可溶性纤维和不可溶性纤维两类。不可溶性纤维主要存在于麦麸、坚果、蔬菜中，因为无法溶解，所以口感粗糙。不可溶性纤维主要改善大肠功能，包括缩短消化残渣在消化道的通过时间，增加排便次数，起到预防便秘和肠癌的作用，如芹菜中的不可溶性纤维。可溶性纤维在大麦、豆类、胡萝卜、柑橘、燕麦中含量丰富，能够减缓食物的消化速度，使餐后血糖平稳，还可以降低血浆胆固醇水平。这些食物虽然口感较为细腻，但也有丰富的膳食纤维。

误区二：纤维可以排出废物，留住营养。

膳食纤维在阻止人体吸收有害物质的同时，也会影响人体对食物中蛋白质、无机盐和某些微量元素的吸收，特别是对于生长发育阶段的青少年儿童来说，过多的膳食纤维，很可能把人体必需的一些营养物质带出体外，从而造成营养不良。所以，吃高纤维食物要适可而止，儿童尤其不能过量食用。

误区三：肠胃不好的人要多补充膳食纤维。

膳食纤维的确可以缓解便秘，但它也会引起胀气和腹痛。肠胃功能差者食用过多的膳食纤维反而会对胃肠道造成刺激。对于成人来说，每天摄入 25～35 g 膳食纤维就足够了。

二、碳水化合物的功能

（一）人体内碳水化合物的功能

1. 供给能量

每克葡萄糖产热 16 kJ，人体摄入的碳水化合物在体内经消化变成葡萄糖或其他单糖参加机体代谢。每个人膳食中碳水化合物的比例没有具体数量的规定，我国营养专家认为碳水化合物产热量以占总热量的 60%～65%为宜。平时摄入的碳水化合物主要是多糖，在米、面等主食中含量较高，摄入碳水化合物的同时，能获得蛋白质、脂类、维生素、矿物质、膳食纤维等其他营养物质。而摄入单糖或双糖如蔗糖，除能补充热量外，不能补充其他营养素。

2. 构成细胞和组织

每个细胞都有碳水化合物，其含量为 2%～10%，主要以糖脂、糖蛋白和蛋白多糖的形式存在，分布在细胞膜、细胞器膜、细胞质及细胞间质中。

3. 节省蛋白质

食物中碳水化合物不足，机体不得不动用蛋白质来满足机体活动所需的能量，这将影响机体用蛋白质进行新的蛋白质的合成和组织更新。因此，完全不吃主食，只吃肉类是不适宜的，因肉类中含碳水化合物很少，这样机体组织将用蛋白质产热，对机体没有好处。所以减肥病人或糖尿病患者每日主食不要低于 150 g。

4. 维持脑细胞的正常功能

葡萄糖是维持大脑正常功能的必需营养素,当血糖浓度下降时,脑组织可因缺乏能源而使脑细胞功能受损,造成功能障碍,并出现头晕、心悸、出冷汗,甚至昏迷的症状。

5. 抗酮体的生成

当人体缺乏糖类时,可分解脂类供能,同时产生酮体。酮体过多会出现酮血症。

6. 解毒

糖类代谢可产生葡萄糖醛酸,葡萄糖醛酸与体内毒素结合进而解毒。

7. 其他

碳水化合物中的糖蛋白和蛋白多糖有润滑作用,它还可控制细胞膜的通透性,并且也是一些合成生物大分子物质的前体,如嘌呤、嘧啶、胆固醇等。

(二) 食物碳水化合物的功能

1. 主要的能量营养素

膳食中的碳水化合物是世界上来源最广、使用最多、价格最便宜的能量营养素。1 g 碳水化合物可提供约 16.7 kJ 的能量。我国人们以米面为主食,60%以上的能量来源于碳水化合物。这种膳食结构不仅经济,而且科学和有利于身体健康。

2. 改变食物的色、香、味、型

利用碳水化合物的各种性质可加工出色、香、味、型各异的多种食品,而食用糖的甜味更是食品烹调加工中不可缺少的原料。

3. 提供膳食纤维

膳食纤维的最好来源是天然的食物,如豆类、谷类、新鲜的水果和蔬菜等。膳食纤维因其重要的生理功能,日渐受到人们的重视。

膳食纤维虽然不能被人体消化吸收,但膳食纤维在体内具有重要的生理作用,是维持人体健康必不可少的一类营养素。由于膳食纤维在预防人体胃肠道疾病和维护胃肠道健康方面功能突出,因而有“肠道清洁夫”的美誉。膳食纤维有以下几点作用。

1) 增强肠道功能,有利于粪便排出

大多数纤维素具有促进肠道蠕动和吸水膨胀的特性。一方面可使肠道平滑肌保持健康和张力;另一方面粪便因含水分较多体积增加和变软,这样非常有利于粪便的排出,反之,肠道蠕动缓慢,粪便少而硬,造成便秘。排便时因便秘而使肠压增加,时间一长,肠道会产生许多小的憩室而患肠憩室病和痔疮。据报道,西方国家的肠憩室病患者高达 50%。

2) 降低胆固醇,降低血脂

肝脏中的胆固醇会转变成胆酸,胆酸到达小肠帮助消化脂肪,然后胆酸会回到肝脏再转变成胆固醇。由于水溶性纤维在小肠中能形成胶状物质,将胆酸包围,胆酸便不能通过小肠壁被吸收再回到肝脏,而是通过消化道排出体外,于是,当肠内食物再进行消化,需要胆酸时,肝脏只能靠吸收血液中的胆固醇来补充消耗的胆酸,从而降低了血液中的胆固醇。

另外,水溶性纤维进入肠道后,会在小肠壁上形成一种黏膜,并且水溶性纤维也会将脂肪包围住,这样脂肪就减少了和肠壁的接触,很快排出体外,减少吸收,从而起到了降低血压、降低血脂的作用。

3) 控制血糖,预防糖尿病

研究表明,膳食纤维含量充足的饮食,无论是在预防还是在治疗糖尿病方面都具有特殊的功效。可溶性纤维可减少小肠对糖的吸收，使血糖不致因进食而快速升高，因此也可减少体内胰岛素的释放，而胰岛素可刺激肝脏合成胆固醇，所以胰岛素释放的减少可以使血浆胆固醇水平受到影响。各种纤维因可吸附胆汁酸、脂肪等而使其吸收率下降，也可起到降低血脂的作用。另外，可溶性纤维在大肠中被肠道细菌代谢分解产生一些短链脂肪酸，如乙酸、丁酸、丙酸等，这些短链脂肪酸一旦进入肝脏，可减弱肝中胆固醇的合成。

4）预防、减轻肥胖

水溶性膳食纤维具有很强的吸水溶胀性能，吸水后膨胀，体积和重量增加 10～15 倍，既能增加饱腹感，又能减少食物中脂肪的吸收，降低膳食中脂肪的热比值，相对控制和降低膳食的总能量，避免热能过剩而导致体内脂肪的过度积累，既可解决饱腹的问题，又可达到控制体重的目的。

5）增强免疫力

人体的免疫任务有一半是由肠道免疫来完成的，它在保护人体健康中担当着重要的角色。水溶性膳食纤维在大肠内分解发酵，在某种程度上会使肠道内环境转变成酸性，形成有助于肠内益生菌生长的环境，从而大大增强了肠道的免疫力。

6）清除体内毒素，预防结肠癌

有研究表明膳食纤维具有预防结肠癌的作用，主要是因为膳食纤维能够延缓和减少重金属等有害物质的吸收，减少和预防有害化学物质对人体的毒害作用。此外，纤维在大肠中被肠道细菌代谢分解产生一些短链脂肪酸，对肠道具有保护作用。

三、碳水化合物的消化吸收与代谢

（一）碳水化合物的消化吸收

碳水化合物的消化是从口腔开始的，但由于停留时间短，消化有限；胃中由于酸性环境，对碳水化合物几乎不消化。因此其消化吸收主要有两种形式：小肠消化吸收和结肠发酵。消化吸收主要在小肠中完成。单糖直接在小肠中消化吸收；双糖经酶水解后再吸收；一部分寡糖和多糖水解成葡萄糖后吸收。在小肠不能消化的部分到结肠经细菌发酵后再吸收。

碳水化合物的类型不同，消化吸收率不同，引起的餐后血糖水平也不同。食物血糖生成指数(GI)表示某种食物升高血糖效应与标准食品（通常为葡萄糖）升高血糖效应之比。GI 值越高，说明这种食物升高血糖的效应越强。不同的碳水化合物食物在胃肠内消化吸收的速度不同，而消化吸收的快慢与碳水化合物本身的结构（如支链和直链淀粉）、类型（如淀粉或非淀粉多糖）有关。此外，食物的化学成分和含量（如膳食纤维、脂肪、蛋白质的多少），加工方式（如颗粒大小、软硬、生熟、稀稠），以及时间、温度、压力等对 GI 都有影响。总之，越是容易消化吸收的食物 GI 值就越高。GI 值高的食物对健康不利。GI 值高的碳水化合物食物则会造成血液中的葡萄糖和胰岛素幅度上下波动。GI 值低的食品，能大幅降低心脏疾病的风险。一般果糖含量和直链淀粉含量高的食物，GI 值偏低；膳食纤维高，一般 GI 值低，可溶性纤维也能降低食物 GI 值（如果胶和瓜尔豆胶）；脂肪可延长胃排空和减少淀粉糊化，因此脂肪也有降低 GI 值的作用。值得注意的是，尽管个别含脂肪高的食物（如冰激凌）GI 值较低，但对糖尿病病人来说仍是应限制的食物。当血糖生成指数在 55 以下时，可认为该食物为低 GI 食物；当血糖生成指数在 55～75 时，该食物为中等 GI 食物；当血糖生成指数在 75 以上时，该食物为高 GI 食物。

(二) 碳水化合物的分布和利用

碳水化合物经消化吸收后几乎全部转变为葡萄糖,主要合成为肝糖原储存,也可氧化分解供给肝脏本身所需的能量,另一部分则经肝静脉进入体循环,由血液运送到各组织细胞,进行代谢或合成糖原储存,或氧化分解供能,或转变成脂肪等。综上所述,糖的代谢包括氧化分解直接提供能量、合成糖原储存备用、转变成脂肪等,这些过程相互联系和制约,共同组成复杂而有序的糖代谢。

1. 直接利用

葡萄糖被称为"首要燃料",可直接被机体组织所利用。尤其是大脑神经系统需要大量的能量来维持活动,约有 1/5 的总基础代谢发生在脑中,所以葡萄糖是机体中大脑的主要能源。在正常环境中,大脑的神经系统并不储存能量,而是直接利用葡萄糖来维持生命活动,所以脑中没有糖原这个中间物。如果注射过量的胰岛素,会使葡萄糖骤然减少,并很快引起神经系统变化。当然,饥饿状态下,大脑也可以利用其他形式的燃料来维持生命活动。

2. 转化成糖原

早在 1850 年前,人类在动物体内第一次证明葡萄糖合成糖原。目前,人体中的糖代谢也已被基本了解,肝脏是糖原最丰富的器官,骨骼肌的糖原浓度比较低。但是,人体由于肌肉量多,肌肉仍是储存糖原的主要场所。正常情况下,人体碳水化合物储存的量是较少的。例如,在不进食的情况下,一个成人走路 2～3 h 就几乎消耗掉全部碳水化合物的储存,之后消耗的能量几乎全部来自脂肪。

储存在肌肉中的糖原是能量的直接来源,在不需要氧的情况下,能迅速分解,乳酸便是其中之一的分解产物。糖酵解是机体普遍存在的代谢途径,但不是主要供能通路。成熟的红细胞没有线粒体,不能进行有氧化,因此酵解是红细胞获取能量的主要途径。

3. 转化成脂肪

当食物提供的葡萄糖多于组织需要的时候,过量的部分最终转化为脂肪,并且沉积在机体的脂肪组织上。用重水作为标记显示,碳水化合物含量高的膳食,葡萄糖转化为糖原到脂肪酸的比例比碳水化合物含量适宜的膳食高出 10 倍。同位素的研究进一步显示,机体中葡萄糖的转化率比游离脂肪酸要低,游离脂肪酸能够为机体组织提供的能量高出葡萄糖 2.5 倍。

(三) 血液中葡萄糖水平的调节

血糖是糖在体内的运输形式,可供各组织细胞摄取利用。正常人空腹血糖含量为 80～120 mg/100 mL,饭后血糖浓度暂时轻度升高,饥饿的初期略降低,但不久会恢复正常。血糖浓度这种相对稳定的特点是细胞进行正常代谢、维持器官正常功能的重要条件之一。特别是脑组织意义更大,因脑组织糖原含量少,又主要靠糖氧化供能。血糖水平的高低,取决于血糖的来源和去路的相对速度。这些来源和去路实质上都是具体的糖代谢过程,因而血糖水平高低可以综合性地反映体内糖代谢状况。

血糖在激素和中枢神经的调节下,不断建立动态平衡。胰岛素是胰岛的 B 细胞分泌到血液中的一种蛋白质,碳水化合物的消化和随之而来的血糖上升能刺激胰岛素的分泌。胰岛素既调节血糖的利用水平,又抑制糖的异生,因而减少血糖来源,增加血糖的去路,使血糖浓度降低。胰岛素调节血糖的作用原理主要有以下几点:①促进肌肉和脂肪细胞膜对葡萄糖的通透性,使血糖容易进入细胞内,从而使血糖浓度降低;②胰岛素可激活肝脏葡萄糖激酶,加速葡萄糖的磷酸化,间接促使血糖进入肝细胞生成糖原,使血糖降低;③胰岛素可以诱导肝脏合成丙酮酸激酶、葡萄糖激酶和磷酸果糖激酶，因而有加速血糖氧化利用的作用；④胰岛素可活化糖原合成酶，促进血糖合成糖原，或抑制糖异生的关键酶，减少血糖来源，从而降低血糖。

实际上，虽然人们对胰岛素的研究已有60多年，但人们在帮助葡萄糖从血液进入细胞的化学机理方面仍然是知之甚少，这是今后生物化学和医学研究的一个核心问题。肾上腺素具有儿茶酚胺的基本结构。肾上腺皮质激素有许多种，其中对糖代谢影响较大的一类称为糖皮质激素，其主要作用是促进糖异生，抑制糖的氧化，因而使血糖浓度升高。生长激素是垂体前叶分泌的激素，生长激素对糖代谢的作用和胰岛素相反，能抑制进入细胞的葡萄糖的磷酸化作用，使血糖不易生成糖原，也不易氧化，有升高血糖的作用。另外，生长激素对儿童能减少尿氮的排出和促进脂肪的氧化，促进生长发育；对成人的主要作用是抵抗胰岛素作用。高血糖和低血糖症则属于糖代谢异常现象。

肝糖原也可以再分解为葡萄糖进入血液，维持血糖相对浓度恒定。在肝外组织中，肌肉中储存的糖原最多，肌糖原不能直接分解为葡萄糖，主要是氧化分解供给本身活动所需能量。但肌糖原酵解所产生的乳酸，大部分经血液运到肝脏，又变成肝糖原，所以肌糖原对血糖的恒定也起间接调节作用。

第四节 热　能

人们从事劳务活动、体育运动、上课学习和从事其他活动，以及维持人体正常体温、各种生理活动都要消耗能量，就像蒸汽机需要烧煤、内燃机需要用汽油、电动机需要用电一样。

一、热能概述

（一）热能的作用

热能也称能量、热卡、热量，是人体新陈代谢和维持生命活动的基础。人体内的能量，一方面作为能源做功以维持生命活动的正常进行；另一方面不断地释放出热量，维持体温的恒定。人体的热能来源于每天所吃的食物，但食物中不是所有营养素都能产生热能的，只有碳水化合物、脂肪、蛋白质这三大营养素会产生热能。

热能的需要量指的是维持身体正常生理功能及日常活动所需的一定数量的能量，如果能量低于这个数量，将对身体产生不良影响。

人体需要的能量包括基础代谢所需的能量、劳动活动所需的能量、消化食物所需的能量三个方面。处在生长发育阶段的儿童青少年，由于身体的新陈代谢特别旺盛，对热能的需要量较高。一个人如果长期热量摄入不足，就会使体内储存的糖逐渐减少，到一定程度时，开始动用脂肪，并消耗部分蛋白质，使肌肉和内脏萎缩、消瘦、乏力、体重减轻，变得骨瘦如柴，各种生理功能受到严重影响，甚至危及生命。在日常生活中，有些学生经常少吃或不吃早餐，由于体内热能不足，使得血糖降低，在上第二节课以后往往产生饥饿感，感觉手足无力，上课时思想不集中，这就是吃的食物不够，能量不足所造成的，日久还会影响生长发育。但是，如果每天吃过多的糖果、甜食等，使食物的产热量超过需要量，那么多余的能量就会转化为脂肪，积聚在皮下组织，使皮下脂肪增厚，体重超过正常范围，出现肥胖现象，并将成为成年期高血压、糖尿病、心血管病等器质性疾病的先兆因子。因此，能量的摄入应与需要平衡。

各国的饮食习惯不同,热能来源不同。西方国家人民习惯以动物性食物为主,其热能主要来自蛋白质和脂肪,这种膳食结构既不经济,又会因为摄入过多的动物脂肪而不利于健康。我国人民长期以来以粮食为主,动物性食物为辅,三大生热营养素(蛋白质、脂肪、碳水化合物)占总热能的比例分别为10%～15%、20%～25%、60%～70%。这是典型的东方人膳食,既经济实惠又有利于健康。

脂肪热能占总热能的百分比(不分性别),成年为20%～25%,儿童少年为25%～30%,婴儿为30%～45%。

(二)热能的单位

卡路里(cal)、卡和千卡(kcal)(大卡),都是能量的单位。一卡就是让一克水升高一度所需的能量。食物能量通常用千卡计算,也称为大卡。

国际单位,能量用焦耳来表示。1千卡=4.185 85千焦耳。

二、人体热能消耗

人类从食物中所取得的热能用于生命活动的各种过程,其中包括内脏器官的化学和物理活动、肌肉活动、体温维持及生长发育等。不同性别、年龄、职业、劳动强度的人其热能需要量各不相同。

人体热能需要量的多少,主要取决于以下几个方面:维持基础代谢所需的能量、从事工作和生活所消耗的能量,以及食物热效应,处于生长期还要包括生长发育所需的能量。其中工作和生活所消耗的能量在正常成人能量消耗中所占比例最大。为了达到能量的平衡,人体每天摄入的能量应恰好能满足这几个方面的需要,这样才能有健康的体质和较高的工作效率。正常情况下,人体热能的需要与食欲相适应。食欲得到满足,体重又维持在正常水平,即说明所摄入的热能是恰当的。

(一)基础代谢

基础代谢能量是指处于清醒、空腹、安静的状态下维持体温和脏器活动等最基本的生命活动所需的最低能量,即人体处于安静和18 ℃～25 ℃环境下,静卧、放松而又清醒,禁食12 h后的能量消耗。此时能量仅用于维持体温和呼吸、血液循环及其他器官最基本的生理需要。基础代谢率指人体处于基础代谢状态下,每小时每平方米体表面积的能量消耗,单位是kJ/(m^2·h)、kJ/(kg·h),也可用MJ/d来表示。基础代谢能量消耗的计算方法有以下几种。

1. 用体表面积进行计算

在实际工作中,可根据身高、体重求出体表面积,再按照体表面积计算基础代谢能量。

$$体表面积(m^2)=0.006\ 1\times 身高(cm)+0.012\ 8\times 体重(kg)-0.152\ 9$$

成年男子每平方米体表面积每小时基础代谢平均为167.4 kJ,女性比男性约低5%。

2. 世界卫生组织建议的Schofield公式计算方法

世界卫生组织于1985年及中国营养学会于2000年推荐使用体重来计算一天的基础代谢能量消耗(BMR)(Schofield公式,见表3-4),其中我国18～49岁成年人群及50～59岁老年前期人群的BMR应减去计算结果的5%。

表 3-4　Schofield 公式

年龄/岁	公式/男	公式/女
0～3	$(60.9\times w)-54$	$(61.0\times w)-51$
3～10	$(22.7\times w)+495$	$(22.5\times w)+499$
10～18	$(17.5\times w)+651$	$(12.2\times w)+746$
18～30	$(15.3\times w)+679$	$(14.7\times w)+496$
30～60	$(11.6\times w)+879$	$(8.7\times w)+829$
>60	$(13.5\times w)+487$	$(10.5\times w)+596$

注：w 表示体重(kg)。

3. 基础代谢的影响因素

基础代谢的影响因素包括：①体格的影响；②性别和年龄的影响；③不同生理、病理状况的影响；④其他因素。如炎热或寒冷、过多摄食、精神紧张都可以使基础代谢水平升高。

（二）体力活动

1. 概述

体力活动所消耗能量的多少与以下三个因素有关：①肌肉越发达者，活动时消耗能量越多；②体重越重者，做相同的运动所消耗的能量越多；③活动时间越长，强度越大，消耗能量越多。

2. 体力活动强度与能量消耗

人类的体力活动种类很多，强度不一，但可简单划分为四大类：卧床、职业活动、家务劳动和随意活动、休闲。

职业活动和家务劳动等能量消耗，根据能量消耗水平即活动的强度，将活动水平分成不同等级，用体力活动水平(PAL)来表示。

我国成年人的体力活动强度分为三个级别，即轻、中、重，这是根据一天内各种活动的时间段长短、强度综合确定的。

按单位时间内单项职业活动的能量消耗大小来区分活动强度，从而分时间段来计算一天的总能量消耗。这种单项职业活动的能量消耗量，可用体力活动比(PAR)表示。

$$\mathrm{PAR}=\frac{\text{单项职业活动的每分钟能量消耗量}}{\text{每分钟基础代谢能量消耗量}}$$

当 PAR＝1.0～2.5 时，活动强度为轻；当 PAR＝2.6～3.9 时，活动强度为中；当 PAR≥4.0 时，活动强度为重。

（三）食物热效应(TEF)

食物热效应(TEF)是机体由于摄取食物而引起体内能量消耗增加的现象，也称为食物特殊动力作用(SDA)。三种生热营养素在摄取过程中所消耗的能量各不相同，蛋白质约为它所供能量的 30%，碳水化合物为它所供能量的 5%～6%，脂肪为它所供能量的 4%～5%。混合膳食的特殊动力作用为人体每日基础代谢的 10%。

(四) 机体组织增长及特殊生理需要对能量的需要

处于生长发育期的婴幼儿、儿童青少年，孕妇和泌乳的乳母，康复期的病人等，其一天的能量摄入中还有一部分用于组织增长和特殊的生理变化。例如，新生儿每增加 1 kg 体重，比成年人增加 1 kg 体重的能量消耗多 2～4 倍。3～6 个月的婴儿，每天有 15%～23%的所摄入的能量因用于机体的生长发育而被储存起来，每增加 1 g 体内新组织需要消耗大约 20 kJ 的能量。但对于不同的人群，增加组织的能量消耗是有很大差异的。例如，据研究，营养状况良好的人可以将更多的富余能量转变为脂肪而非蛋白质，因此更容易发胖；而体形消瘦的人可能将富余的能量转化为蛋白质，而这种过程更耗费能量，因此这类人不容易发胖。

三、能量供给及食物来源

在考虑能量供给及食物来源时，应该遵循以下几点：①遵循能量平衡，供给量等于需要量；②三大生热营养素的比例应该合理；③对不同人群应有针对性；④能量的食物来源应该合理。

一般来讲，含脂肪多的食物，其能量密度高，是“高能食品”；含水分及非消化性成分多的食物，其能量密度低，是“低能食品”。

四、食饵性肥胖

当热能摄入过多时，久而久之可以发生食饵性肥胖。人体肥胖是一种常见的营养失调现象，在经济发达国家，肥胖的患病率很高，如美国大约有 30%的人肥胖，超重的人更多。肥胖的发生与热能过量有关，摄入过量的蛋白质、脂肪和碳水化合物，机体将多余的热能转化为脂肪储存于体内，导致肥胖。肥胖多见于中年人，尤以妇女为多。近年来，儿童肥胖症患者增多，应引起足够的重视。肥胖是当今发达国家和经济发达地区一种重要的疾病，由此引起许多严重的后果，例如诱发高血压、冠心病、糖尿病、关节炎、肝胆疾患及癌症等，也是加速衰老的原因之一。目前我国肥胖儿已相当多见，预防成人病，应当从儿童时期就开始。

一般可用肥胖度和体重质量指数两个指标来判断是否肥胖。

1. 肥胖度

$$\text{肥胖度}=\frac{\text{实测体重}-\text{标准身高时的体重}}{\text{标准身高时的体重}}\times 100\%$$

此值大于 20%为肥胖(20%～30%为轻度肥胖，30%～50%为中度肥胖，50%以上为重度肥胖)。

2. 体重质量指数

$$\text{体重质量指数}=\frac{\text{体重(kg)}}{\text{身高的平方}(\text{m}^2)}$$

WHO 规定该指数大于 24 为肥胖。

第五节 维 生 素

维生素，通俗来讲，即维持生命的元素，是维持人体生命活动必需的一类有机物质，也是保持人体健康的重要活性物质。维生素在体内的含量很少，但不可或缺。

维生素是人体代谢中必不可少的有机化合物。人体犹如一个极为复杂的化工厂，不断地进行着各种生化反应，其反应与酶的催化作用有密切关系。酶要产生活性，必须有辅酶参加。

许多维生素是酶的辅酶或者是辅酶的组成部分。因此，维生素是维持和调节机体正常代谢的重要物质。可以这样说，最好的维生素是以“生物活性物质”的形式存在于人体组织中。

一、维生素的发现

维生素的发现是20世纪的伟大发现之一。1896年，艾克曼在爪哇岛发现只吃精磨的白米会患脚气病，未经碾磨的糙米能治疗这种病，并发现可治脚气病的物质能用水或酒精提取，当时称这种物质为“水溶性B”。1906年，研究证明食物中含有除蛋白质、脂类、碳水化合物、无机盐和水以外的“辅助因素”，其量很小，但为动物生长所必需。1911年，丰克鉴定出在糙米中能对抗脚气病的物质是胺类（一类含氮的化合物），它是维持生命所必需的，所以建议命名为“vitamine”，即vital（生命的）amine（胺），中文意思为“生命胺”。之后陆续发现许多维生素，它们的化学性质不同，生理功能不同；也发现许多维生素根本不含胺、不含氮，但丰克的命名被延续使用下来了，只是将最后的字母“e”去掉了。

二、维生素的特点

各种维生素的化学结构及性质虽然不同，但它们却有着以下共同点。

①维生素均以维生素原（维生素前体）的形式存在于食物中。

②维生素不是构成机体组织和细胞的组成成分，它也不会产生能量，它的作用主要是参与机体代谢的调节。

③多数维生素机体不能合成或合成量不足，不能满足机体的需要，必须从食物中获得；许多维生素是辅基或辅酶的组成部分。

④人体对维生素的需要量很小，日需要量常以毫克（mg）或微克（μg）计算，但一旦缺乏就会引发相应的维生素缺乏症，对人体健康造成影响。

维生素与碳水化合物、脂肪和蛋白质三大物质不同，在天然食物中仅占极少比例，但又为人体所必需。有些维生素如维生素B_6、维生素K等能由动物肠道内的细菌合成，合成量可满足动物的需要。动物细胞可将色氨酸转变成烟酸（一种B族维生素），但生成量不能满足需要；维生素C除灵长类（包括人类）及豚鼠以外，其他动物都可以自身合成。植物和多数微生物都能自己合成维生素，不必由体外供给。

三、维生素的分类

维生素是个庞大的家族，目前所知的维生素就有几十种，大致可分为脂溶性维生素和水溶性维生素两大类。

1. 水溶性维生素

水溶性维生素易溶于水而不易溶于非极性有机溶剂，水溶性维生素从肠道吸收后，通过血液循环到达机体需要的组织中，多余的部分大多由尿排出，在体内储存甚少。这类维生素包括B族维生素、维生素C、泛酸、叶酸。

2. 脂溶性维生素

脂溶性维生素易溶于非极性有机溶剂，而不易溶于水，可随脂肪为人体吸收并在体内储积，排泄率不高。脂溶性维生素大部分由胆盐帮助吸收，通过淋巴循环到达体内各器官。体内可储存大量脂溶性维生素，包括维生素A、维生素D、维生素E、维生素K，维生素A和维生素D主要储存于肝脏，维生素E主要储存于体内脂肪组织，维生素K储存较少。

四、维生素 A

维生素 A 是不饱和的一元醇类,属脂溶性维生素。它是 1913 年美国化学家台维斯从鳕鱼肝中提取得到的。由于人体或哺乳动物缺乏维生素 A 时易出现眼干燥症,故又被称为抗干眼醇。已知维生素 A 有 A_1 和 A_2 两种。维生素 A_1 存在于动物肝脏、血液和眼球的视网膜中,又称为视黄醇,天然维生素 A 主要以此形式存在。维生素 A_2 主要存在于淡水鱼的肝脏中。维生素 A_1 是一种脂溶性淡黄色片状结晶,熔点为 64 ℃。维生素 A_2 熔点为 17～19 ℃,通常为金黄色油状物。维生素 A 是含有 β-白芷酮环的多烯醇。维生素 A_2 的化学结构与 A_1 的区别只是在 β-白芷酮环的 3、4 位上多一个双键。维生素 A 分子中有不饱和键,化学性质活泼,在空气中易被氧化,或受紫外线照射而被破坏,失去生理作用,故维生素 A 的制剂应装在棕色瓶内避光保存。不论是维生素 A_1 还是维生素 A_2,都能与三氯化锑作用,呈现深蓝色,这种性质可作为定量测定维生素 A 的依据。许多食物(如胡萝卜、番茄、绿叶蔬菜、玉米)含类胡萝卜素物质,如 α、β、γ-胡萝卜素、隐黄质、叶黄素等。其中有些类胡萝卜素具有与维生素 A_1 相同的环结构,在体内可转变为维生素 A,故称为维生素 A 原,β-胡萝卜素含有两个维生素 A_1 的环结构,转换率最高。1 分子 β-胡萝卜素,加 2 分子水可生成 2 分子维生素 A_1。食物中,或由 β-胡萝卜素裂解生成的维生素 A 在小肠黏膜细胞内与脂肪酸结合成酯,然后掺入乳糜微粒,通过淋巴吸收进入体内。动物的肝脏为储存维生素 A 的主要场所。当机体需要时,再释放入血液中。在血液中,视黄醇(R)与视黄醇结合蛋白(RBP)及血浆前清蛋白(PA)结合,生成 R-RBP-PA 复合物而转运至各组织。

(一) 维生素 A 的生理功能

维生素 A 是复杂机体必需的一种营养素,它以不同方式几乎影响机体的一切组织细胞。尽管是一种最早发现的维生素,但有关它的生理功能至今尚未完全发现。

维生素 A(包括胡萝卜素)最主要的生理功能有以下几点。

1. 维持视觉

维生素 A 可促进视觉细胞内感光色素的形成。全反式视黄醛可以被视黄醛异构酶催化为 4-顺-视黄醛,4-顺-视黄醛可以和视蛋白结合成为视紫红质。视紫红质遇光后其中的 4-顺-视黄醛变为全反式视黄醛,因为构象的变化,引起对视神经的刺激作用,引发视觉。而遇光后的视紫红质不稳定,迅速分解为视蛋白和全反式视黄醛,重新开始整个循环过程。维生素 A 可调试眼睛适应外界光线的强弱的能力,以降低夜盲症和视力减退的发生,维持正常的视觉反应,有助于对多种眼疾(如眼球干燥与结膜炎等)的治疗。

2. 促进生长发育

维生素 A 与视黄醇对基因的调控有关,视黄醇也具有相当于类固醇激素的作用,可促进糖蛋白的合成,促进生长发育,强壮骨骼,维护头发、牙齿和牙床的健康。

3. 维持上皮组织的完整与健全

视黄醇和视黄酸可以调控基因表达,减弱上皮细胞向鳞片状的分化,增加上皮生长因子受体的数量。因此,维生素 A 可以调节上皮组织细胞的生长,维持上皮组织的正常形态与功能,保持皮肤湿润,防止皮肤黏膜干燥角质化,不易受细菌伤害,有助于对粉刺、脓包、疥疮、皮肤表面溃疡等症的治疗;有助于祛除老年斑;能保持组织或器官表层的健康。缺乏维生素 A,会使上皮细胞的功能减退,导致皮肤弹性下降,干燥粗糙,失去光泽。

4. 维持正常的生殖功能

动物实验证明，食物中缺乏维生素 A，生殖能力明显降低，精子停止产生。孕妇膳食中如缺乏维生素 A，可能会导致先兆流产。女性缺乏维生素 A 会使输卵管无法产生黏液，无法吸收卵子，造成不孕。

5. 增强免疫能力

维生素 A 有助于维持免疫系统功能正常，能增强对传染病特别是呼吸道感染及寄生虫感染的抵抗力；有助于对肺气肿、甲状腺功能亢进症的治疗。

6. 清除自由基

维生素 A 也有一定的抗氧化作用，可以中和有害的自由基。

另外，许多研究显示皮肤癌、肺癌、喉癌、膀胱癌和食管癌都跟维生素 A 的摄取量有关；不过这些研究的可靠性仍待临床更进一步的证实。

（二）人体对维生素 A 每天的需要量

视黄醇活性物质一般用视黄醇当量（RE）来表示，包括已经形成的维生素 A 和维生素 A 原的总量。

1 IU（国际单位）维生素 A＝0.3 μg 视黄醇当量（RE）

1 μg 视黄醇＝1 μg 视黄醇当量（RE）

1 μgβ-胡萝卜素＝0.167 μg 视黄醇当量（RE）

1 μg 其他维生素 A 原＝0.3 μg 视黄醇当量（RE）

建议每日对维生素 A 的摄取量，就一般成年男性而言，5000 IU 即可满足需要，10～15 岁少女建议每日摄入量为 4600 IU，16 岁以上的女性建议每日摄入量为 4200 IU。因此，在膳食中，一个正常成年人，每日吃 1/2 根胡萝卜、1 片芒果或 1 根芦笋即可满足需要。孕妇在补充维生素 A 时需特别注意其安全用量，以免产生畸形儿。怀孕初期摄取量不建议增加。哺乳期女性，在前 6 个月中可额外增加 2500 IU；后 6 个月额外增加 2000 IU。

成人连续几个月每天摄取维生素 A 50 000 IU 以上会引起中毒现象。幼儿如果在一天内摄取维生素 A 超过 18 500 IU 会引起中毒现象。维生素 A 摄取过多而导致的中毒症状如下：由于破骨细胞活性增强，导致骨质脱钙、骨脆性增加、生长受抑、长骨变粗及骨关节疼痛；皮肤干燥、发痒、鳞皮、皮疹、脱皮、脱发、指（趾）甲易脆；易激动、疲乏、头痛、恶心、呕吐、肌肉无力、坐立不安；食欲降低、腹痛、腹泻、肝脾肿大、黄疸；血液中血红蛋白和钾减少，凝血时间延长，易出血。

（三）获取维生素 A 的食物来源

富含维生素 A 的食物有两类，一是维生素 A 原，即各种胡萝卜素，存在于植物性食物中，如绿叶菜类、黄色菜类，以及水果类，含量较丰富的有菠菜、苜蓿、豌豆苗、红心甜薯、胡萝卜、青椒、南瓜等；另一类是来自动物性食物的维生素 A，这是能够直接被人体利用的维生素 A，主要存在于动物肝脏、禽蛋、奶及奶制品（未脱脂奶）中。

（四）影响维生素 A 吸收的因素

影响维生素 A 吸收的因素主要有以下几种。

1. 小肠中的胆汁

小肠中的胆汁是维生素 A 乳化所必需的。

2. 膳食脂肪

足量的膳食脂肪可促进维生素 A 的吸收。胡萝卜含有胡萝卜素,在人体内可转变为维生素 A,由于维生素 A 是溶脂性的,必须用油炒熟或和肉类一起炖煮后再食用,以利于吸收。生吃胡萝卜会损失 90%的胡萝卜素,因为胡萝卜素只有溶解在油脂中才能被人体吸收。胡萝卜切片用油炒,胡萝卜素的保存率为 79%,切片油炸,胡萝卜素的保存率为 81%,切块和肉一起炖,胡萝卜素的保存率高达 95%。

3. 抗氧化剂

维生素 E 和卵磷脂通过自身的氧化可以起到保护维生素 A 的作用,同时有利于维生素 A 的吸收。

4. 肠道寄生虫及服用矿物油不利于维生素 A 的吸收

有研究表明,服用维生素 A 有利于去除肠道寄生虫,同时维生素 A 受到损失,影响了维生素 A 的吸收;维生素 A 及胡萝卜素在矿物油中溶解度大,它们会溶于矿物油而随粪排出。

5. 维生素 C 对维生素 A 有破坏作用

大量服用维生素 C 以后,会促进体内维生素 A 的排泄,所以,在大量服用维生素 C 的同时,一定要注意服用充足的维生素 A。

(五) 维生素 A 的缺乏症状

维生素 A 的缺乏症状有以下几种:①暗适应能力下降,夜盲,结膜干燥及眼干燥症,出现毕脱氏斑、角膜软化穿孔而致失明;②黏膜、上皮改变;③生长发育受阻,易患呼吸道感染;④味觉、嗅觉减弱,食欲下降;⑤头发枯干,皮肤粗糙,毛囊角化,记忆力减退,心情烦躁及失眠;⑥其他。

五、B 族维生素

维生素 B 是某些维生素的总称,它们常常有相同的食物来源,如酵母等。维生素 B 曾经被认为是像维生素 C 那样具有单一结构的有机化合物,但是后来的研究证明它其实是一组有着不同结构的化合物,于是它的成员有了独立的名称,如维生素 B_1。维生素 B 是一个总称,有的时候也被称为维生素 B 族或维生素 B 复合群。维生素 B 都是水溶性维生素,它们协同作用,调节新陈代谢,维持皮肤和肌肉的健康,增进免疫系统和神经系统的功能,促进细胞生长和分裂(包括促进红细胞的产生,预防贫血发生)。

(一) 维生素 B_1

维生素 B_1 是最早被人们提纯的维生素,1896 年为荷兰王国科学家艾克曼首先发现,1910 年为波兰化学家丰克从米糠中提取和提纯。它是白色粉末,易溶于水,遇碱易分解。因其分子中含有硫及氨基,故被称为硫胺素,又称抗脚气病维生素。

1. 维生素 B_1 的生理功能

维生素 B_1 的生理功能主要有以下几种。

1) 参与碳水化合物代谢

我们的身体无时无刻不在进行着新陈代谢,而人体热量主要来自碳水化合物的代谢过程,维生素 B_1 最重要的作用就是作为辅酶参加碳水化合物代谢,使这个过程能够顺利地进行。

2）增进食欲与消化功能

维生素 B_1 可帮助碳水化合物的代谢，刺激胃的正常蠕动和消化液的分泌，促进胃内食物的排空，从而增进食欲，帮助消化。

3）维护神经系统的正常功能

维生素 B_1 是“心脏与神经的维生素”，维生素 B_1 缺乏时，身体能量代谢发生障碍，特别是神经组织会失去传导和收缩功能，有的人因此变得焦虑或记忆力减退，特别容易不安和易怒，甚至还会与人发生争执。维生素 B_1 有舒缓压力，让人精神振作、愉悦的作用，美国已经开始使用维生素 B_1 治疗抑郁症病人。

4）预防铅中毒

陶瓷餐具的原料（陶土）及彩釉中含有大量的铅，长期与陶土和彩釉接触的人，日积月累会造成铅中毒。

铅中毒会导致智力低下、恶心、失眠、乏力等症，维生素 B_1 能将自己与铅分子捆绑在一起，形成维生素 B_1-铅复合物并与其他废物一道排出体外。

5）减少晕机、晕船

维生素 B_1 是一种精神维生素，在一定程度上可缓解人体的精神紧张状态，所以可起到减少晕机、晕船的作用。如果和其他维生素 B 族一起食用，效果更佳。

2. 维生素 B_1 每天的需要量

建议成人每日摄取量是 1～1.5 mg；妊娠、哺乳期妇女每天摄取量是 1.5～1.6 mg；生病、生活紧张、接受手术的人群需要增加必要用量。

3. 维生素 B_1 的食物来源

维生素 B_1 主要来源于酵母、米糠、全麦、燕麦、花生、猪肉、麦麸、牛奶，以及大多数种类的蔬菜。

4. 影响维生素 B_1 吸收的因素

维生素 B_1 易溶于水，在食物清洗过程中可随水大量流失，菜经加热后维生素 B_1 主要存在于汤中。如菜类加工过细、烹调不当或制成罐头食品，维生素 B_1 会大量丢失或破坏。维生素 B_1 在碱性溶液中加热极易被破坏，而在酸性溶液中则对热稳定。氧化剂及还原剂也可使其失去作用。

5. 维生素 B_1 的缺乏症状

当身体缺乏维生素 B_1 时，热能代谢不完全，会产生丙酮酸等酸性物质，进而损伤大脑、神经、心脏等器官，由此出现的一系列症状总称为“脚气病”。

18—19 世纪脚气病在中国、日本，尤其在东南亚一带广为流行，当时每年有几十万人死于脚气病。中国古代医书中早有治疗脚气病的记载，中国古代名医孙思邈已知道用谷皮治疗脚气病。在现代医学上，维生素 B_1 制剂治疗脚气病和多种神经炎症有显著疗效。

维生素 B_1 在体内储存量非常少，所以一旦饮食中缺乏一两周后，体内的维生素 B_1 就会迅速减少，从而出现下列症状。

①消化道症状：呕吐、厌食、便秘或腹泻。

②神经系统症状：烦躁，某些神经反射减退或消失，甚至嗜睡、呆视、眼睑下垂、惊厥。

③循环系统症状：心率加快，全身浮肿，甚至发生心力衰竭。

婴儿脚气病大多发生在 2～5 个月的婴儿。主要是乳母缺乏维生素 B_1，导致婴儿摄入不足。病情发展迅速且严重，如不治疗，可导致死亡。

(二) 维生素 B_2

维生素 B_2 又名核黄素。1879 年英国化学家布鲁斯首先从乳清中发现,1933 年美国化学家哥尔倍格从牛奶中提取,1935 年德国化学家柯恩合成了它。维生素 B_2 是橙黄色针状晶体,味微苦,水溶液有黄绿色荧光,在碱性或光照条件下极易分解。

1. 维生素 B_2 的生理功能

维生素 B_2 主要负责脂肪和蛋白质的分解,帮助将氧运输到人体所有的部位,缺少它,人体将无法正常运作。维生素 B_2 的生理功能有以下几种:①促进发育和细胞的再生;②促使皮肤、指甲、毛发的正常生长;③帮助消除口腔内、唇、舌的炎症;④增进视力,减轻眼睛的疲劳;⑤和其他的物质相互作用来帮助碳水化合物、脂肪、蛋白质的代谢。

2. 维生素 B_2 每天的需要量

建议成人每日摄取量是 1.7 mg。妊娠期间需要 1.8 mg,哺乳期间,头 6 个月要摄取 1.8 mg,之后的 6 个月为 1.7 mg;常处于紧张状态的人需增加摄取量;服用避孕药、妊娠中、哺乳期的妇女需要更多的维生素 B_2;不常吃瘦肉和奶制品的人应当增加维生素 B_2 的摄取量;因溃疡或糖尿病而长期进行饮食控制的人较易产生维生素 B_2 不足的现象;成年人每日吃 50 g 动物肝、20 g 黄豆、3 棵生菜或 3～4 只香菇可满足需要。

3. 维生素 B_2 的食物来源

维生素 B_2 主要来源于奶类及其制品、动物肝脏与肾脏、蛋黄、胡萝卜、酿造酵母、香菇、紫菜、茄子、鱼、芹菜、橘子、橙子等。

4. 影响维生素 B_2 吸收的因素

体内维生素 B_2 的储存是很有限的,因此每天都要由饮食提供。维生素 B_2 可被光破坏,在碱溶液中加热也可被破坏,这是造成其损失的主要原因。

5. 维生素 B_2 的缺乏症状

维生素 B_2 的缺乏症状有以下几种:①口腔、唇、皮肤、生殖器的炎症和机能障碍,称为核黄素缺乏症;②脂溢性皮炎(眼、鼻及附近皮肤脂溢且有皮屑及硬痂);③嘴唇发红、口腔炎、口唇炎、口角炎、舌炎;④眼睛充血、易流泪、易有倦怠感、头晕;⑤阴道瘙痒。

(三) 维生素 B_6

在 19 世纪,糙皮病除发现因烟酸缺乏引起外,在 1926 年又发现另一种维生素在饲料中缺乏时,也会引起小老鼠糙皮病,后来此物质在 1934 年被定名为维生素 B_6。直到 1938 年,维生素 B_6 才被分离、定性和合成出来。

1. 维生素 B_6 的生理功能

维生素 B_6 是人体脂肪和糖代谢的必需物质,女性的雌激素代谢也需要维生素 B_6。最主要的生理功能有以下几种。

(1) 维生素 B_6 除参与神经递质、糖原、神经鞘磷脂、血红素、类固醇和核酸的代谢外,还参与所有氨基酸的代谢。

(2) 维生素 B_6 参与维生素 B_{12} 和叶酸盐的代谢,如果维生素 B_{12} 出现代谢障碍,可造成巨幼红细胞贫血。

(3) 维生素 B_6 缺乏会影响 DNA 的合成,降低免疫功能。

(4) 维生素 B_6 与维生素 B_2 合作,共同消化、吸收蛋白质、脂肪,维生素 B_6 缺乏常伴有维生素 B_2 缺乏的症状。

(5) 维生素 B_6 有减少慢性病的作用，轻度高同型半胱氨酸血症被认为是血管疾病的一种可能的危险因素，维生素 B_6 的干预可降低血浆同型半胱氨酸的含量。

2. 维生素 B_6 每天的需要量

一般而言，人与动物肠道中的微生物（细菌）可合成维生素 B_6，但其量甚微，还是要从食物中补充。其需要量其实与蛋白质摄食量多寡有很大关系，若吃大鱼大肉，应记住要大量补充维生素 B_6，以免造成维生素 B_6 缺乏而导致慢性病的发生。成年男性每日需 2.0 mg，妇女每日需 1.6 mg，妊娠期妇女每日需 2.2 mg，婴儿每日需 0.3～0.6 mg，11 岁以下人群每日需 1.0～1.4 mg。

3. 维生素 B_6 的食物来源

维生素 B_6 在动物性及植物性食物中含量均微，酵母粉含量最多，米糠或白米含量亦不少，肉类、家禽、鱼、马铃薯、甜薯、蔬菜中含量也较多。

4. 影响维生素 B_6 吸收的因素

1) 膳食组成

蛋白质摄取量高，维生素 B_6 需要量也增多，如摄取 100 g 蛋白质，维生素 B_6 每日应摄取 1.75～2 mg，低蛋白时为 1.25～1.50 mg。

2) 激素

口服雌激素类避孕药可以导致 15％～20％服药者的色氨酸代谢不正常，维生素 B_6 可以使 75％色氨酸代谢不正常者恢复正常，服用 30 mg 维生素 B_6 可以全部纠正，服用 2 mg 维生素 B_6，血浆磷酸吡哆醛 PLP，红细胞转氨酶正常。所以雌激素能抑制色氨酸代谢中的色氨酸酶。高甲状腺素者维生素 B_6 辅酶活力降低，维生素 B_6 需要量也增多。

3) 药物

使用异烟肼治疗肺结核时，发生周围神经炎，补充维生素 B_6 可以预防。环丝氨酸（抗结核药）所引起的神经上的不正常，尿中维生素 B_6 排出量增多，服用大剂量维生素 B_6 可以预防。

4) 怀孕

在妊娠后期，孕妇的 PLP 浓度比未怀孕者要低，色氨酸代谢物从尿中排出增多，血浆 PLP 在怀孕一周后增加，在分娩时降低水平，哺乳期仍然很低，可用每日 2～5 mg 剂量纠正。

5) 年龄

随着年龄的变化，维生素 B_6 代谢也会发生变化，使组织中维生素 B_6 水平偏低。

6) 酒精

嗜酒者血液中维生素 B_6 水平偏低。

5. 维生素 B_6 的缺乏症状

维生素 B_6 主要作用在人体的血液、肌肉、神经、皮肤等地方。功能有抗体的合成、消化系统中胃酸的制造、脂肪与蛋白质利用（尤其在减肥时应补充）、维持钠/钾平衡（稳定神经系统）等。一般缺乏维生素 B_6 时会有食欲不振、食物利用率低、失重、呕吐、下痢等症状。严重缺乏时会长粉刺、出现贫血症状、得关节炎等，小孩会有痉挛、忧郁、头痛、掉发、易发炎、学习障碍等症状。

（四）维生素 B_{12}

我们习惯把维生素和矿物质分开来认识，而在维生素家族中却存在一种特别的维生素，它含有两种对人体非常重要的矿物质——钴和磷，是唯一含有金属离子的维生素。1947 年美国女科学家肖波在牛肝浸液中发现了维生素 B_{12}。后经化学家分析，它是一种含钴的有机化合物。维生素 B_{12} 化学性质稳定，是人体造血不可缺少的物质，它能帮助人体制造红细胞，促进红细胞形成及再生，预防贫血，还参与脂肪、碳水化合物和蛋白质的代谢。

1. 维生素 B_{12} 的生理功能

维生素 B_{12} 的生理功能主要有以下几种。

(1) 维生素 B_{12} 缺乏时，从四氢叶酸上转移甲基基团到维生素 B_{12} 的活动减少，使叶酸变成不能利用的形式，导致叶酸缺乏症。

(2) 维护神经髓鞘的代谢与功能。缺乏维生素 B_{12} 时，可引起神经障碍、脊髓变性，并可引起严重的精神症状。维生素 B_{12} 缺乏可导致周围神经炎。

(3) 促进红细胞的发育和成熟。将甲基丙二酰辅酶 A 转化成琥珀酰辅酶 A，参与三羧酸循环，其中琥珀酰辅酶 A 与血红素的合成有关。

(4) 维生素 B_{12} 还参与脱氧核糖核酸(DNA)的合成，以及脂肪、碳水化合物及蛋白质的代谢，增加核酸与蛋白质的合成。

2. 维生素 B_{12} 每天的需要量

我国推荐参考摄入量为成人每日 2.4 μg，孕妇和乳母每日 2.6～2.8 μg。

3. 维生素 B_{12} 的食物来源

维生素 B_{12} 主要来源于动物的肝脏、肾脏，牛肉、猪肉、鸡肉、蛋，牛奶、乳酪等乳制品，以及鱼类、蛤类等。

4. 影响维生素 B_{12} 吸收的因素

维生素 B_{12} 只存在于动物的内脏、瘦肉、鱼、蛋、乳品中，所以素食者容易缺乏。老人对维生素 B_{12} 的吸收也很困难，因为胃酸是人体从食物中吸收维生素 B_{12} 的关键因素，许多年龄超过 50 岁的人有胃壁萎缩的现象，影响维生素 B_{12} 的吸收。维生素 B_{12} 和叶酸一同摄取效果较好。

5. 维生素 B_{12} 的缺乏症状

维生素 B_{12} 的缺乏症状有以下几种：①恶性贫血(红细胞不足)；②月经不调；③眼睛及皮肤发黄，皮肤出现局部(小面积)红肿(不疼不痒)并伴随蜕皮现象；④恶心、食欲不振、体重减轻；⑤唇、舌及牙龈发白，牙龈出血；⑥头痛、记忆力减退、痴呆；⑦引起精神忧郁；⑧引起有核巨红细胞性贫血(恶性贫血)；⑨脊髓变性，神经和周围神经退化；⑩舌、口腔、消化道的黏膜发炎；⑪小孩缺乏维生素 B_{12} 的早期表现为精神情绪异常、表情呆滞、少哭少闹、反应迟钝、爱睡觉等，最后会引起贫血。

(五) 叶酸(维生素 B_9)

叶酸富含叶绿素，最初是 20 世纪 40 年代从菠菜中分离提取而得名的。

1. 叶酸的生理功能

1) 帮助细胞分裂

叶酸是细胞分裂、生长不可缺少的维生素，叶酸可调整胚胎及胎儿神经细胞发育，预防某些先天缺陷，所以孕妇怀孕前后补充叶酸可以保护宝宝大脑不受到损害，而且能有效防止宝宝出现脊柱断裂。

2) 促进正常红细胞生成，预防贫血

红细胞像所有细胞一样，内有细胞核。而细胞核中的核蛋白是由脱氧核糖核酸(DNA)等组成的，在合成脱氧核糖核酸时需要维生素 B_{12}、叶酸作为辅酶参与才能完成，因此，维生素

B_{12}、叶酸缺乏会影响红细胞的生成。

近年，大量文献证明，叶酸对增加皮肤健康、美白肌肤有一定效果。

2. 叶酸每天的需要量

成年人需要量 400 μg/d，怀孕期间至少 800 μg/d。在医疗方面，使用更多，甚至达到 10～20 mg/d 仍然没有毒性。叶酸缺乏会导致贫血症、身体无力、易怒、没胃口，以及精神病症状。

一般认为，对于无叶酸缺乏症的孕妇来说，每日摄取不宜过多。必要时服用孕妇专用的叶酸制剂，而不是普遍用于治疗贫血所用的大含量叶酸片（每片含叶酸 5 mg）。

3. 叶酸的食物来源

叶酸主要来源于：①绿色蔬菜（莴苣、菠菜、西红柿、胡萝卜、龙须菜、花椰菜、油菜、小白菜、扁豆、豆荚、蘑菇等）；②新鲜水果（橘子、草莓、樱桃、香蕉、柠檬、桃子、李、杏、杨梅、海棠、酸枣、山楂、石榴、葡萄、猕猴桃、梨、胡桃等）；③动物食品（动物的肝脏、肾脏，牛肉、羊肉、禽肉及蛋类等）；④豆类、坚果类食品（黄豆、豆制品、核桃、腰果、栗子、杏仁、松子等）；⑤谷物类（大麦、米糠、小麦胚芽、糙米等）。

4. 影响叶酸吸收的因素

含叶酸的食物很多，但由于天然的叶酸极不稳定，易受阳光、加热的影响而发生氧化，长时间烹调可被破坏，所以人体真正能从食物中获得的叶酸并不多。故绿色的蔬菜不宜烹煮过烂。煲汤等烹饪方法会使食物中的叶酸损失 50%～95%。盐水浸泡过的蔬菜，叶酸的成分也会损失很大。叶酸生物利用度较低，为 45%左右；而合成的叶酸在数月或数年内可保持稳定，容易吸收且人体利用率高，约高出天然制品的一倍。

5. 叶酸的缺乏症状

人类（或其他动物）如缺乏叶酸，可引起巨红细胞性贫血及白细胞减少症。此外，研究还发现，叶酸对孕妇尤其重要。如在怀孕头 3 个月内缺乏叶酸，可导致胎儿神经管发育缺陷，从而增加裂脑儿、无脑儿的发生率。其次，孕妇缺乏叶酸，可能导致新生儿体重过轻、早产及婴儿腭裂（兔唇）等先天性畸形。

（六）烟酸（维生素 PP）

烟酸，在生物组织中烟酰胺是其主要的存在形式，烟酰胺是烟酸具有生物活性的衍生物，可以水解为维生素 PP，两者均为溶于水的较稳定的白色结晶，一般将维生素 PP 称为抗癞皮病维生素。维生素 PP 在普通烹调温度下非常稳定，在酸性或碱性溶液中也不会有很多损失。

1. 烟酸的生理功能

维生素 PP 是构成辅酶Ⅰ和辅酶Ⅱ的重要成分，二者均为脱氢酶的辅酶，在生物氧化过程中，起传递氢原子的作用。如果没有维生素 PP，人体就不能利用碳水化合物、脂肪和蛋白质来产生能量，也无法合成蛋白质和脂肪。维生素 PP 对维持皮肤、神经和消化系统的正常功能起着重要作用，还有扩张血管的作用。

2. 烟酸每天的需要量

烟酸的参考摄入量应考虑能量的消耗和蛋白质摄入的情况，能量消耗增加，烟酸的摄入量应适当增加；蛋白质摄入量提高，其中的色氨酸在体内可转化为烟酸，因此膳食中烟酸的参考摄入量采用烟酸当量（NE）为单位，即 NE(mg)＝烟酸(mg)＋1/60 色氨酸(mg)。中国营养学会推荐烟酸的摄入量为成年男性 14 mg NE/d，女性为 13 mg NE/d。

3. 烟酸的食物来源

富含维生素 PP 的食物为动物肝脏、酵母、花生、全谷、豆类及肉类;玉米中维生素 PP 含量不算少,但为结合型的,不能直接被人体吸收利用。因此,为了预防癞皮病,应用碱处理玉米(如墨西哥用石灰处理玉米,我国新疆在防治癞皮病过程中推广玉米加碱食用)可释放出大量游离型维生素 PP,在预防癞皮病中收到了良好的效果。同时应当在膳食中增加豆类、大米和小麦粉的比例,降低玉米的摄入量。另外,体内所需的维生素 PP 一部分可由色氨酸转换而来,约 60 mg 色氨酸可转换为 1 mg 维生素 PP。

4. 烟酸的缺乏症状

维生素 PP 缺乏病(又称癞皮病、糙皮病)多发生在以玉米为主食的地区。在过去,新疆南部居民以玉米为主食,又无加碱食用的习惯,副食品供应不足,故发生过癞皮病流行,部分地区居民患病率高达 50%。经长期防治,加之生活水平的提高,目前此病已基本得到控制。

其典型症状为皮炎、腹泻及痴呆,即所谓"三 D"症。早期常有食欲不振、消化不良、腹泻、失眠、头痛、无力、体重减轻等现象。随后皮肤裸露部位出现对称性皮炎,红、痒,皮肤呈暗褐色,有色素沉着,皮肤粗糙,有明显浮肿,可伴有疱疹、溃疡与感染。消化道与舌部也有炎症,舌呈猩红色,有溃疡,出现恶心、呕吐、腹泻等症状。神经系统除早期症状外,还有肌肉震颤、腱反射过敏或消失的症状,可有烦躁、焦虑、抑郁、健忘等症状,少数病人可有精神失常。其他症状,女性阴道炎、月经不调;男性排尿时有烧灼感、性欲减退等。

六、维生素 C

维生素 C 又称为 L-抗坏血酸,是一种水溶性维生素。食物中的维生素 C 被人体小肠上段吸收。一旦吸收就分布到体内所有的水溶性结构中,正常成人体内的维生素 C 代谢活性池中约有 1500 mg 维生素 C,最高储存峰值为 3000 mg 维生素 C。正常情况下,维生素 C 绝大部分在体内经代谢分解成草酸或与硫酸结合生成抗坏血酸-2-硫酸由尿排出;另一部分可直接由尿排出体外。

维生素 C 缺乏病是几百年前就知道的疾病,但是由于以前人类对它发生的原因不了解,所以维生素 C 缺乏病被称作不治之症,死亡率很高。一直到 1911 年,人类才确定它是因为缺乏维生素 C 而产生的。在 18 世纪,维生素 C 缺乏病在远洋航行的水手中非常普遍(他们远离陆地,饮食中缺乏新鲜水果和蔬菜),也流行于长期作战的陆军士兵、长期缺乏食物的社区、被围困的城市、监狱犯人和劳工营中。1928 年,匈牙利生化学家圣乔其在英国化学家霍普斯的实验室中成功地从牛的副肾腺中分离出 1 g 纯粹的维生素 C。他也因为维生素 C 和人体内氧化反应的研究获得 1932 年的诺贝尔医学奖。

(一) 维生素 C 的生理功能

维生素 C 的生理功能主要有以下几种。

1. 合成胶原蛋白

胶原蛋白的合成需要维生素 C 的参与,所以缺乏维生素 C,胶原蛋白就不能正常合成,将导致细胞连接障碍。人体由细胞组成,细胞靠细胞间质把它们联系起来,细胞间质的关键成分是胶原蛋白。胶原蛋白占身体蛋白质的 1/3,生成结缔组织,构成身体骨架(如骨骼、血管、韧带等),胶原蛋白决定了皮肤的弹性,保护大脑,并且有助于人体创伤的愈合。

2. 预防色斑

黑色素的形成是一系列化学反应，当维生素C加入反应过程时，可阻断黑色素的形成。当维生素C缺乏时，色素颗粒逐渐增加，使皮肤颜色变深。色素颗粒如果继续增加，将形成色斑，所以维生素C充足可有效防止新的色斑产生，维生素C可起到淡化色斑、美白的作用。

3. 预防关节炎

关节的软骨主要由胶原蛋白组成，当缺乏维生素C时，软骨失去弹性，易磨损，容易导致关节炎。

4. 促进伤口愈合

伤口愈合的结痂是由胶原蛋白组成，缺乏维生素C时，结痂能力就弱，伤口愈合就慢，所以手术病人必须摄入大量维生素C。

5. 防止贫血

铁在人体的十二指肠、小肠被吸收。铁如果被氧化变成三价铁就不能被吸收。维生素C有抗氧化作用，可以防止体内氧化，还可以把已经被氧化的三价铁还原成二价铁，从而被人体吸收。另外，缺乏维生素C，也会造成叶酸缺乏性贫血，因为在合成血红蛋白时，叶酸转变为四氢叶酸时需要维生素C。

6. 增强免疫力

维生素C充足能增强白细胞的活动能力，使它能更快地到达感染部位，激活白细胞。维生素C还能提高白细胞的吞噬能力。所谓吞噬即白细胞包围住细菌或已经恶化的细胞将其消灭的过程。增加维生素C的摄入量可以促使干扰素在体内大量产生，从而可以增强免疫能力。增加维生素C的摄入量可以促使人体产生大量的抗体和补体，同时增强抗体的识别能力。

综上所述，维生素C可防治各种感染性疾病，如感冒、鼻炎、中耳炎、结膜炎、咽炎、支气管炎、哮喘、肺炎、心肌炎、肝炎、胰腺炎、胆囊炎、盲肠炎及各种传染病。

7. 抗氧化、抗癌

当人体感染各种致病菌或病毒时，会有大量的氧自由基产生，损害正常组织细胞，损伤DNA，造成人体衰老。维生素C可以有效清除自由基，减轻自由基对人体的损害，另外，亚硝酸盐在肠道中转换成亚硝酸胺有致癌的作用，维生素C可阻断亚硝酸盐转变成亚硝酸胺，起到防癌的效果，可以阻断癌细胞产生。

8. 提高机体的应急反应能力

人体受到异常的刺激，如剧痛、寒冷、缺氧、精神强刺激，会引发抵御异常刺激的紧张状态。该状态包括交感神经兴奋、肾上腺髓质和皮质激素分泌增多。肾上腺髓质所分泌的肾上腺素和去甲肾上腺素是由酪氨酸转化而来的，在此过程中需要维生素C的参与。

9. 保护细胞、保护肝脏、解毒

在人的生命活动中，细胞的完整性和代谢的正常进行至关重要。为此，谷胱甘肽和酶起着重要作用。

谷胱甘肽是由谷氨酸、胱氨酸和甘氨酸组成的短肽，在体内有氧化还原作用。它有两种存在形式，即氧化型和还原型，还原型对保证细胞膜的完整性起重要作用。维生素C是一种强抗氧化剂，其本身被氧化而使氧化型谷胱甘肽还原为还原型谷胱甘肽，从而发挥抗氧化作用。

酶是生化反应的催化剂，有些酶需要有自由的巯基(-SH)才能保持活性。维生素C能够使双硫键(-S-S-)还原为-SH，从而提高相关酶的活性，发挥抗氧化的作用。

从以上可知,只要维生素C充足,则维生素C、谷胱甘肽、-SH形成有力的抗氧化组合,清除自由基,阻止脂类过氧化及某些化学物质的毒害作用,保护肝脏的解毒能力和细胞的正常代谢。另外,维生素C还可以促进钙的吸收,预防心脑血管疾病。

(二) 维生素C需要量及食物来源

人体需要的维生素C,体内不能合成,主要从新鲜蔬菜、水果中取得。由于维生素C在体内不能积累,每天都要吃一些蔬菜和水果,一般来说,酸味较重的水果含维生素C较多。

富含维生素C的食物有花菜、青辣椒、橙子、葡萄汁、西红柿等。可以说,在所有的蔬菜、水果中,维生素C含量都不少。美国专家认为,每人每天维生素C的最佳用量应为200～300 mg,最低不少于60 mg,半杯新鲜橙汁便可满足这个最低量。

(三) 影响维生素C吸收的因素

维生素C在人体内的吸收率与摄取量有关,当摄取量为30～180 mg时,吸收率可达70%～90%;然而当摄取量为1500 mg时,吸收率降到50%;当摄取量达到6000 mg时,吸收率则只有16%。

吸收率除了受到摄取量影响外,也会受到发烧、压力、长期注射抗生素或皮质激素等影响而降低。

维生素C相当脆弱,遇水、热、光、氧、烟都会被破坏。加热、烹调、太阳直照、浸水等都会让蔬菜中的维生素C大幅度减少。每抽一根烟就会消耗体内25 mg的维生素C。

不管维生素C是存在于体外,还是存在于体内,它都容易被破坏。不过就算大量摄取也无害,但不能一下子摄取过多,因为大量摄取后不见得会全部被吸收,最后的结果还是被排出体外。最佳方法就是将时间间隔开来,分段食用,这样才能提升维生素C在体内的吸收率。

(四) 维生素C缺乏症状

维生素C的缺乏症状有以下几种。

(1) 维生素C缺乏病。血管壁的强度和维生素C有很大关系。微血管是所有血管中最细小的,管壁可能只有一个细胞的厚度,其强度、弹性由负责连接细胞的胶原蛋白所决定。当体内维生素C不足时,微血管容易破裂,血液流到邻近组织。这种情况在皮肤表面发生,则产生淤血、紫瘢;在体内发生则引起疼痛和关节胀痛。严重时,在胃、肠道、鼻、肾脏及骨膜下面均可有出血现象,甚至会导致死亡。

(2) 牙龈萎缩、出血。健康的牙床紧紧包住每一颗牙齿。牙龈是软组织,当缺乏蛋白质、钙、维生素C时,易产生牙龈萎缩、出血等症状。

(3) 经常感冒和感染,缺乏活力。

(4) 容易淤血,皮肤上长红痣,多数情况下是因为缺乏维生素C,皮下的微血管破裂,血液流到血管外面所产生的。刷牙出血,也是因为缺乏维生素C,牙龈内血管变脆,血管遇牙刷的外力而断裂,血液从血管流到口腔。

(5) 流鼻血、贫血。

七、维生素D

维生素D为固醇类衍生物,具抗佝偻病作用,又称抗佝偻病维生素。维生素D均为不同的维生素D原经紫外线照射后的衍生物。植物不含维生素D,但维生素D原在动、植物体内都存在。维生素 D 是一种脂溶性维生素，有五种化合物，与健康关系较密切的是维生素 D_2 和维生素 D_3。维生素 D 有以下三点特性：存在于部分天然食物中；受紫外线的照射后，人体内的胆固醇能转化为维生素 D；化学性质稳定，在中性和碱性溶液中耐热，不易氧化，但在酸性溶液中逐渐分解。

（一）维生素 D 的生理功能

维生素 D 在体内发挥作用主要是通过促进钙的吸收进而调节多种生理功能。研究证明，维生素 D_3 能诱导许多动物的肠黏膜产生一种专一的钙结合蛋白，增加动物肠黏膜对钙离子的通透性，促进钙在肠内的吸收。

维生素 D 的主要功能是调节体内钙、磷代谢，维持血钙和血磷的水平，从而维持牙齿和骨骼的正常生长和发育。儿童缺乏维生素 D，易发生佝偻病，过多服用维生素 D 将引起急性中毒。

一些学者认为长期每日摄入 25 μg 维生素 D 可引起中毒，这其中可能包括一些对维生素 D 较敏感的人，但长期每天摄入 125 μg 维生素 D 则肯定会引起中毒。中毒的症状是异常口渴、眼睛发炎、皮肤瘙痒、厌食、嗜睡、呕吐、腹泻、尿频，以及钙在血管壁、肝脏、肺部、肾脏、胃中的异常沉淀，关节疼痛和弥漫性骨质脱矿化。

（二）维生素 D 每天的需要量和食物来源

1. 维生素 D 每天的需要量

维生素既来源于饮食，又可由皮肤合成。在钙、磷供给量充足的条件下，成人维生素 D 的推荐摄入量为 5 μg/d，婴幼儿、少年儿童、孕妇、乳母、老年人维生素 D 的推荐摄入量为 10 μg/d。我国规定维生素 D 可耐受最高摄入量为 20 μg/d。

2. 维生素 D 的食物来源

维生素 D 的食物来源有三个方面：正常的食物、维生素 D 强化食物和浓缩的天然食物。一般的食物维生素 D 含量不丰富。含量较多的食物有海产鱼类、蛋类和黄油。维生素 D 强化食品多为奶类食品和婴儿食品。近年来我国多数大城市采用鲜奶强化维生素 D 的摄入。天然浓缩食物主要是鱼肝油。在选择鱼肝油和维生素 D 强化食物时，一定要遵照医生的嘱咐，不可过量，以免引起中毒。

（三）维生素 D 缺乏的症状

维生素 D 缺乏可致佝偻病、手足搐搦症、骨软化病、骨质疏松症。中国小儿佝偻病发病率较高，病因是日照不足、维生素 D 摄入不足，以及肝、肾疾患与先天、后天因素所致维生素 D 吸收或代谢障碍。

八、维生素 E

维生素 E 是一种脂溶性维生素，又称生育酚，是最主要的抗氧化剂之一。溶于脂肪和乙醇等有机溶剂中，不溶于水，对热、酸稳定，对碱不稳定，对氧敏感，对热不敏感，但油炸时维生素 E 活性明显降低。维生素 E 能促进性激素分泌，使男子精子活力和数量增加，可用于防治男性不育症；使女子雌性激素浓度增高，提高生育能力，预防流产。维生素 E 还可用于治疗烧伤、冻伤、毛细血管出血、更年期综合征，以及用于美容等方面。近来还发现维生素 E 可抑制眼睛晶状体内的过氧化脂反应，使末梢血管扩张，改善血液循环，预防近视的发生和发展。

(一) 维生素 E 的生理功能

维生素 E 的生理功能主要有以下几种。

1. 抗自由基

自由基是广泛存在于各种化学反应中的活泼基团，对人体正常生理代谢具有重要的功能。倘若自由基过量，从而引起自由基链式反应，则将导致细胞膜不饱和脂肪酸的脂质过氧化，新产生的大量脂质过氧化物会损伤细胞膜及细胞内的大分子蛋白质与核酸，对机体造成损伤。维生素 E 具有还原性和亲脂性，对抗自由基脂质过氧化作用的效率很高。

2. 抗肿瘤

维生素 E 具有控制肿瘤细胞生长、降低或延缓体内肿瘤发生的作用。许多证据表明，维生素 E 对胃癌、子宫癌、乳腺癌、肺癌、咽喉癌等多种癌症具有积极的意义。维生素 E 的抗癌作用主要是阻止亚硝胺的形成，保护 DNA 分子和增强免疫系统的功能。

3. 防治糖尿病及其并发症

大剂量维生素 E 虽然没有降糖作用，但是可以降低脂质过氧化、清除自由基、纠正脂代谢紊乱、改善血小板与内皮功能等，从而起到防治糖尿病慢性并发症的作用。

4. 延缓衰老

维生素 E 的抗衰老作用，目前普遍认为维生素 E 的抗氧化作用是其决定性因素。由于维生素 E 具有消除自由基的能力，可中断高速运转的自由基连锁反应，抑制多不饱和脂肪酸过氧化脂质的形成，所以，在抑制生物膜中多不饱和脂肪酸过氧化时，可减轻细胞膜结构损伤，维护细胞功能的正常运行。

5. 防治老年痴呆症和中枢神经系统功能失调

维生素 E 在脑中浓度低会引起中枢神经发生病理改变。尽管在人体少见缺乏维生素 E，但神经失调及小脑功能失调、周围神经病理改变、蹒跚、跛行步态等运动失调，以及本体感受减弱、震颤，维生素 E 可明显改善这些症状。

6. 美化皮肤

维生素 E 能稳定细胞膜的蛋白活性结构，促进肌肉的正常发育及保持肌肤的弹性，令肌肤和身体保持活力。维生素 E 进入皮肤细胞更能直接帮助肌肤对抗自由基、紫外线和污染物的侵害，防止肌肤因一些慢性或隐性的伤害而失去弹性直至老化。

7. 免疫调节功能

维生素 E 能增强体液免疫反应，调节细胞介导的免疫应答反应，影响吞噬细胞的趋化和吞噬作用。在构成免疫系统的白细胞中，多核白细胞及淋巴中的 a-生育酚数量为红细胞的 30 倍，由此可见维生素 E 对增强免疫力具有重要作用。

8. 抗不育功能

维生素 E 在营养素中最根本的作用是抗不育作用，故有“抗不育维生素”之称。当人类缺乏维生素 E 时，则精子运动异常或出现精子缺乏。精子生成障碍的患者服用维生素 E 后，则精液中的精子个数、运动性均有所改善，尿中 17-甾酮类的排泄量亦有所增加。维生素 E 尚有预防畸形胎形成的作用。

维生素 E 能增加卵巢重量并促进其怀孕功能。有相当多的报告说明，给不孕症妇女长时间服用维生素 E 可以使其妊娠。维生素 E 可使成熟卵泡增加，黄体细胞增大，并可抑制黄体酮在体内的氧化，从而增强黄体酮的作用，故可用于治疗妇科疾病。在临床上可以防止早产、流产，对不孕症患者基础体温的改善、更年期综合征等都有一定效果。

9. 预防心脑血管疾病

维生素 E 可降低血浆胆固醇水平，抑制平滑肌细胞增殖，抑制血小板粘连和聚集，减少白三烯的合成，强化前列腺环素的释放等，这些作用的整体效果是预防动脉粥样硬化，包括冠状动脉硬化和脑动脉硬化等。

（二）维生素 E 每天的需要量及食物来源

1. 维生素 E 每天的需要量

建议成人每日摄取量是 8～10 IU；一天摄取量的 60％～70％将随着排泄物排出体外。维生素 E 和其他脂溶性维生素不一样，在人体内储存的时间比较短，这和维生素 B、维生素 C 一样；医学专家认为，维生素 E 常用口服量应为每次 10～100 mg，每日 1～3 次。大剂量服用指每日 400 mg 以上，长期服用指连续服用 6 个月以上。一般饮食中所含维生素 E 完全可以满足人体的需要。因此，长期服用维生素 E 不仅是不需要的，而且是不安全的，还会产生副作用。

2. 维生素 E 的食物来源

维生素 E 主要来源于麦芽、大豆、植物油、芽甘蓝、绿叶蔬菜、有添加营养素的面粉、全麦、未精制的谷类制品、蛋，以及坚果类等食物。

（三）维生素 E 的缺乏症状

维生素 E 的缺乏症状主要有红细胞被破坏、肌肉的变性、贫血症、生殖机能障碍等。

九、维生素 K

维生素 K 又称凝血维生素，是促进血液正常凝固及骨骼生长的重要维生素。人体需要量少，新生儿却极易缺乏。

维生素 K 分为两大类，一类是脂溶性维生素，即从绿色植物中提取的维生素 K_1 和肠道细菌（如大肠杆菌）合成的维生素 K_2；另一类是水溶性维生素，包括由人工合成的维生素 K_3 和 K_4。最重要的是维生素 K_1 和 K_2。脂溶性维生素 K 吸收需要胆汁协助，水溶性维生素 K 吸收不需要胆汁。

（一）维生素 K 的生理功能

维生素 K 的生理功能主要有以下几种：①维生素 K 具有凝固血液的功能，以达到止血的目的；②防止新生婴儿出血疾病；③预防内出血及痔疮；④减少生理期大量出血。

（二）维生素 K 每天的需要量及食物来源

1. 维生素 K 每天的需要量

建议成人每日摄取量为 70～140 μg。人体内一般不会缺乏维生素 K，因为人体对维生素 K 的需要量很少，而且肠道细菌可以连续不断地合成，以满足人体需要。

2. 维生素 K 的食物来源

维生素 K 主要来源于牛肝、鱼肝油、蛋黄、海藻、紫花苜蓿、菠菜、甘蓝菜、莴苣、花椰菜、豌豆、香菜、大豆油、螺旋藻、藕等食物。

(三) 维生素K的缺乏症状

维生素K的缺乏症状有以下几种:①成人不正常凝血,导致流鼻血、尿血、胃出血等;②新生儿出血疾病,如吐血或肠子、脐带等部位出血;③低凝血酶原症,症状为血液凝固时间延长、皮下出血。

第六节 矿 物 质

人体是一个有机的生命体,在所有的生命活动过程中,需要有各种物质的参与,这些物质的种类、数量和地球表面的元素组成基本一致,这些物质中的元素除碳、氢、氧以有机物的形式存在外,其余的统称矿物质。矿物质和维生素一样,是人体必需的元素,矿物质是无法自身产生、合成的,在人体中含量很少,但起着十分重要的作用,它们既是机体的构成者,又是生命活动的参与者和调节者,摄入不足、缺乏、过剩都会引起人不同程度的异常或发生疾病。目前,能测定的人体内的无机盐有20余种矿物质,每天的摄取量也是基本确定的,但随年龄、性别、身体状况、环境、工作状况等因素有所不同。

一、矿物质概述

(一) 矿物质的分类

矿物质按其在人体内所含质量的比例是否大于0.01%被划分为两种。矿物质中的钙、磷、钠、钾、氯、镁和硫为常量元素。它们在人体内含质量比例大于0.01%。其中的钙和磷是人体内含量最多的常量元素,约占人体矿物质总量的3/4。矿物质中的锌、铜、铁、钴、氟、碘、钼、铬、锰、硒等为微量元素。这些微量元素虽然广泛存在于人体各个组织中,但是含量很少,仅占人体总质量的0.01%以下。

人体的常量元素和微量元素总共大约占人体总重量的5%。

(二) 矿物质的生理功能

矿物质的生理功能主要有以下几种。

1. 构成机体组织的重要成分

钙、磷、镁是构成骨骼和牙齿的主要成分,缺乏钙、镁、磷、锰、铜可能引起骨骼或牙齿不坚固。

2. 为多种酶的活化剂、辅因子或组成成分

钙为凝血酶的活化剂,锌是多种酶的组成成分。

3. 某些具有特殊生理功能的物质的组成部分

碘构成甲状腺素,铁构成血红蛋白。

4. 维持机体的酸碱平衡及组织细胞的渗透压

酸性无机盐(氯、硫、磷等形成的无机盐)和碱性无机盐(钾、钠、镁等形成的无机盐)适当配合,加上重碳酸盐和蛋白质的缓冲作用,维持着机体的酸碱平衡;无机盐与蛋白质一起维持组织细胞的渗透压;缺乏铁、钠、碘、磷可能会引起疲劳等症状。

5. 维持神经肌肉的兴奋性和细胞膜的通透性

适量的钾、钠、钙、镁是维持神经肌肉兴奋性和细胞膜通透性的必要条件。

二、人体所需的常量元素和微量元素

（一）钙

人体中的钙约占体重的2%，钙元素主要以晶体的形式存在于骨骼和牙齿中，约占总量的99%，其余约1%的钙以游离的或结合的离子状态存在于软组织、细胞外液及血液中，其余约10%的钙的存在方式统称为混溶钙池。

1. 钙的生理功能

1）构成骨骼

99%的钙分布在骨骼和牙齿中。20岁之前是骨骼的生长阶段，也就是人体长个子的时候。人有两个生长高峰期，即1岁以前和12～14岁。20岁以后骨质依然在增加。35～40岁，骨密度达到峰值。40岁以后骨钙逐渐流失。

2）降低神经细胞的兴奋性，钙是一种天然的镇静剂

缺钙会导致神经性偏头痛（女性10%～20%）、烦躁不安、失眠。婴儿缺钙会引起夜惊、夜啼、盗汗。缺钙还会诱发儿童的多动症。

3）强化神经系统的传导功能

当手碰到一杯水时，感觉特别热，很快就会放下，这中间就有一个神经系统的运作过程：感受器（皮肤）—传入神经—中枢神经—传出神经—效应器（肌肉）。感受和冲动怎样传递给神经细胞，神经细胞又如何传递出去，这是由于神经递质起到传输的作用。钙有助于神经递质的产生和释放。

4）维持肌肉神经的正常兴奋

血钙增高可抑制肌肉、神经的兴奋性；当血钙低于70 mg/L时，神经肌肉的兴奋性升高，出现抽搐。肠激综合征、痛经，缺钙是一个重要原因。

5）降低（调节）细胞和毛细血管的通透性

缺钙易导致过敏、水肿等症状的发生。

6）促进体内多种酶的活动

缺钙时，腺细胞的分泌作用减弱。钙还是酶的激活剂。

7）维持酸碱平衡

含钙较多的食物在体内最终代谢产物为碱性，可中和日常摄取的大多酸性食物，保持血液的弱碱性。

8）参与血液的凝固过程

血液的凝固是一个复杂的过程，其中一个步骤是：凝血酶原—具有活性的凝血酶，这个步骤需要有钙来激活。

2. 钙每天的需要量及食物来源

按现代营养标准计算，我国成人每日补充钙剂不得少于800 mg，小儿不得少于1000 mg。除了老年人、儿童和孕妇等特殊人群需选用钙剂补充日常饮食不足的部分外，一般身体健康的成年人，只要注意进食含钙丰富的食物，不必另外补充钙剂。我们身边含钙量高的食品比比皆是，不妨在吃的方面多留心。

牛、羊乳及乳制品为最好的补充钙的食物。100 mL牛奶含100 mg钙剂，不仅含量丰富，且吸收率高。世界人均奶制品年占有量为105 kg，其中美国为170 kg，日本为80 kg，而我国

居民却只有 9.7 kg。专家们指出,增加牛奶的摄入量是解决我国人体钙营养不良的最经济有效的方法之一。

海带和虾皮是含钙量高的海产品,100 g 虾皮含钙 2000 mg。鱼肉特别是海鱼中钙和蛋白质相结合有利于钙的消化和吸收。加工后的鱼制品或罐头,有的鱼骨也可食用,鱼骨更是含钙丰富的食品。豆类(黄豆、青豆、黑豆),尤其是豆腐、豆浆等豆制品中含钙量很高,100 g 豆浆含钙 40 mg,100 g 豆腐含钙高达 300 mg。大豆制品中含有的植物激素对骨质疏松的防治有很好的作用。豆腐在点卤过程中加入一些电解质,使蛋白沉淀,对骨质也是有益的。动物骨头 80%以上都是钙,加醋文火煲汤喝可帮助吸收钙质。

含钙丰富的食物还有蛋类、芝麻、核桃、黑木耳、紫菜、杏仁、柑橘、香菇、部分蔬菜等。

运动和晒太阳可增加钙的吸收,运动员的骨密度大于静坐较多的人群,大多数人右臂的骨密度大于左侧,这说明运动可以增加骨骼的密度和强度。我国南方人较北方人骨钙含量高,原因之一是南方较北方接受的阳光照射更充足。阳光中的紫外线照射皮肤可促进维生素 D 的合成,增加体内维生素 D 的储存。维生素 D 有助于钙、磷在肠道的吸收,促进钙、磷在骨组织上沉积。成年人如果坚持户外运动,每天接受阳光照射,就不必服用维生素 D。老年人最好避免早晚散步,改成白天活动,增加日照的机会。

3. 影响钙吸收的因素

1) 钙、磷比例

在正常情况下,缺乏磷也会导致骨量减少,钙与磷在骨中的比例为 1∶0.6。如果磷摄入不足,钙磷比例不适当,尽管补充了足够的钙,钙的吸收和沉积并无明显增加。牛奶之所以对骨质疏松症有利,原因之一是牛奶中钙、磷比例适当,能达到钙、磷双补的作用。

2) 植物酸、草酸盐的影响

可乐饮料、酒精、菠菜等食物中含植物酸、草酸和鞣酸,可与钙离子结合成不溶性的钙盐,影响钙的吸收。在两餐之间服用钙制剂可避免食物中不利因素的影响,有利于钙的利用,而且分次服用钙剂比集中服用效果更好。

3) 食盐的影响

饮食中盐的摄入量越多,钙的吸收越差,钙从尿中排出量越多。在一项研究中,绝经后的妇女将每日盐摄入量由 10.6 g 减至 4.4 g,钙的排出量大大降低,骨密度明显增加。按照世界卫生组织推荐的标准,成人每日食盐量以 5 g 为宜。

4) 性激素的影响

雌激素、雄激素、生长激素、降钙素等是影响人体钙质吸收与沉积的主要激素,可有效地防止骨质疏松。妇女绝经后,雌激素减少,补充雌激素后可使骨量增加,但补充激素一定要在医生的指导下进行。

5) 铁剂的影响

铁对钙的吸收有一定的抑制作用,同样钙对铁的吸收也不利,贫血病人补钙与补铁的时间最好隔开。

4. 钙的缺乏症状

不同年龄人群缺钙的症状表现如下。

(1) 儿童缺钙的症状:夜惊、夜啼、烦躁、盗汗、厌食、方颅、佝偻病、骨骼发育不良、免疫力低下、易感染等。

(2) 青少年缺钙的症状:腿软、抽筋、体育成绩不佳、疲倦乏力、烦躁、精力不集中、偏食、厌食、蛀牙、牙齿发育不良、易感冒、易过敏等。

(3) 青壮年缺钙的症状:经常性的倦怠、乏力、抽筋、腰酸背痛、易感冒、过敏等。

(4) 孕产妇缺钙的症状:小腿痉挛、腰酸背痛、关节痛、浮肿、妊娠高血压等。

(5) 中老年人缺钙的症状:腰酸背痛、小腿痉挛、骨质疏松和骨质增生、骨质软化、各类骨折、高血压、心脑血管病、糖尿病、结石、肿瘤等。

(二) 铁

成人体内铁的总量为 4～5 g,其中 72%以血红蛋白、3%以肌红蛋白、0.2%以其他化合物形式存在;其余则为储备铁,以铁蛋白的形式储存于肝脏、脾脏和骨髓的网状内皮系统中,约占总铁量的 25%。

【相关链接】

缺 铁 自 测

铁是维持生命的主要物质,大家都知道它与血红素有着密切的关系,机体缺少它会导致贫血等一系列身体不适的症状。现在就来自我检测一下,看看你是否缺铁。以下八种表现,只要你符合三种,就可视为缺铁。

①是否经常感到软弱无力、疲乏困倦。

②皮肤、黏膜、指甲、口唇等颜色是否苍白或苍黄。

③婴儿巩膜是否发蓝,头发是否干枯、易落。

④稍一运动是否就感到心悸、气短。

⑤是否经常有头晕、头痛、耳鸣、眼花、注意力不集中的时候。

⑥是否嗜睡,且睡眠质量不好。

⑦是否食欲减退、食不知味,儿童是否有厌食、偏食,甚至异食症。

⑧处于生育期妇女经期时间短,一般少于 3 天,量少、色淡。

1. 铁的生理功能

铁是多种活性酶的成分,是血液中输送氧与交换氧的重要载体,铁的生理功能主要是通过各种含铁化合物来实现的。

(1) 铁是血红蛋白的重要组成部分,而血红蛋白的功能是向细胞输送氧气,并将二氧化碳带出细胞。血红蛋白中 4 个血红素和 4 个球蛋白链接的结构提供一种有效机制,即能与氧结合而不被氧化,在从肺输送氧到组织的过程中起着关键作用。

(2) 肌红蛋白是由 1 个血红素和 1 个球蛋白链组成,仅存在于肌肉组织内,基本功能是在肌肉中转运和储存氧。

(3) 细胞色素是一系列血红素的化合物,通过其在线粒体中的电子传导作用,对呼吸和能量代谢有非常重要的影响。

(4) 铁元素催化促进 β-胡萝卜素转化为维生素 A、嘌呤与胶原的合成、抗体的产生、脂类从血液中转运及药物在肝脏的解毒等。

(5) 铁与免疫的关系也比较密切。有研究表明,铁可以提高机体的免疫力,增加中性白细胞和吞噬细胞的吞噬功能,同时也可使机体的抗感染能力增强。

2. 铁每天的需要量及食物来源

1）不同人群铁的适宜摄入量

年龄	每日摄入量	
0～0.5 岁	0.3 mg	
0.5～1 岁	10 mg	
1～11 岁	12 mg	
11～14 岁	16 mg(男)	18 mg(女)
14～18 岁	20 mg(男)	25 mg(女)
18～50 岁	15 mg(男)	20 mg(女)
50 岁以上	15 mg	
孕妇每日摄入量		
早期	15 mg	
中期	25 mg	
后期	35 mg	
哺乳期	25 mg	

2）铁的食物来源

丰富来源：动物血、肝脏、鸡胗、牛肾、大豆、黑木耳、芝麻。

良好来源：瘦肉、红糖、蛋黄、猪肾、干果。

3. 影响铁吸收的因素

铁在食物中主要有两种存在形式。

一是非血红素铁。非血红素铁主要以三价铁化合物形式存在于食物中。这种形式的铁必须在胃酸作用下，还原成亚铁离子后才能被吸收。影响其吸收的因素较多：如饮食中含有较多的植酸盐、草酸盐、碳酸基则可与铁反应，形成不溶性铁，抑制铁的吸收。谷类中铁的吸收率低，原因就在于此。服用过多的抗酸药物，亦不利于铁离子的释出，阻碍铁的吸收。此外也有很多因素对铁的吸收有益。维生素 C 可与铁结合形成可溶性螯合物，使铁在高 pH 值条件下亦能呈溶解状态，有利于铁的吸收。动物蛋白质如牛肉、猪肉、肝脏、鱼等存在肉类因子，亦可促进铁的吸收。牛奶、蛋类无此作用。在有充足膳食钙存在时，可除去抑制铁吸收的磷酸根、草酸根，亦有利于铁的吸收。

二是血红素铁。血红素铁是与血红蛋白、肌红蛋白中卟啉结合的铁。它以卟啉铁形式直接被肠黏膜上皮细胞吸收。此类铁既不受植酸根等抑制因素影响，亦不受维生素 C 等促进因素影响，胃黏膜分泌的内因子有促进其吸收的作用。

总的看来，植物性食物铁的吸收率较低，多在 10%以下，动物性食物铁的吸收率较高，但牛奶为贫铁食物，蛋类中由于存在卵黄高磷蛋白，铁吸收率亦较低。为了防止缺铁的形成，日常膳食中应多搭配动物肝脏、动物血、肉类、鱼类。多食铁强化食品，如强化铁的食盐、奶粉。

4. 铁的缺乏症状

铁的缺乏是一个全球性的问题，据联合国儿童基金会统计，全球大约有 37 亿人缺铁，其中大多数是妇女，发展中国家 40%～50%的 5 岁以下儿童和 50%以上的孕妇患缺铁病。

婴幼儿、青少年铁的缺乏症状：爱哭闹、睡中易惊醒、精神萎靡、厌食、挑食、生长发育迟缓、经常头晕、失眠、感冒、发烧、咳嗽、腹泻、注意力不集中、理解力和记忆力差、学习成绩差等。

女性铁的缺乏症状：面色苍白暗黄、唇无血色、发无光泽、失眠多梦、四肢乏力、畏寒怕冷、月经量少或量多或闭经、痛经、皮肤易产生皱纹和色斑、口腔易发生溃疡等。

（三）锌

锌是人体中不可缺少的元素，发挥着重要的作用。成人体内含锌 2～2.5 g，其中眼、毛发、骨骼、男性生殖器官等组织中含量最高，肾、肝、肌肉中含量中等。人体血液中的锌有 75%～85%在红细胞里，3%～5%在白细胞中，其余在血浆中。

1. 锌的生理功能

1）锌是人体中 100 多种酶的组成部分

酶在组织呼吸和蛋白质、脂肪、糖、核酸等代谢中起着重要的作用。

2）促进机体的生长发育和组织再生

锌是调节基因表达即调节 DNA 复制、转译和转录的 DNA 聚合酶的必需组成部分，因此，缺锌动物突出的症状是生长、蛋白质合成、DNA 和 RNA 代谢等发生障碍。儿童缺锌严重者会引发缺锌性侏儒症。不论成人还是儿童缺锌都能使创伤的组织愈合困难。锌不仅是蛋白质和核酸的合成必需的，而且是细胞的生长、分裂和分化的各个过程必需的。因此，锌是正处于生长发育旺盛期的婴儿、儿童和青少年，以及组织创伤的患者重要的营养素。

3）促进食欲

动物和人缺锌时，会出现食欲缺乏。锌缺乏会使味觉迟钝。通过锌的参与构成一种含锌蛋白即唾液蛋白，唾液蛋白对味觉及食欲起促进作用。

4）促进性器官和性机能的正常

缺锌会使性成熟推迟，性器官发育不全，性机能降低，精子减少，第二性征发育不全，月经不正常或停止。如果及时给予补锌治疗，这些症状会有所好转或消失。

5）保护皮肤健康

动物和人都可因缺锌而影响皮肤健康，出现皮肤粗糙、干燥等现象。

6）参与免疫功能过程

人和动物缺锌时 T 细胞功能受损，引起细胞介导免疫改变，使免疫力降低。同时缺锌还可能使有免疫力的细胞增殖减少，胸腺因子活性降低，DNA 合成减少，细胞表面受体发生变化。因此，机体缺锌可削弱免疫机制，降低抵抗力，使机体易受细菌感染。

2. 锌每天的需要量及食物来源

1）锌每天的需要量

人体对锌的需要量在不同的生长发育阶段及不同的机能状态下不同，成人平均每天应从膳食中摄取锌约 15 mg，儿童约 10 mg，孕妇 25～30 mg，乳母 30～50 mg。

2）锌的食物来源

锌的来源广泛，普遍存在于各种食物中。动物性食物含锌丰富且吸收率高，但不同的动植物性食物，锌的含量和吸收率、利用率有很大差别。据报告，每千克食物含锌量，如牡蛎、鲱鱼都在 1000 mg 以上，肉类、肝脏、蛋类则在 20～50 mg 之间。

含锌丰富的食物有鱼、牡蛎、瘦猪肉、牛肉、羊肉、可可、奶制品、干酪、花生、芝麻、核桃、糙米、粗面粉，以及动物肝肾、蛋类、大豆制品等。

3. 锌的缺乏症状

儿童发生慢性锌缺乏病时，主要表现为生长停滞。青少年除生长停滞外，还会发生性成熟推迟、性器官发育不全、第二性征发育不全等。如果孕妇缺乏锌，可以不同程度地影响胎儿的生长发育,以致引起胎儿畸形。不论儿童还是成人缺锌,均可引起味觉减退及食欲不振,出现异食癖。例如,发生于伊朗的缺锌性侏儒症中,常见有食土癖。严重缺锌时,即使肝脏中有一定量维生素A储备,亦可出现暗适应能力降低。锌缺乏病一般会有皮肤干燥等症状,在急性锌缺乏病中,主要表现为皮肤损害和秃发病,也有发生腹泻、嗜睡、抑郁症和对眼睛损害的情况。

【相关链接】

伊朗乡村病的原因

1958年,在伊朗某乡村发现了一些奇怪的病人,这些人的身材相貌与他们的年龄极不相符,二三十岁的人看上去却像个孩子。他们除了身材矮小外,还有严重的贫血、生殖腺功能不足、肝脾肿大、皮肤粗糙症状,并有每天食用黏土的癖好。经调查,他们的食物每天都以面包为主,几乎不吃肉。一开始,医生以为他们得的是缺铁性贫血,给他们补铁,结果贫血症状得到了改善,但生长阻滞及生殖系统萎缩等其他症状仍然存在。给他们补锌后,这些症状大有改善。后来,人们称这种病为伊朗乡村病,也称锌缺乏症。

(四)硒

硒是人体必需的微量元素,在人体中总量为14～20 mg ,存在于所有细胞和组织器官中,其在肝、肾、胰、心、脾、牙釉质和指甲中含量较高,肌肉、骨骼和血液中含量次之,脂肪组织中含量较少。

1. 硒的生理功能

1) 抗氧化作用

硒是谷胱甘肽过氧化物酶的组成成分,此酶的作用是催化还原性谷胱甘肽与过氧化物的氧化还原反应,所以可发挥抗氧化作用,是重要的自由基清除剂。科学证实,正是由于硒的高抗氧化作用,适量补充硒能起到防止器官老化与病变、延缓衰老、增强免疫力、抵御疾病、抵抗有毒害重金属、减轻放化疗副作用、防癌、抗癌的作用。

2) 增强免疫力

有机硒能清除体内自由基,排除体内毒素,抗氧化,能有效地抑制过氧化脂质的产生,防止血凝块,清除胆固醇,增强人体的免疫功能。

3) 防治糖尿病

硒是构成谷胱甘肽过氧化物酶的活性成分,它能防止胰岛β细胞氧化破坏,使其功能正常,促进糖分代谢,降低血糖和尿糖,改善糖尿病患者的症状。

4) 防治白内障

视网膜由于接触电脑辐射较多,易受损伤,硒可保护视网膜,增强玻璃体的光洁度,提高视力,有防止白内障的作用。

5) 防治心脑血管疾病

硒是维持心脏正常功能的重要元素,对心脏有保护和修复的作用。人体血硒水平的降低,会导致体内清除自由基的功能减退,造成有害物质沉积增多,血压升高,血管壁变厚,血管弹性降低,血流速度变慢,送氧功能下降,从而导致心脑血管疾病发病率升高。因此,科学补硒对预防心脑血管疾病、高血压、动脉硬化等都有较好的作用。

6）防治克山病、大骨节病、关节炎

缺硒是克山病、大骨节病这两种地方性疾病的主要病因，补硒能防止骨髓端病变，促进修复，而在蛋白质合成中促进二硫键对抗金属元素解毒。硒对这两种地方性疾病和关节炎都有很好的预防和治疗作用。

7）解毒、排毒

硒与金属的结合力很强，能抵抗镉对肾、生殖腺和中枢神经的毒害。硒与体内的汞、铅、锡、铊等重金属结合，形成金属硒蛋白复合物而解毒、排毒。

8）防治肝病，保护肝脏

研究发现肝癌高发区的居民血液中的硒含量均低于肝癌低发区的居民，肝癌的发病率与血硒水平呈负相关。研究证实，补硒可使肝癌发病率下降 35%，使有肝癌家史者发病率下降 50%。

2. 硒每天的需要量及食物来源

1）硒每天的需要量

我国在 2017 年制订的《中国居民膳食营养素参考摄入量》中规定 18 岁以上者硒的推荐摄入量为 50 μg/d，适宜摄入量为 50～250 μg/d，可耐受最高摄入量为 400 μg/d。

2）硒的食物来源

硒的摄取与土壤硒含量的关系超过与饮食方式的关系。美国和加拿大的土壤中含有足够的硒。对美国素食者的研究发现他们摄取了足够的硒。蛋类含硒量略高于肉类，每 100 g 食物中，鸡蛋含硒 15 μg，鸭蛋含硒 30.7 μg，鹅蛋含硒 33.6 μg，猪肉含硒 10.6 μg。植物性食物的硒含量取决于当地水土中的硒含量。例如，我国高硒地区所产粮食的硒含量高达每千克 4～8 mg，而低硒地区粮食的硒含量是每千克 0.006 mg，两者相差 1000 倍。

3. 硒的缺乏症状

硒的缺乏症状主要有以下几种。

(1) 会导致未老先衰。

(2) 会引发心肌病及心肌衰竭。

(3) 会引发克山病、大骨节病、关节炎。

(4) 精神萎靡不振，精子活力下降，易患感冒。

（五）碘

碘在人体内的主要作用是参与甲状腺素的合成，人体的肌肉、骨骼、性器官等的发育都必须有甲状腺素的参与。

【相关链接】

自我检查，及时发现甲状腺肿大

站在镜子前面，头尽可能转向两侧，如果转头时几乎看不到颈部的韧带，则甲状腺就可能有些肿大，此时，就应该采取相应的补救措施。

1. 碘的生理功能

碘的生理功能主要有以下几种。

1）促进生物氧化

甲状腺素能促进三羧酸循环中的生物氧化，协调生物氧化和磷酸化的偶联，调节能量转换。

2）调节蛋白质的合成和分解

当蛋白质摄入不足时，甲状腺素有促进蛋白质合成的作用；当蛋白质摄入充足时，甲状腺素可促进蛋白质分解。

3）促进糖和脂肪代谢

甲状腺素能加速糖的吸收利用，促进糖原和脂肪分解氧化，调节血清胆固醇和磷脂浓度。

4）调节水盐代谢

甲状腺素可促进组织中水盐进入血液并从肾脏排出，缺乏时可引起组织内水盐潴留，在组织间隙出现含有大量黏蛋白的组织液，发生黏液性水肿。

5）促进维生素的吸收利用

甲状腺素可促进烟酸的吸收利用、胡萝卜素转化为维生素 A 及核黄素合成核黄素腺嘌呤二核苷酸等。

6）增强酶的活力

甲状腺素能活化体内 100 多种酶，如细胞色素酶系、琥珀酸氧化酶系、碱性磷酸酶等，在物质代谢中起到作用。

7）促进生长发育

甲状腺素促进骨骼的发育和蛋白质合成，维护中枢神经系统的正常结构。

2. 碘每天的需要量及食物来源

1）碘每天的需要量

根据世界卫生组织 2001 年最新的每日碘的推荐供给量，0～59 个月学前儿童为 90 μg/d，6～12 岁学龄儿童为 120 μg/d，12 岁以上成人为 150 μg/d，孕妇和哺乳期妇女为 200 μg/d。

按我国碘盐标准，一个正常人每天摄入标准碘盐 6～8 g 即可获得 120～150 μg 的碘，完全可以满足机体的生理需要量，碘的摄入量过多，会导致高碘性甲状腺肿大、甲状腺功能亢进(甲亢)。

2）碘的食物来源

人类所需的碘主要来自食物，为一日总摄入量的 80%～90%，其次为饮水与食盐。食物碘含量的高低取决于各地区的生物地质化学状况。

海洋生物含碘量很高，如海带、紫菜、海鲜鱼、干贝、海蜇、龙虾等，其中干海带含碘量可达 240 mg/kg；而远离海洋的内陆山区或不易被海风吹到的地区，土壤和空气中含碘量较少，这些地区的食物含碘量不高。

陆地食品含碘量，动物性食品的含碘量高于植物性食品的含碘量，蛋、奶含碘量相对较高，其次为肉类，淡水鱼的含碘量低于肉类的含碘量。植物含碘量是最低的，特别是水果和蔬菜。

3. 碘的缺乏症状

甲状腺功能低下时，会造成体格发育落后，如矮小、侏儒，小孩会出现发育迟缓、行动笨拙，甚至产生智障，因此碘也被称为智力元素。青春期缺碘，会出现毛发粗糙、肥胖等症状。长时间缺碘会导致甲状腺肿大，严重时压迫气管，产生喉头紧缩感，并出现慢性咳嗽等症状，压迫食管会产生吞咽困难，压迫神经会出现声音沙哑。许多地区的饮水、食物中缺碘，这些地区往往大面积地发生甲状腺肿大，又称地方性甲状腺肿病。全世界已患病的有 6.55 亿人，其中，我国有800万人。

【相关链接】

如何正确使用加碘盐

由于碘是一种比较活泼、易于挥发的元素，含碘食盐在储存期间可损失20%～25%，加上烹调方法不当，又会损失15%～50%，所以需要正确使用加碘盐。

①不能放在温度较高和阳光照射的地方。

②储存容器要加盖盖严。

③快取快盖。

④应在菜即将出锅时加盐，防止高温挥发减少含碘量，降低效果。

第七节　水

人体如果缺水，生命只能维持几天，但在绝食时，只要不缺水，生命可维持数十天。一个人短期不吃饭，只要能喝到水，即使体重减轻40%也不至于死亡，但如果几天喝不上水，机体失水6%以上，就会感到乏力、无尿，失水达20%，人就会死亡。

一、水的功能

水的功能主要有以下几种。

1. 水是细胞核体液的重要组成部分

水在人体内的含量与性别、年龄有关，新生儿含水量占体重的75%～80%，成年男子含水量占体重的60%，成年女子含水量占体重的50%。血液内含水量90%，肌肉内含水量70%，骨骼内含水量22%。

2. 帮助体内消化、吸收、循环及排泄等生理作用

水可溶解各种营养物质，脂肪和蛋白质等要成为悬浮于水中的胶体状态才能被吸收；水在血管、细胞之间川流不息，把氧气和营养物质运送到组织细胞，再把代谢废物排出体外。总之，人的各种代谢和生理活动都离不开水。

3. 保持和调节体温

当人呼吸和出汗时都会排出一些水分。比如在炎热的季节，环境温度往往高于体温，人就靠出汗使水分蒸发带走一部分热量来降低体温，免于中暑。而在天冷时，由于水储备热量的潜力很大，人体不致因外界温度低而使体温发生明显的波动。

4. 机体润滑剂

水能滋润皮肤。皮肤缺水，就会变得干燥失去弹性，显得面容苍老。体内一些关节囊液、浆膜液可使器官之间免于摩擦受损，且能转动灵活。眼泪、唾液也都是相应器官的润滑剂。

二、人体所需水的来源

一般来说，成人每天需要2500 mL的水。

①食物600 mL，如蔬菜、水果、米饭、馒头、肉类、蛋类等。

②饮水1500～1700 mL。

③代谢水 200～400 mL,体内蛋白质、脂肪、碳水化合物代谢时氧化产生的水。

【相关链接】

健康饮水

1. 喝水切忌渴了再喝

口渴是体内轻微失水的表现。很多人往往在口渴时才想起喝水,而且往往是大口吞咽,这种做法是不对的。喝水太快太急会无形中把很多空气一起吞咽下去,容易引起打嗝或是腹胀,因此最好先将水含在口中,再缓缓喝下,尤其是肠胃虚弱的人,喝水更应该一口一口慢慢喝。应在两顿饭期间适量饮水,最好隔一个小时喝一杯。人们还可以根据自己尿液的颜色来判断是否需要喝水,一般来说,人的尿液为淡黄色,如果颜色太浅,则可能是水喝得过多,如果颜色偏深,则表示需要补充一些水。

2. 耗量相平衡

人体一天所排出的尿量约有 1500 mL,再加上从粪便、呼吸过程中或是从皮肤所蒸发的水,总共消耗水分大约是 2500 mL,而人体每天能从食物和体内新陈代谢中补充的水分只有 1000 mL 左右,因此正常人每天至少需要喝 1500 mL 水,大约 8 杯。

3. 白开水是最好的饮料

白开水不含卡路里,不用消化就能为人体直接吸收利用,一般建议喝 30 ℃以下的温开水最好,这样不会过于刺激肠胃道的蠕动,不易造成血管收缩。

含糖饮料会减慢肠胃道吸收水分的速度,长期大量喝饮料,对人体的新陈代谢会产生一定的不良影响。对于糖尿病患者和比较肥胖的人来说,则最好不要喝饮料。现在国内的自来水都符合生活饮用水的标准,饮用煮沸了的自来水是安全的。

4. 睡前少喝水

睡前少喝水也是正确饮水的原则,因为睡前喝太多的水,会造成眼皮浮肿,半夜也会想上厕所,影响睡眠质量。而经过一个晚上的睡眠,人体流失的水分约有 450 mL,早上起来需要及时补充,因此,早上起床后空腹喝一杯水有益于血液循环,也能促进大脑清醒,使一天的思维清晰敏捷。

【本章小结】

本章详细介绍了人体所需的七大营养素——蛋白质、脂肪、碳水化合物、维生素、矿物质、水和纤维素,对每种营养素的发现、缺乏症状、作用,以及从哪些食物中摄取进行了深入阐述,为进一步学习营养学的知识奠定了基础。

【思考与练习】

1. 蛋白质、脂肪和碳水化合物的主要功能是什么?
2. 维生素的主要功能是什么?各种维生素缺乏的症状是什么?如何科学摄取维生素?
3. 矿物质的主要功能是什么?如何科学补钙和铁?
4. 如何科学饮水?

【实训一】

1. 请对照自身身体状况自检各种营养素的缺乏情况,并根据所学内容分析应该从什么食物中摄取。

2. 什么是蛋白质的互补作用,请举例说明在日常生活中如何进行膳食营养搭配,从而通过限制性氨基酸的互补来提高食物中蛋白质的营养价值。

3. 现实生活中,随着人们生活水平的提高,饮食也出现了荤多素少的现象,而且由于生活压力的增大、缺乏运动等,现代人便秘的情况越来越多。请分析为防止便秘发生,在饮食上应采取哪些措施。

【实训二】

食物蛋白质营养评价——AAS法

【工作准备】

1. 食物准备:选择2～3种食物,并对食物的种类、来源、产地、是否有营养成分(蛋白质、氨基酸)进行记录或进行营养标签标示。

2. 准备必要的评价用资料;准备食物成分表;相关资料等。

3. 工具准备:如计算器、笔、纸以及相关表格等。

【工作程序】

程序1 比较食物蛋白质含量

通过食物营养成分检测或查询食物成分表,确定被评价食物蛋白质含量,并和参考食物蛋白质含量进行初步比较。以鸡蛋、大豆为例,其蛋白质含量分别为12.7 g/100 g、35.0 g/100 g,大豆蛋白质含量高于鸡蛋。

程序2 确定必需氨基酸的含量值

通过查阅食物成分表"食物氨基酸的含量",查出被评价食物相对应必需氨基酸的含量(mg/g蛋白质)。由于食物成分表中所列氨基酸含量以mg/100 g标示,计算出必需氨基酸总量,将结果记录于表3-5中。

表3-5 鸡蛋、大豆必需氨基酸含量

必需氨基酸	鸡蛋氨基酸含量		大豆氨基酸含量	
	mg/100 g	mg/g蛋白质	mg/100 g	mg/g蛋白质
异亮氨酸	619		1853	
亮氨酸	1030		2819	
赖氨酸	837		2237	
甲硫氨酸+胱氨酸	598		902	
苯丙氨酸+酪氨酸	1096		3013	
苏氨酸	569		1435	
色氨酸	219		455	
缬氨酸	688		1726	
合计	—		—	

程序 3　食物氨基酸评分的计算

(1) 计算,按照公式计算氨基酸评分。

(2) 得出限制氨基酸。评分值最低的为第一限制氨基酸,此项评分即为各种食物的氨基酸评分。以此类推,将计算结果记录于表 3-6 中。

表 3-6　鸡蛋和大豆的氨基酸评分

必需氨基酸	人体氨基酸模式/(mg/g)	鸡　蛋		大　豆	
		氨基酸含量/(mg/g)	AAS	氨基酸含量/(mg/g)	AAS
异亮氨酸	40				
亮氨酸	70				
赖氨酸	55				
甲硫氨酸+胱氨酸	35				
苯丙氨酸+酪氨酸	60				
苏氨酸	40				
色氨酸	10				
缬氨酸	50				
合计	360		—		—

程序 4　评价

依据计算结果评价食物蛋白质营养价值,并提出可能的建议。

【案例】

2004 年安徽阜阳出现“大头婴儿”事件。该市县级以上医疗机构调查统计显示,从 2003 年 5 月以来,因食用劣质奶粉出现营养不良综合征共 171 例,死亡 13 例,病死率 7.6%。婴儿发病和死亡的主要原因是劣质奶粉中蛋白质含量过低,不能满足婴儿正常发育的需要。如按照 3～6 个月婴儿的生长需要,蛋白质每日摄取量为 3 g/kg,而劣质奶粉每天只能提供 0.07 g/kg 的蛋白质,长期食用这种没有营养的劣质奶粉,就会出现四肢短小、身体瘦弱、头部偏大的症状。

分析:

1. 蛋白质对人体有什么作用?
2. 既然蛋白质对人体有如此重要的作用,是否可以大量摄入蛋白质?

第四章　各种食物的营养

知识目标

- 掌握各类食物营养素的分布、化学成分；
- 熟悉常见的食品营养价值的特点；
- 理解储藏、加工对食品营养价值的影响。

能力目标

- 能运用食物成分表分析食物中能量与营养素的含量；
- 能评价常见食品的营养价值并合理选择食物。

食品种类繁多，主要分为谷类食品、豆类食品、动物性食品、蔬菜和水果等五大类。本章将详细地介绍这五类常见食物的化学组成、营养特点，以及每类食物中常见食品的特点。各类食品经储藏加工后，营养价值的变化放在每一节中进行讨论。

第一节　谷类的营养价值

谷物是人类的主要食物之一，是人体获得能量的主要来源。谷物在发展中国家的膳食构成中占有重要地位。谷类主要包括小麦、稻谷、玉米、高粱、小米、大麦、燕麦和荞麦等。

一、谷类结构及营养素分布

各种谷类种子除形态大小不一外，其结构基本相似，如图 4-1 所示。谷粒结构的共同特点是由谷皮、糊粉层、胚乳、胚芽四个主要部分组成，谷皮包括植物学上的果皮和种皮，糊粉层紧贴谷皮，处于胚乳的外层，胚芽则处于种子下端一侧边缘。谷皮约占谷粒重量的 6%，糊粉层、胚乳、胚芽分别占谷粒重量的 6%～7%、83%～85%和 2%～3%。

（一）谷皮和糊粉层

谷皮为谷粒的最外层，主要由纤维素、半纤维素等组成，含有一定量的蛋白质、脂肪、维生素及较多的矿物质。谷皮不含淀粉，其中纤维和植酸含量高，在食品加工中一般作为副产物除去，可用作饲料、发酵行业和保健食品的原料。糊粉层在谷皮与胚乳之间，占谷粒重量的 6%～7%，含有较多的磷、丰富的 B 族维生素及矿物质，营养价值较高。但由于糊粉层与谷皮紧密相连，易混入糠麸中被除去。且糊粉层细胞的细胞壁较厚，不易消化，而且有很多酶类，影响产品的储藏性能，所以利用率不高。

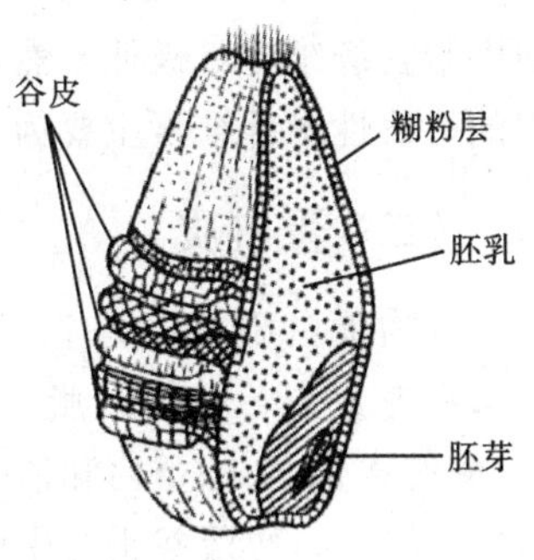

图 4-1　谷类结构

(二) 胚乳

胚乳是种子的储藏组织,含有大量淀粉和一定量的蛋白质,靠近胚乳周围部分蛋白质含量较高,其他成分如脂肪、维生素、纤维素和矿物质等含量比较低。胚芽易消化,适口性好,耐储藏,是加工利用的主要部分。

(三) 胚芽

胚芽是种子中生理活性最强、营养价值最高的部分,含有丰富的脂肪、维生素 B_1 和矿物质,蛋白质和可溶性糖也较多。胚芽蛋白质与胚乳蛋白质的成分不同,胚芽蛋白质富含赖氨酸,生物价值很高。在食品加工当中,为了提高产品的储藏性,谷胚大部分被除去,降低了产品的营养价值。

小麦粒各部分的重量和营养素的分布见表 4-1。

表 4-1 小麦粒各部分的重量和营养素占全粒的比例 (单位:%)

	重量	蛋白质	硫胺素	核黄素	烟酸	泛酸	吡哆醇
谷皮	13~15	19	33	42	86	50	73
胚芽	2~3	8	64	26	2	7	21
胚乳	83	70~75	3	32	12	43	6

二、谷类的营养价值

(一) 碳水化合物

谷类是碳水化合物的丰富来源,其中淀粉含量达70%以上。一般来说,每 100 g 谷类中所含能量达 1250 kJ 以上,是人体能源的良好来源。

谷物中淀粉的颗粒、类型根据谷物品种的不同而不同。一般米的淀粉颗粒最小,平均为 5 μm,而玉米的淀粉颗粒达 26 μm。谷物中直链淀粉和支链淀粉所占比例的不同这一特性差异极大地影响了各种谷物的口感、消化速度及摄入后血糖上升的速度。

除淀粉外,谷类中还含有少量可溶性糖、糊精和膳食纤维。可溶性糖包括葡萄糖、果糖、麦芽糖和蔗糖,含量一般低于 3%,主要在谷胚中。例如,小麦胚芽的含糖量高达 24%,其中蔗糖占 60%,还有较多的棉籽糖。谷粒中膳食纤维主要是纤维素和半纤维素。谷粒中膳食纤维含量为 2%~12%,主要存在于谷壳、谷皮和糊粉层中,胚乳中几乎不含膳食纤维,因此精米、精面中膳食纤维含量极低。然而燕麦中半纤维素水平高于其他大多数谷物,研究证明,燕麦麸皮中的可溶性半纤维素主要为 β-葡聚糖物质,具有降低人体血清固醇的功能。

(二) 蛋白质

谷物蛋白质含量为 7%~16%,品种间有较大差异。例如,稻米的蛋白质含量为 6%~9%,小麦为 8%~13%,燕麦可达 15%~17%。按照溶解特性,谷物蛋白质可以划分为谷蛋白、醇溶谷蛋白、球蛋白和清蛋白四个组分,前两种含量较高,是面筋的主要成分,占总蛋白的80%~85%。醇溶谷蛋白中赖氨酸、色氨酸和蛋氨酸的含量均低于清蛋白和球蛋白,使得谷类蛋白质的生物价较低,一般为 50~60。燕麦、大米和大麦蛋白质生物价可达 70 左右。

多数谷类的第一限制氨基酸是赖氨酸,小米和玉米最缺乏赖氨酸,燕麦和荞麦赖氨酸充足。小米、玉米和高粱的蛋白质都含有过高的亮氨酸，这对氨基酸平衡不利。为改善谷类蛋白质的营养价值，可进行氨基酸强化，或根据食物蛋白质互补作用原理与少量豆类、奶类、蛋类或肉类共食，提高蛋白质的生物价值。

几种蛋白质的生物效价和功效比值见表 4-2。

表 4-2　几种蛋白质的生物效价和功效比值

蛋　白　质	生 物 效 价	功 效 比 值
大米	77	1.36～2.56
小麦	67	1.0
玉米	60	1.2
大豆	58	0.7～1.8
鸡蛋	100	4.0

（三）脂类

谷类的脂肪含量较低，多数品种仅含有 2%～3%的脂肪，主要存在于胚芽、糊粉层及谷皮中。但高油玉米的胚中脂肪含量可达 10%以上，可榨取玉米胚芽油。谷物的脂类中含有丰富的亚油酸等多不饱和脂肪酸、植物固醇和卵磷脂，并含有大量的维生素 E。例如，小麦胚芽油中的不饱和脂肪酸占 80%以上，亚油酸含量达 60%，维生素 E 含量达 250～520 mg/100 g；米糠油除含大量不饱和脂肪酸外，还含有植物固醇。谷物的油脂有防止动脉粥样硬化的作用，还具有抗衰老的作用。

（四）维生素

谷类中 B 族维生素含量比较丰富，特别是维生素 B_1 和烟酸，主要集中在胚芽和糊粉层中。胚芽中含有较多的维生素 E，小麦胚芽含量最高，达 30～50 mg/100 g，玉米胚芽中含量次之。

谷类中一般不含维生素 C、维生素 D 和维生素 A。鲜玉米和发芽种子中含有较多的维生素 C。黄色谷粒含有少量胡萝卜素，如黄色玉米和小米，它们不能转化为维生素 A，但具有较强的抗氧化作用。谷类中含有少量维生素 D 的前体麦角固醇。因此，谷物是人体 B 族维生素的主要来源，但加工时很容易损失。

（五）矿物质

谷物中含有 30 多种矿物质，含量为 1.5%～3%，集中在谷皮、糊粉层和胚芽里，主要有磷、钾、钙、铁、铜、锌、硒、锰、镁、镍、铬等。磷含量最丰富，占矿物质总量的 50%左右；其次是钾，占 1/4～1/3；镁的含量也较高；锰的含量也是各类食物中比较高的。多数谷类钙含量较低。各元素的含量，特别是微量元素的含量与品种、气候、土壤等栽培环境关系极大。小麦中矿物质含量高于大米，燕麦的钙、铁含量远高于一般谷物，粗粮的钾、镁含量高于精粮（见表 4-3）。

谷类精制加工中，矿物质的损失较多，加工精度越高的谷物类食品，其矿物质的含量越低。

谷物中矿物质的化合状态不是人类可直接利用的形态，且谷物中还含有一些抗干扰吸收利用的因素，所以谷类矿物质的生物利用率较低。

表 4-3 几种谷类食品的维生素和矿物质含量 (单位:mg/100 g)

名称	维生素 B_1	维生素 B_2	钙	钾	铁	锌
小麦富强粉	0.20	0.04	27	128	2.7	0.97
特等粳米	0.08	0.04	24	58	0.9	1.07
黄玉米面	0.26	0.09	22	249	3.2	1.42
小米	0.33	0.10	41	284	5.1	1.87
燕麦片	0.30	0.13	186	214	7.0	2.59

三、常见谷类的营养价值

(一) 稻谷

稻谷是世界上约一半以上人口的主要食用谷物。稻米中蛋白质含量一般为 6%～9%,主要为谷蛋白,较其他谷物蛋白质质量更优。由于糙米层是稻米营养素最丰富的部分,所以稻米营养价值的高低与加工精度有直接的关系,精白米比糙米蛋白质减少 8.4%、纤维素减少 57%、钙减少 43%、维生素 B_1 减少 59%、维生素 B_2 减少 29%、烟酸减少 48%。因此以精白米为主食的地区要注意预防脚气病的发生。

(二) 小麦

小麦是世界上种植最广泛的粮食作物之一,世界上有 1/3 的人口以小麦为主要食用粮食作物。蛋白质含量为 8%～13%,面筋是小麦中最重要的功能性蛋白质,是拉面、面包等食品具有的独特性质的根源。小麦胚芽中的蛋白营养效价很高。小麦粉中的矿物质和维生素的含量与小麦粉的出粉率和加工精度有关,加工精度越高,矿物质和维生素的含量就越低。

(三) 玉米

玉米主要是供食用和作为饲料,以及被用作工业用途。玉米中蛋白质含量为 8%～9%,主要是醇溶谷蛋白,玉米中赖氨酸、色氨酸和苏氨酸含量都较低,蛋白质生物价低。玉米胚芽在整个籽粒中占有相当大的比例,约为 12%,胚芽中通常含有 30%的脂类,除三酰甘油外,还有卵磷脂和维生素 E。玉米中含有胡萝卜素和叶黄素,新鲜玉米还含有少量维生素 C。

(四) 小米

小米中蛋白质、脂肪及铁的含量都较大米高,蛋白质含量为 9%～10%,除了缺乏赖氨酸外其他必需氨基酸的评分均较高,且含有多种维生素,各种营养素的消化吸收率较高。如果进行赖氨酸强化或与高赖氨酸食品如豆类、蛋黄配合食用,小米可以作为一种优良的婴幼儿食品原料。

(五) 高粱

高粱除供食用和饲用外,还可以作为工业原料,用于制糖和酿酒。蛋白质含量为 9.5%～12%,但氨基酸比例不均衡,且高粱中含有一定量的鞣质和色素,会影响蛋白质的吸收和利用。高粱米中脂肪及铁含量比大米高,淀粉约 60%,但淀粉粒不易糊化,煮熟后不易消化。

(六) 燕麦

燕麦又名莜麦,是具有较高营养价值的食品。燕麦蛋白质和脂肪含量都高于一般谷物,脂肪含量是小麦的四倍，且大多数脂类是在胚乳中，不易被脱粒损失；燕麦的蛋白质氨基酸模式优良，且含量比小麦高，营养价值可媲美鸡蛋。燕麦还含有维生素 B_1、维生素 B_2 和较多的维生素 E，此外还含有少量皂苷，皂苷对降低胆固醇、三酰甘油有一定的功效，燕麦是理想的保健食品。

四、储藏和加工对谷类营养价值的影响

（一）储藏对谷类营养价值的影响

谷类在储存过程中仍然具有生命活动，会降解一些营养成分。由于谷类水分活度极低，不易发生微生物引起的腐败，引起腐败的因素主要是氧气和昆虫。随着储存时间延长，谷类的营养价值逐渐降低。谷类在储存初期，淀粉酶仍较活跃，继续储存则酶活力下降，蛋白水解生成氨基酸，维生素逐渐减少。上述变化随粮食含水量增加而加速，如小麦含水 12%时，5 个月维生素 B_1 损失 12%，含水 17%时则损失 30%。隔绝空气可降低变化，稻谷连壳储存时维生素 B_1 基本无损失，所以谷类储藏时要尽量减少氧气的存在。

（二）精制谷物对谷类营养价值的影响

谷类精制加工的主要方式是碾磨去除谷皮和糊粉层，使其适用于日常饮食和食品加工。稻谷和小麦在精制过程中，B 族维生素、维生素 E 和钾、镁、铁、锌等矿物质和膳食纤维都有一定的损失（见表 4-4）。出粉率稍提高，B 族维生素的含量会大幅度下降。出粉率高，产品中含有较多纤维素和植酸，它们对蛋白质和矿物质的吸收有不利的影响。

表 4-4　不同出粉率面粉和不同出米率大米的营养成分变化　（单位：%）

营养成分	小麦出粉率			大米出米率		
	72	80	85	92	94	96
水分	14.5	14.5	14.5	15.5	15.5	15.5
粗蛋白	8～13	9～14	9～14	6.2	6.6	6.9
粗脂肪	0.8～1.5	1.0～1.6	1.5～2.0	0.8	1.2	1.5
可溶性糖	1.5～2.0	1.5～2.0	2.0～2.5	0.3	0.4	0.5
无机盐	0.3～0.6	0.6～0.8	0.7～0.9	0.6	0.8	1.0
纤维素	0.2	0.2～0.4	0.4～0.9	0.3	0.4	0.6

高筋粉在精制过程中通常使用化学氧化剂过氧化苯甲酰、二氧化氯等进行处理，以增强筋力并改善色泽，但会使面粉中 B 族维生素受到一定的损失。

先进的加工方法可以减轻精制中的营养损失，例如“含胚精米”可以保留米胚达 80%以上，从而保存了较多的营养成分；小麦分层碾磨技术可以保留较多的糊粉层部分，提高出粉率的同时也保存了更多的 B 族维生素；在精制米、面的同时如果能够提取谷胚部分，制取谷胚油、谷胚食品等产品，就可以较充分地利用其中的营养成分。还可对米和面进行营养强化，在精制成品中添加 B 族维生素、铁、钙、赖氨酸等营养素。

（三）发酵对谷类营养价值的影响

发酵谷类食品包括馒头、面包等食品，在制作过程中经过酵母发酵，消耗了面粉中的可溶性糖和游离氨基酸，但增加了 B 族维生素的含量，同时使大部分植酸被酵母菌所产生的植酸

酶水解，从而使钙、铁、锌等微量元素的生物利用率提高。发酵后，谷类食品的蛋白质、脂肪和碳水化合物的含量基本没有变化。

中国传统的馒头发酵采用碳酸氢钙和碳酸氢钠等膨松剂，使钙含量得到提高，但钙的生物利用率没有得到改善。膨松剂会使维生素 B_1 受到一定程度的破坏。

(四) 面条和淀粉类食品制作对谷类营养价值的影响

面条类食品需要有较强的韧性，这就对其原料面粉的蛋白质含量要求较高。为提高面条的耐煮性，挂面产品中经常加入氯化钠和钙盐。近年来有许多营养型挂面问世，如荞麦挂面、蔬菜挂面、赖氨酸挂面等，挂面的营养价值提高了。

粉皮、粉丝和凉粉等食品是提取谷类或薯类食品的淀粉制成的，在加工过程中有多次的洗涤，绝大部分的蛋白质、维生素和矿物质损失殆尽，所以这类食品的营养价值很低。除此之外，在这类食品中添加明矾可能带来铝污染。

(五) 烹调对谷类营养价值的影响

谷物食品大多需要烹调使其淀粉经过糊化才能食用。烹调之后，淀粉和蛋白质含量并无明显变化，但脂肪含量可能因加入油脂而产生很大的变化。例如，制作起酥面包可使脂肪含量上升到 30%以上；油炸、油煎也会大大提高食品中油脂的含量，方便面中含油量高达 20%～24%，且油炸后维生素损失严重，维生素 B_1 损失殆尽，维生素 B_2 和烟酸损失 50%以上。

不同烹调方法，对谷类食品的维生素和矿物质影响差异较大。矿物质和水溶性的维生素在淘米、制作捞面、蒸饭的过程中损失较大。淘米时，用水越多，时间越长，水温越高，越用力搓洗，营养素的损失就越严重。蒸煮烹调使淀粉糊化、蛋白质变性，利于消化吸收，但是矿物质和维生素等营养素也有一定的损失，特别是维生素 B_1 的损失；且由于扩散作用，水煮面条和饺子有 50%左右的水溶性维生素溶入汤中。

在面包等制品的焙烤过程中，蛋白质中赖氨酸的生物利用率下降，维生素的破坏较少。

烹调方法对面类食品 B 族维生素含量的影响见表 4-5。

表 4-5 烹调方法对面类食品 B 族维生素含量的影响

样品名称	烹调方法	面粉/样品的比例	维生素 B_1		维生素 B_2	
			含量/(mg/100 g)	损失率/(%)	含量/(mg/100 g)	损失率/(%)
饼	烙	1∶1.33	0.285	3.69	0.058	14.71
油条	油炸	1∶1.46	0.104	64.75	0.21	69.12
麻花	油炸	1∶1.27	0.023	92.90	—	—
面条	水煮	1∶2.60	0.237	19.60	0.066	2.94
面汤	—	—	0.034	—	0.005	—
标准粉	—	—	0.295	—	0.068	—

第二节 豆类的营养价值

豆类中以大豆最为重要，也包括蚕豆、绿豆、红豆等各种富含淀粉的杂豆。豆类与谷类种子不同，其营养成分主要集中在籽粒内部，因此加工中去除种皮不影响营养价值。

一、大豆的营养特点

（一）蛋白质

大豆包括黄、青、黑等不同皮色的品种，其中黄大豆最为常见。黄大豆的蛋白质含量达35%～45%，是植物中蛋白质质量和数量最佳的作物之一。大豆蛋白质的赖氨酸含量较高，蛋白质赖氨酸是谷物含量的2倍以上，大豆可以与谷类搭配食用，实现蛋白质的互补作用。

（二）脂肪

大豆的脂肪含量较高，为15%～20%，可以用来生产豆油。大豆油中不饱和脂肪酸含量高达85%，亚油酸含量达50%以上，油酸含量达30%以上，维生素E含量也很高，亚麻酸含量较低，不含胆固醇。因此大豆是高血压、动脉粥样硬化等疾病患者的优质食物。大豆中含有较多磷脂，占脂肪含量的2%～3%，脂肪可在豆油精制过程中分离。

（三）碳水化合物

大豆含25%～30%的碳水化合物，其中50%左右是不被人体消化的棉籽糖和水苏糖，以及由阿拉伯糖和半乳糖所构成的多糖。它们被肠道中微生物利用后发酵产气，引起腹胀，但同时也是双歧杆菌的生长促进因子。

（四）维生素

大豆中B族维生素含量较高，例如维生素B_1、维生素B_2含量是面粉的2倍以上。黄大豆中含有少量胡萝卜素、维生素E等，但是，干黄大豆中不含维生素C和维生素D。

（五）矿物质

大豆富含钙、镁、磷、钾，铁、锰、锌、铜、硒的含量也较高。豆类是高钾、高镁、低钠的碱性食品，有利于维持体液的酸碱平衡，但大豆中的矿物质生物利用率较低。

除营养物质外，大豆中还含有多种保健成分，如大豆皂苷、大豆黄酮、大豆固醇、大豆低聚糖等，对预防慢性疾病有益。

【相关链接】

成酸食品和成碱食品

在营养学上，一般将食品分为成酸食品和成碱食品两大类，主要是以食品经过消化、吸收、代谢后，在人体内变成酸性或碱性的物质来界定。产生酸性物质的称为成酸食品，也称为酸性食品，如动物的内脏、肌肉，植物种子（五谷类）。产生碱性物质的称为成碱食品，也称为碱性食品，如蔬菜瓜豆类、茶类等。

动物的内脏、肌肉、脂肪、蛋白质，以及五谷类，因含硫、磷、氯元素较多，在人体内代谢后产生硫酸、盐酸、磷酸和乳酸等，它们是人体内酸性物质的来源；而大多数菜蔬、水果、海带、豆类、乳制品等含钙、钾、钠、镁元素较多，在体内代谢后可变成碱性物质。

碱性食品进入人体后与二氧化碳反应成碳酸盐通过尿液排泄；酸性食品在肾脏中生成铵盐通过尿液排泄，从而得以维持血液的正常pH值（酸碱值），正常人的血液pH值为7.35，呈弱碱性。通常 pH 值是一个介于 0～14 之间的数,水的 pH 值是 7(中性),pH 值低于 7 就是酸性,pH 值高于 7 就是碱性。

如果过多食用酸性食品,以至不能中和而导致血液呈酸性,消耗钙、钾、镁、钠等碱性元素,会导致血液色泽加深,黏度、血压升高,从而发生酸毒症,年幼者会诱发皮肤病、神经衰弱、胃酸过多、便秘、蛀牙等,中老年者易患高血压、动脉硬化、脑出血、胃溃疡等症。所以,不能偏食,应多吃蔬菜和水果,保持体内酸碱平衡。

水果虽然含有各种有机酸,吃起来有酸味,但消化后大多氧化成碱性食物,但草莓例外,草莓含有不能氧化代谢的有机酸(苯甲酸、草酸),会使体液的酸度增加,属于酸性食品。存在于蔬菜中的有机酸主要是苹果酸、柠檬酸、酒石酸和草酸。这里特别要注意的是草酸,它的有机体不易氧化,与钙盐形成的草酸钙不溶于水而累积于肾脏中,影响钙的吸收。在菜蔬中,番茄、马铃薯、菠菜等都含有草酸。理论上碱性中毒也会发生,但人类碱性中毒现象不常见,因为人类有大量的胃酸可以中和。

二、其他豆类的营养价值

除大豆外,其他各种豆类也具有较高的营养价值,包括红豆、绿豆、蚕豆、豌豆、豇豆、芸豆、扁豆等,它们的脂肪含量低而淀粉含量高,被称为淀粉类豆类。

主要豆类营养成分表见表 4-6。

表 4-6　主要豆类营养成分表(每 100 g 中含量)

豆类	水分/g	蛋白质/g	脂肪/g	糖类/g	纤维/g	钙/mg	磷/mg	铁/mg	维生素 A/IU	维生素 B_1/mg	维生素 B_2/mg	烟酸/mg
大豆	8.0	35.1	16.0	27.0	3.5	190	500	8.2	10	0.5	0.2	3.0
豌豆	13.4	20.3	1.1	55.7	6.0	97	360	5	100	0.5	0.15	4.5
蚕豆	13.6	26.0	1.2	50.9	5.8	100	129	7	150	0.5	0.1	3.0
绿豆	13.6	21.6	0.8	58.7	4.0	81	268	6.5	100	0.25	0.11	3.0
豇豆	17.0	23.9	2.0	49.3	4.7	75	570	7.2	240	0.36	0.3	4
小豆	14.9	20.9	0.7	54.9	5.0	74	430	7.4	20	0.2	0.1	2.5
扁豆	14.8	25.3	0.4	54.5	5.9	137	570	19.2	10	0.26	0.45	—

淀粉类豆类的淀粉含量为 55%～60%,脂肪含量低于 2%,所以常和谷类食品共同作为主食。淀粉类豆类的蛋白质含量在 20%左右,蛋白质质量较好,富含赖氨酸,但是和大豆中的蛋白质一样,缺乏蛋氨酸,淀粉类豆类可与谷类食品搭配起到营养互补的作用。淀粉类豆类的 B 族维生素和矿物质含量也较高,与大豆相当,但缺胡萝卜素,不含维生素 C。鲜豆类和豆芽中维生素 B_1 和维生素 C 含量较高,常被列入蔬菜类中。豆芽出芽过程中,各类抗营养因子因受到内源酶的作用均有不同程度的下降。

三、豆类中的抗营养因素

各种豆类中都含有一些抗营养物质,不利于豆中营养素的吸收利用,甚至对人体有害,这些物质统称为抗营养因子。

多种豆类中含有蛋白酶抑制剂。蛋白酶抑制剂能抑制人体消化道内多种蛋白酶的活性,使得生大豆中蛋白质的消化吸收率很低。一些豆类中还含有红细胞凝集素，可以使红细胞凝聚，对人体有一定毒性。有些豆类含有抗维生素因子，阻碍维生素的吸收。豆中还含有丰富的脂氧合酶，是产生豆腥味的主要原因，且在储藏中容易造成不饱和脂肪酸的氧化酸败和胡萝卜素的损失。

豆类中含有大量植酸会妨碍钙和铁的吸收，可通过调节 pH 值、添加植酸酶、出芽和发酵降低或消除影响。

豆类中所含有的低聚糖（如棉籽糖的水苏糖）经大肠微生物发酵后，产生气体，使人腹胀不适，但它们对营养吸收并无妨碍。

四、大豆制品的营养价值

大豆在食品加工中用途非常广泛，可制作各种豆制品。未发酵豆制品有豆浆、豆腐、腐竹、干豆腐等，降低了食物纤维，提高了蛋白质消化率。发酵豆制品包括豆瓣酱、豆豉、腐乳等，蛋白质部分被分解为氨基酸。

豆制品均富含蛋白质。例如，豆腐干的蛋白质含量与牛肉相当，为 20%左右；豆浆和豆奶的蛋白质含量在 2%左右，接近牛乳；腐竹中的蛋白质含量为 45%～50%。

豆制品中含有一定量优质的植物油脂，这些油脂富含必需脂肪酸和磷脂，不含胆固醇，是肉类食品的良好替代物。

发酵豆制品经发酵后维生素 B_{12}、维生素 B_2、维生素 C 和维生素 PP 增加。

大豆在制成豆腐的过程中，水溶性维生素有较大的流失，但大部分微量元素得以保存，且由于使用钙盐或镁盐为凝固剂，豆腐的矿物质含量提高很多，因此豆腐是膳食中钙的重要来源。

大豆制品中铁的生物利用率不如肉类。

常见豆制品的部分营养成分见表 4-7。

表 4-7　常见豆制品的部分营养成分(每 100 g 中含量)

名　称	蛋白质/g	脂肪/g	维生素 B_1/mg	维生素 B_2/mg	钙/mg	铁/mg	锌/mg
内酯豆腐	5.0	1.9	0.06	0.03	17	0.8	0.55
北豆腐	12.2	4.8	0.05	0.03	138	2.5	0.63
油豆腐丝	24.2	17.1	0.02	0.08	152	5.0	2.98
素什锦	14.0	10.2	0.07	0.04	174	6.0	1.25
腐竹	44.6	21.7	0.13	0.07	77	16.5	3.69

五、储藏和加工对豆类的营养价值的影响

豆类储存时需要注意的问题类似谷类，应注意防虫和尽量减少氧气的存在。储存过程中豆类会降解机体内的营养成分，尤其是富含油脂的豆类，很容易引起油脂氧化，所以豆类储存时间不宜过长。

由于在豆类中存在一些抗营养因子，适当的加工对提高豆类的营养价值有益。

蒸煮加工可以去除豆中的蛋白酶抑制剂和部分低聚糖，提高大豆的蛋白质消化率，但是过度加热会使蛋白质严重变性，部分氨基酸被破坏，反而降低蛋白质的生物价，如炒豆的蛋白质吸收率仅为 50%。

传统的豆腐加工需要进行浸泡、碾磨、过滤、加热、凝固等处理，除去了大豆中的大部分的纤维素和低聚糖，钝化了胰蛋白酶抑制剂，降低了植酸的含量，因此豆腐的蛋白质的消化吸收率可达 90%以上。

发酵豆制品在进行发酵过程中，由于微生物的作用，植酸被部分分解，矿物质的消化吸收率大大提高，蛋白质的生物利用率也有所提高，特别是霉菌发酵后产生了植物性食品中不存在的维生素 B_{12}。例如，豆豉中维生素 B_{12} 的含量为 0.05～0.18 μg/100 g，臭豆腐中维生素 B_{12} 的含量高达 1.88～9.8 μg/100 g。

第三节　动物性食品的营养价值

日常食物中动物性食品包括畜禽肉类、水产、蛋类，以及乳制品。动物性食品可以提供优良的蛋白质，并含有各类矿物质和维生素，是人类膳食的重要构成部分。动物性食品的营养价值各具特点。

一、畜禽肉类

(一) 畜肉类

畜肉类包括牛、猪、羊等大型牲畜的肉和内脏，其中蛋白质、维生素和矿物质的能量随动物的品种、年龄、生理状况和身体部位的不同而有很大的不同，见表 4-8。肉类组织结构一般由肌肉组织、脂肪组织和结缔组织构成。

表 4-8　几种畜肉的部分营养素含量(每 100 g 可食部分)

食物名称	蛋白质/g	脂肪/g	维生素 A/μg	维生素 B_1/mg	维生素 B_2/mg	铁/mg
猪里脊	20.2	7.9	5	0.47	0.12	1.5
猪排骨肉	13.6	30.6	10	0.36	0.15	1.3
猪肝	19.3	3.5	4 972	0.21	2.08	22.6
牛后腿	19.8	2.0	2	0.02	0.18	2.1
羊后腿	15.5	4.0	8	0.06	0.22	1.7
兔肉	19.7	2.2	212	0.11	0.10	2.0

1. 蛋白质

畜肉瘦肉中蛋白质含量为 10%～20%，与动物品种、年龄和肥瘦都有关。猪肉的蛋白质含量平均在 15%左右，牛肉和兔肉蛋白质含量为 20%左右。肥肉中含蛋白质量仅为 2%～3%。各类畜肉瘦肉中蛋白质含有人体所需各种氨基酸，其氨基酸模式与人体接近，营养价值很高。但结缔组织主要由胶原蛋白和弹性蛋白构成，为不完全蛋白质，其色氨酸、酪氨酸和蛋氨酸含量很少，营养价值低且不易消化。

2. 脂肪

畜肉类脂肪可分为蓄积脂肪和组织脂肪，平均含量为 10%～30%，猪肉(约 59%)>羊肉(28%)>牛肉(10%)。猪肉瘦肉中含有 0.4%～25%的脂肪，而肥肉中脂肪含量达到 90%。不同的畜禽肉中脂肪含量不同，脂肪酸的种类也不同，畜肉中脂肪含量较多，饱和脂肪酸比例达 50%以上，熔点高，较难消化。另外，动物的脑、内脏中含有较多的胆固醇，脑的胆固醇含量最高，应注意避免过多摄入动物的脑。

3. 碳水化合物

畜肉类的碳水化合物主要是以糖原（动物淀粉）的形式存在于肌肉和肝脏中，含量极少，仅约占动物体重的5%。动物宰杀后在保存过程中，糖原在酶的作用下酵解形成乳酸，有利于肉的嫩化。

4. 维生素

畜肉中含有较多的B族维生素，其中猪肉维生素 B_1 含量较高，牛肉中叶酸含量较高。内脏中维生素含量比肌肉中多，以肝脏最为丰富，肝脏中富含维生素A和维生素 B_2，还含有少量维生素C和维生素E。羊肝中维生素A含量高于猪肝中维生素A的含量。

5. 矿物质

畜肉中矿物质丰富，瘦肉中的矿物质含量高于肥肉中的矿物质含量，内脏中的矿物质含量高于瘦肉中的矿物质含量。肉类中矿物质生物利用率较植物性食物的高，例如，铁以血红素铁的形式存在，不受食物中各种干扰物质的影响。肝脏中铁含量最高。此外，畜肉中锌、铜、硒等微量元素含量较丰富，但钙含量偏低，磷含量较高。

（二）禽肉类

禽肉包括鸡、鸭、鹅、鸽、鹌鹑等的肌肉、内脏及其制品。禽肉与畜肉相比，在脂肪含量和质量方面具有优势。

禽肉蛋白质含量为16%～20%，鸡和鹌鹑肉的蛋白质含量在20%左右，比畜肉的稍高。禽类内脏的蛋白质含量略低于肌肉内脏的蛋白质含量，为14%～16%。禽肉的蛋白质也是优质蛋白质，禽肉的生物价与畜肉的生物价相当。

禽肉脂肪含量很不一致，火鸡和鹌鹑的脂肪含量在3%以下，鸡和鸽子的脂肪含量在9%～14%之间，鸭和鹅的脂肪含量高达20%左右。肥瘦程度不同，含量也有很大的差异。禽类脂肪中不饱和脂肪酸的含量高于畜肉脂肪中不饱和脂肪酸的含量，其中油酸约占30%，亚油酸占20%左右，禽类脂肪的营养价值高于畜类脂肪的营养价值。禽类胆固醇的含量与畜类胆固醇的含量接近。

禽肉中可以提供多种维生素，以维生素A和B族维生素为主。禽类内脏中维生素比肌肉中的维生素多，肝脏中各种维生素的含量均很高。与畜肉相同，禽肉中的铁、锌、硒等矿物质含量很高，且消化吸收率很高，禽类肝脏和血中的铁含量可达10～30 mg/100 g，但钙含量不高。

二、水产品

水产品的食物种类很多，包括鱼、虾、蟹及部分软体动物，根据其来源又可以分为淡水类和海水类。

水产品含蛋白质为15%～20%，氨基酸组成与肉类的相似，同时结缔组织少，比畜肉鲜嫩，更易消化吸收，生物效价和营养价值更高，且赖氨酸丰富，还含有一定量的牛磺酸，适合儿童食用。

鱼类的脂肪含量为1%～10%，平均5%左右。不同鱼种含脂肪量差异很大，银鱼、鳕鱼的脂肪含量仅为1%左右，而河鳗的脂肪含量高达28.4%。鱼类脂肪中不饱和脂肪酸的比例较高，且富含多种不饱和脂肪酸，包括亚油酸、亚麻酸、EPA、DHA等。海鱼中DHA的含量通常高于淡水鱼DHA的含量。鱼类胆固醇的含量通常较畜禽肉胆固醇的含量略低，但鱼子中胆固醇的含量很高。

水产品中维生素 A、D、E 的含量都高于畜肉中维生素 A、D、E 的含量，水产品还含有较多的维生素 B_2，但维生素 C 含量很低。鱼油和鱼肝油是维生素 A、D 的重要来源。

水产品中矿物质含量丰富，其中钙、硒元素的含量高于畜肉中钙、硒元素的含量，微量元素的生物利用率也较高。牡蛎是含锌、铜最高的海产品，海鱼的含碘量高于河鱼的含碘量。

三、肉类、水产品的加工对其营养价值的影响

肉、禽、鱼等食物在加工中，主要损失水溶性维生素，对蛋白质和矿物质的影响不大，除煎炸和烧烤处理外，蛋白质的生物价值基本不受影响。

动物性食品加工往往首先经过整形和腌制。腌制中使用的发色剂亚硝酸盐具有氧化性，会损失维生素 C 和维生素 E，但对蛋白质的生物效价没有影响。腌制和调味可以大大提高产品的钠含量。

动物性食品需要经过加热，加热和灭菌对蛋白质的影响不大，但是在烧烤和煎炸时，温度高于 200 ℃时蛋白质会发生一系列变化，使其生物效价降低。温度过高时蛋白质会焦煳，产生有毒物质，并失去营养价值。加热过程中 B 族维生素的损失较多，尤其是维生素 B_1。

急炒方式因为时间较短，可以保存较多的 B 族维生素；炖煮处理使原料中的 B 族维生素溶出到汤中，但并未受到破坏。肝脏烹调后，维生素 A 受到一定损失。

如果炖煮骨肉，加醋可以使畜骨中的钙溶出一部分。

四、蛋及蛋制品

蛋类包括鸡、鸭、鹅、鸽、鹌鹑等鸟类的卵及其制品。蛋类营养价值高，不同蛋类的营养成分差异不大。

(一) 蛋类的营养价值

以鸡蛋为代表，鸡蛋由蛋壳、蛋黄、蛋清三部分构成。蛋壳主要是碳酸钙。

1. 蛋白质

全蛋蛋白质含量约为 12%，蛋黄蛋白质含量高于蛋清。加工成咸蛋和松花蛋后蛋白质含量无明显变化。蛋类蛋白质氨基酸组成最接近人体，是天然食物中生物价最高的蛋白质，常作为参考蛋白。

2. 脂肪

蛋类的脂肪含量为 9%～15%，98%存在于蛋黄中。蛋黄中脂肪呈乳化状态，消化吸收率高，其中不饱和脂肪酸比例较高，并伴存着较多磷脂和胆固醇。鹅蛋黄中胆固醇含量最高，达 1696 mg/100 g，其次是鸡蛋黄，含量为 1510 mg/100 g，食用要适量。

3. 维生素

蛋黄中的维生素含量很丰富，且种类齐全，包括所有 B 族维生素，维生素 A、D、E、K 和微量的维生素 C。鸭蛋和鹅蛋的维生素含量总体略高于鸡蛋的维生素含量。蛋黄的颜色来自核黄素、胡萝卜素和叶黄素，其颜色深浅因饲料不同、类胡萝卜素类物质含量不同而有差异。

4. 矿物质

蛋类含有多种矿物质，主要集中于蛋黄部分，蛋清部分较少。蛋黄中钙、铁、磷、锌、硒等含量丰富。但由于是无极钙影响钙吸收和卵黄高磷蛋白影响铁的吸收，故而钙、铁的吸收利用率较低。

(二) 蛋制品的营养价值

1. 皮蛋

皮蛋又称松花蛋,是将混合的烧碱、泥土和糠壳敷在蛋壳表面经过一定时间而制成,营养成分与鲜蛋接近。制作中加碱可使蛋白凝固,但使维生素 B_1 受到一定程度的破坏。另外传统松花蛋的腌制中,会加入黄丹粉即氧化铅,使皮蛋中铅含量提高。

2. 咸蛋

咸蛋是将蛋浸泡在饱和盐水中或用混合食盐黏土裹在蛋壳表面,腌制一个月左右而制成。其营养成分与鲜蛋相似,易于消化吸收。

3. 冰蛋和蛋粉

鲜蛋经搅打均匀后在低温下冻结即成冰蛋。若将均匀的蛋液经真空喷雾、急速脱水干燥后即为蛋粉。冰蛋和蛋粉能保持蛋中的绝大部分营养成分,蛋粉中的维生素 A 会略有破坏。冰蛋和蛋粉不适于直接食用。

五、乳及乳制品

乳类是各种哺乳动物哺育幼仔的最理想的天然食物。各类动物因生长发育差异,乳的营养构成有所不同,见表 4-9。

表 4-9　三种乳的部分营养素含量(100 g)

营养素 / 品种	水分/g	蛋白质/g	脂肪/g	热量/kJ	糖类/g	钙/mg	磷/mg	铁/mg	维生素A/IU	维生素 B_1/mg	维生素 B_2/mg	烟酸/mg	维生素C/mg
人乳	87.6	1.3	3.4	272	7.4	30.0	13.0	0.1	11.0	0.01	0.05	0.2	5.0
牛乳	88.9	3.0	3.2	226	3.4	104.0	73.0	0.3	24.0	0.03	0.14	0.1	1.0
羊乳	88.9	1.5	3.5	247	5.4	82.0	98.0	0.5	84.0	0.04	0.12	2.1	—

(一) 乳的营养价值

人类食用的乳类食品,除婴儿应以母乳喂养为最佳之外,牛乳占绝对优势,此处以牛乳的营养价值为代表。牛乳中各种营养成分一般较稳定,但会受季节、牛的品种、饲料、产乳期等影响。母牛分娩后一周内的牛乳称为初乳,其成分与常乳有较大差别。

1. 蛋白质

牛乳中蛋白质含量比较稳定,平均为 3%。蛋白质中 80%以上为酪蛋白,其他主要为乳清蛋白和乳球蛋白,三种蛋白均为完全蛋白质,并能与谷类蛋白质发生营养互补作用,营养价值很高。酪蛋白是一种耐热蛋白质,可在酸性条件下沉淀,利用此性质可以制造酸奶和奶酪。酪蛋白与钙、磷等结合,使乳具有不透明性。

2. 脂肪

牛乳含脂肪量为 2.8%～4.0%,以脂肪球微粒的形式分散于牛乳中,呈很好的乳化状态,且牛乳脂肪的熔点要低于体温,所以极易消化,消化吸收率可达 95%。牛乳中脂肪酸组成复杂,饱和脂肪酸占 95%以上。一些短链脂肪酸含量也较高,约 8%,使牛乳具有特殊风味。牛乳中还含有少量磷脂和胆固醇。

3. 碳水化合物

天然牛乳含乳糖约 4.6%,占牛乳中碳水化合物总量的 99.8%。乳糖可促进钙、铁、锌等矿物质的吸收,也可促进婴儿肠道内双歧杆菌的增殖,促进肠细菌合成B族维生素。多年不喝牛乳的成年人肠道内乳糖酶活性不足,会导致"乳糖不耐症",包括腹胀、腹泻等症状。这部分人群可以饮用酸奶或将乳糖水解的乳制品。

4. 维生素

牛乳中几乎含有所有种类的维生素,包括脂溶性维生素、B族维生素和极少量的维生素C。但这些维生素含量差异较大,且受到季节、饲养条件和加工方式的影响。牛奶是B族维生素的良好来源,特别是维生素 B_2,但维生素 B_2 见光后易损失,瓶装牛乳若保存不当维生素 B_2 损失较多。牛乳中烟酸含量不高,但色氨酸含量较高,可以帮助人体合成烟酸。牛乳中维生素C含量少,经消毒处理后,几乎不含维生素C。脱脂乳的脂溶性维生素含量会有显著下降。

牛乳的淡黄色来自类胡萝卜素和核黄素,受季节和饲料影响较大。

(二)乳制品的营养价值

1. 炼乳

炼乳是原料牛乳经消毒和均质后,在低温真空条件下浓缩除去约2/3的水分,再经加热灭菌而成。经过均质和浓缩,脂肪和蛋白质的结构发生一定的变化,更易于吸收,但经过多次加热,炼乳中的维生素A、B_1、B_2 和赖氨酸等营养素部分受到破坏。

2. 乳粉

乳粉是由鲜乳经过浓缩除去70%~80%的水分后,再经过喷雾干燥而成。牛乳粉营养成分保存较好,蛋白质的消化性有所改善。牛乳粉是蛋白质和钙的良好来源。但是在加热过程中,对热敏感的营养素会有一定损失。甜乳粉中添加了20%左右的蔗糖。脱脂乳粉除去了大部分的脂肪,因而脂溶性维生素损失较大,适用于腹泻婴儿及需要控制脂肪摄入的人群食用。目前,很多乳粉产品按照目标人群的营养需要对原有的营养成分进行调整,提高了乳粉的营养价值。例如婴幼儿配方奶粉,参照母乳的营养组成和特点加以调整,更适合婴幼儿生理特点和需要。

3. 酸乳

酸乳是牛乳经乳酸发酵制成的食品。乳酸菌的繁殖消耗了牛乳中的乳糖,使乳糖酶缺乏的成人易于食用,同时保留了牛乳中的其他营养成分。发酵过程中蛋白质被部分水解,部分乳脂被分解,更易消化和吸收,并产生了少量的B族维生素;乳酸的存在促进了钙、磷、铁的吸收率,酸度的保持有利于维生素的保存;乳酸菌的乳酸杆菌和双歧杆菌为肠道益生菌。

4. 乳酪

乳酪也称干酪,是一种营养价值很高的发酵乳制品,是原料乳经过发酵、凝乳、除去乳清、加盐压榨、后熟等处理后得到的产品。除部分乳清蛋白和水溶性维生素随乳清流失外,其他营养素得到保留和浓缩,经后熟发酵,乳糖含量降低,蛋白质和脂肪消化率提高,部分维生素经细菌发酵而增加。据我国食物成分表,100 g干酪中有蛋白质25.7 g、脂肪23.5 g、核黄素0.91 mg、钙799 mg。乳酪中钙的含量比牛乳中钙的含量要高出很多。

第四节　蔬菜的营养价值

一、蔬菜的营养价值

蔬菜含水分多,一般新鲜蔬菜含65%~95%的水分,多数含水量在90%以上。蔬菜能量低，富含植物化学物质，蔬菜是提供微量营养素、膳食纤维和天然抗氧化物的重要来源。通常将蔬菜分为根菜类、嫩叶茎和花苔类、茄果类、鲜豆类、瓜类、水生蔬菜类、薯类、食用菌类和藻类等。

（一）碳水化合物

蔬菜中的碳水化合物包括可溶性糖、淀粉和膳食纤维，含量为 2%～6%，其中水生蔬菜中的菱角和藕碳水化合物含量较高，胡萝卜和某些品种的萝卜碳水化合物含量为 7%～8%。

除薯类外，大部分蔬菜不含淀粉，膳食纤维的含量较高，鲜豆类膳食纤维的含量为1.5%～4.0%，叶菜类膳食纤维的含量通常为 1.0%～2.2%。有些蔬菜富含果胶，如菜花等。

（二）蛋白质和脂肪

新鲜蔬菜的蛋白质含量通常在 3%以下。鲜豆类和深绿色叶菜的蛋白质含量较高，如豇豆的蛋白质含量为 2.9%，苋菜的蛋白质含量为 2.8%。如果每天摄入 400 g 绿色蔬菜，可以获得至少 6 g 蛋白质，相当于 1 个鸡蛋所含蛋白质的量。蔬菜蛋白质中赖氨酸含量丰富，可以和谷类蛋白质互补。

蔬菜中脂肪低于 1%，是低能量食品，如 100 g 黄瓜含能量仅为 63 kJ。

（三）维生素

常见蔬菜中含有丰富的维生素，除了维生素 A、D 外，其他维生素都广泛存在，其中含量最丰富的是维生素 C 和胡萝卜素。

绿叶蔬菜中维生素 C 的含量最为丰富，其次是根茎类蔬菜，瓜类蔬菜中含量略少，但是苦瓜中含量却很高。常见维生素 C 含量较高的蔬菜有青椒、花菜、芥蓝等，见表 4-10。

蔬菜中胡萝卜素的含量与颜色有明显的关系。深绿色叶菜和橙黄色蔬菜的含量最高，如表 4-10 中西兰花、芥蓝（深绿色蔬菜）和胡萝卜（橙黄色）含胡萝卜素量较高。浅色蔬菜中胡萝卜素含量较低，如表 4-10 中的花菜。蔬菜中含有的番茄红素、玉米黄素等类胡萝卜素对人体也具有重要的健康意义。

表 4-10　几种常见蔬菜部分维生素的含量　（单位：mg/100 g）

营养素 \ 蔬菜品种	芥蓝	青椒	花菜	西兰花	苋菜	菠菜	胡萝卜	南瓜	番茄	黄瓜
维生素 C	76	72	61	51	47	32	13	8	19	9
胡萝卜素	3.45	0.03	0.03	7.21	2.11	2.92	4.13	0.89	0.55	0.09

绿叶蔬菜也是维生素 B_2、叶酸和维生素 K 的重要膳食来源。深绿色蔬菜和花类蔬菜的维生素 B_2 含量较高，一般为 0.1 mg/100 g。维生素的具体含量受品种、栽培、储存和季节等因素的影响而变动很大。

（四）矿物质

蔬菜富含多种矿物质，对人体调节酸碱平衡十分重要。蔬菜为高钾低钠食品，也是钙、铁和镁的重要膳食来源。很多蔬菜钙含量超过 100 mg/100 g，如油菜、苋菜、茴香、芹菜等。绿叶蔬菜含铁量较高，也是镁的最佳来源之一。

蔬菜中维生素 C 可以促进铁的吸收，但蔬菜中铁是非血红素铁，蔬菜中的植酸、草酸、磷酸等有机酸会影响蔬菜和其他食物中钙、铁的吸收,蔬菜的生物利用率比动物性食品的生物利用率低。

一些蔬菜含有某些微量元素,比如大蒜中含有较多的硒,菠菜中含较多的钼,豆类蔬菜含有较多的锌。各种微量元素的含量受到土壤、肥料、气候等因素的强烈影响。

(五)其他营养成分

蔬菜中普遍含有各种有机酸,可以使食物维持一定的酸度,对维生素C有保护作用,但有些有机酸会影响矿物质的吸收。

蔬菜中还含有多种保健物质,特别是具有抗氧化作用的成分,例如番茄红素、类黄酮、花青素等。大量研究证实,水果蔬菜摄入量的增加可以减少多种慢性疾病,特别是减少心血管疾病的发生。

二、薯类营养价值

薯类包括各种含淀粉的根茎类食品,如马铃薯、甘薯、芋头、山药等。薯类水分的含量为60%～90%,营养成分介于谷类和蔬菜之间,也常常作为主食。

(一)碳水化合物

薯类碳水化合物以淀粉为主,淀粉含量占鲜重的8%～30%,占干重的85%以上。薯类淀粉易消化吸收,且血糖反应低。薯类淀粉颗粒大,易分离,常用来提取淀粉或制作各种淀粉制品。

薯类中膳食纤维颗粒较小,对肠胃刺激小,可有效预防便秘。甘薯中含有较多可溶性糖,故而具有甜味。

(二)蛋白质和脂肪

薯类的蛋白质含量通常为1%～2%。按干重计,薯类食品蛋白质的含量和粮食蛋白质的含量相当。例如,马铃薯蛋白质的含量相当于干重的10%,略高于大米蛋白质的含量(8.9%)。从氨基酸的组成来看,薯类蛋白质的质量相当于或优于谷类蛋白质的质量。马铃薯蛋白质的氨基酸较均衡,其中富含赖氨酸和色氨酸,可以与谷类蛋白质进行营养互补。甘薯蛋白质质量与大米蛋白质质量相近,但赖氨酸的含量高于大米赖氨酸的含量。此外甘薯、山药和芋头中均含有黏蛋白,黏蛋白是对健康有益的保健性成分。

薯类脂肪主要由不饱和脂肪酸组成,脂肪含量低,通常小于0.2%。

(三)维生素

薯类中含有除维生素B_{12}外的各种B族维生素及较为丰富的维生素C,可以在膳食中部分代替茎叶类蔬菜。例如,马铃薯和甘薯中的维生素C含量与小白菜和白萝卜等蔬菜的维生素C含量相当,且由于薯类中淀粉对维生素C有一定的保护作用,薯类烹调后,维生素C的损失率较低。薯类食物中B族维生素特别是维生素B_1含量较高。红心甘薯中含有较丰富的胡萝卜素。

(四)矿物质

薯类富含钾、磷、钙、镁、硫等矿物质。山药、芋头和马铃薯含有较多的钾。马铃薯干粉中含钾为1000 mg/100 g。薯类中钙含量高于谷类，铁含量与谷类相当。用薯类部分代替米和面粉作为主食，有利于增加膳食中钾、镁元素的供应。

三、食用菌和藻类

（一）食用菌

食用菌是真菌类食物，如蘑菇、香菇、木耳、灵芝、茯苓等，营养价值较高，含有蛋白质、多糖、胡萝卜素、铁、锌、硒等。

1. 碳水化合物

菌类中碳水化合物含量较高，干香菇中碳水化合物的含量高达50%，且主要是多糖，如香菇多糖、银耳多糖等，能够提高机体免疫力，抑制肿瘤的生长。菌类中的纤维素、半纤维素等膳食纤维含量也较高。

2. 蛋白质

食用菌中蛋白质含量较高，鲜菇达3%～4%、干菇类达40%。食用菌中蛋白质含量远高于肉类蛋白质含量，特别是游离氨基酸含量丰富，氨基酸配比也较合适，必需氨基酸含量也较丰富，营养价值很高。

3. 脂肪

菌类脂肪含量很低，且多由必需脂肪酸组成，易吸收。大部分食用菌因含有卵磷脂、脑磷脂、鞘磷脂等，它们对心血管和神经系统有益，且具有降血脂的功效。

4. 维生素和矿物质

菌类食物富含B族维生素，如鲜蘑菇的核黄素和烟酸含量分别为0.35 mg/100 g和4.0 mg/100 g，但维生素C含量不高。菌类食物还含有钙、镁、铜、铁、锌等多种矿物元素。

近年发现很多菌类存在类似抗生素的物质，对降低白细胞和治疗病毒性肝炎效果显著。

（二）藻类

藻类是无胚、自养、以孢子进行繁殖的低等植物，营养价值较高，供人类食用的有海带、紫菜、螺旋藻、发菜等。藻类含有丰富的蛋白质、维生素、矿物质和各种微量元素。

1. 蛋白质

藻类中的螺旋藻蛋白质含量高达60%～70%，是牛肉的3倍、猪肝的4倍、鸡蛋的6倍、大米的10倍，所含蛋白质由18种氨基酸组成，其中8种必需氨基酸，可提供身体组织重建、调整肝脏代谢机能的重要元素。紫菜中蛋白质含量高达25%，中性、酸性氨基酸较多。海带所含蛋白质中含有褐藻氨酸，有预防白血病和胃癌的功能，还可以降血压、降血脂。

2. 维生素和矿物质

紫菜中含有较多的胡萝卜素和维生素B_2。碘、钙、铁、磷、锌、硒等矿物质的含量也很丰富。螺旋藻中含有维生素A、B_1、B_2、B_6、B_{12}、E、K、烟酸泛酸、叶酸等多种维生素，几乎所有的维生素都可以在螺旋藻中找到。维生素B_{12}含量最高，比猪肝中的维生素B_{12}含量高3倍。海带中碘的含量比较高。

3. 脂肪

紫菜中的脂肪含量不到1%，但含有较多的不饱和脂肪酸，如亚油酸、亚麻酸，尤其EPA含量丰富，它们对人体有很好的保健作用。

四、储藏和加工对蔬菜营养价值的影响

(一) 储藏对蔬菜营养价值的影响

普通居民购买新鲜蔬菜后往往将其放入家庭冰箱中储藏。储藏温度和湿度对蔬菜营养价值有极大的影响。多数蔬菜在温度 12 ℃和相对湿度 85%～90%时,维生素 C 的损失较小。在各类蔬菜当中,绿叶蔬菜由于表面积较大,叶面保护层较薄,较易失去水分。故而在低湿度储藏时,绿叶蔬菜的营养素损失较大。例如,在 7.7 ℃和相对湿度为 85%的环境下储藏 7 d 后,芹菜维生素 C 的损失率为 40%左右;而在 2 ℃和相对湿度为 55%的环境下储藏 7 d 后,维生素 C 的损失率为 50%。

(二) 蔬菜加工对营养价值的影响

1. 脱水(干制)

蔬菜脱水的过程中,矿物质、碳水化合物、膳食纤维等成分得到浓缩。在晾晒和烘烤的脱水过程中,维生素 C 几乎全部损失,胡萝卜素大部分被氧化。真空冷冻干燥,营养素损失最小。

2. 热烫

热烫可以除去 2/3 以上的草酸、硝酸盐、亚硝酸盐、有机磷农药,同时可以钝化氧化酶和水解酶类,有助于在以后的加工中减少营养素的损失,提高营养素的利用率。维生素 C、B_1、叶酸等维生素会分解和溶于水中,同时钾元素溶水后流失严重,因此应严格控制热烫时间并提高冷却效率。护色处理可以减轻维生素 C 的损失。

3. 腌制

蔬菜腌制前处理,水溶性维生素和矿物质损失严重,腌制过程中可能会产生亚硝酸盐使维生素 C 含量进一步降低。腌制会引入较多的钠盐。

4. 速冻

蔬菜经过速冻一系列处理后,水溶性维生素有一定损失,但胡萝卜素、矿物质、膳食纤维损失不大。

5. 罐藏

罐藏蔬菜水溶性维生素和矿物质可能受热降解和随水流失一部分,其中维生素 C 的损失率较高。

(三) 家庭烹调对蔬菜营养价值的影响

蔬菜在家庭中经摘洗后,直接烹调食用。摘菜丢弃外层叶片或削皮过度会造成营养素损失,因为蔬菜外部绿色叶片的营养价值较高,靠皮的外层部分营养素浓度高于中心部分。洗菜和切菜应该是先洗后切,如果先切或浸泡,会造成大量的营养素溶水流失。切菜后也应尽快烹调,以减少氧化。

烹调蔬菜较好的方式是凉拌、急火快炒和快速蒸煮。炒菜油脂不应过多,时间更不要过长,以免维生素 C 损失过多。快炒或一般炖煮维生素 C 和叶酸的损失率通常为 20%～50%。长时间熬煮维生素 C 损失大,但胡萝卜素损失小。同样加热时间,微波烹调的维生素 C 损失高于普通烹调。烹调时加些醋,可以提高维生素 C 热稳定性,减少损失。

第五节　水果的营养价值

一、碳水化合物

水果中的碳水化合物包括淀粉、蔗糖、果糖和葡萄糖，鲜果碳水化合物含量多半在10%左右，干果可达70%～80%。未成熟果实中淀粉含量较高，随着果实的成熟，淀粉会分解为单糖或双糖。不过成熟后的香蕉淀粉含量高达3%以上。

水果中富含膳食纤维，包括纤维素、半纤维素和果胶，其中以果胶最为突出。

二、蛋白质和脂肪

水果中蛋白质含量很少，多为0.5%～1.0%，不宜作为主食。水果蛋白质主要为酶蛋白，包括果胶酶类和酚氧化酶。某些水果中含有较丰富的蛋白酶类，如菠萝、木瓜、无花果、猕猴桃等。

水果的脂肪含量多在0.3%以下，只有鳄梨、榴梿少数水果脂肪含量较多。

三、维生素

水果和蔬菜一样，含有除维生素B_{12}、维生素D之外的所有维生素，是膳食中维生素C和胡萝卜素的良好来源。大部分水果中富含维生素C，含量高于蔬菜，如鲜枣、猕猴桃、柑橘、草莓、桂圆等。黄色和橙色的水果可提供类胡萝卜素，如西瓜、粉红色葡萄柚、黄桃、杧果等，但是除了杧果外，胡萝卜素含量均不及绿叶蔬菜。水果中B族维生素的含量较低，且大多含量比绿叶蔬菜要低。水果中维生素B_1、维生素B_2的含量通常低于0.05 mg/100 g。几种常见水果的部分维生素含量见表4-11。

表4-11　几种常见水果的部分维生素含量表　（单位：mg/100 g）

维生素＼水果品种	鲜枣	猕猴桃	杧果	草莓	葡萄	橘子	桃
维生素C	243	62	77	47	25	28	7
维生素A	0.24	0.13	0.05	0.03	0.02	0.89	0.02
维生素B_2	0.09	0.02	0.04	0.03	0.03	0.04	0.03

四、矿物质

水果的矿物质含量为0.4%左右，含量不及蔬菜。水果矿物质主要是钾、镁、钙等元素，钠含量较低，是膳食钾的重要来源。一些水果含有较为丰富的铁，如草莓、大枣和山楂的含铁量较高，且因为富含维生素C和有机酸，铁的生物利用率较高。水果干制后，矿物质浓缩，使葡萄干、杏干、干枣、桂圆干等成为矿物质的良好来源。

五、其他有益成分

水果中除了上述基本的营养元素外还有一些特殊的营养成分。水果中常含有各种有机酸，它们与糖配合形成水果的独特风味，可以促进食欲，帮助消化。柠檬酸和苹果酸还是人体的重要代谢物质,可以提供能量。

水果中的酚类物质,如酚酸类、黄酮类、花青素类、单宁类、花色苷等,对果品的色泽和风味都有很大的影响。其中黄酮类物质的摄入量与心血管疾病的死亡率之间有着负相关的关系。部分水果中的花青素、花色苷、儿茶素、多酚类都具有高度的抗氧化活性。水果中的涩味主要来自单宁物质、儿茶素等。水果中的芳香物质也是膳食的重要成分。

野生蔬菜和水果的营养素含量往往高于栽培蔬菜和水果,特别是胡萝卜素、核黄素、维生素 C 和钙、铁等。

六、储藏和加工对水果营养价值的影响

(一) 储藏对水果营养价值的影响

水果因富含维生素,以生食为佳。储藏可引起水果中维生素 C 的损失,低温或气调冷藏可以造成水果中的维生素和风味成分的损失。酸性水果在常温储藏中维生素 C 的保存率较高,如柑橘类水果和山楂。

(二) 加工对水果营养价值的影响

水果加工过程中,主要损失维生素 C,胡萝卜素的损失不大。

水果加工品主要有水果罐头、果酱、果脯、果汁、果糕等,保存了水果特有的风味,但是维生素 C 损失较多。维生素 C 保存率与原料特点、加工工艺和储藏条件等有很大的关系。

果汁分为两类:一类是带果肉的果汁,其中含有除部分纤维素之外水果中的全部养分,如柑橘汁等;另一类是较澄清的,经过过滤或超滤,除去了水果中膳食纤维、各种大分子物质和脂类物质,只留下糖分、矿物质和部分水溶性维生素,如苹果汁。市场上销售的果汁饮料中原果汁的含量一般在 10%以下,仅能提供水分和部分热能。

【本章小结】

本章主要介绍了谷类食物、豆类食物、动物性食物、蔬菜类食物、水果类食物的营养素分布及其营养价值、营养特点,以及储藏加工对这些食物营养价值的影响。

谷类食物为我国居民提供了日常膳食中 60%~65%的能量,40%~60%的蛋白质和 60%以上的维生素 B_1,但是谷类蛋白质往往缺乏赖氨酸。精制加工和日常烹调对谷类食物的营养价值有不利的影响,发酵可提高谷类食物的营养价值。

豆类是高蛋白、低脂肪、中等淀粉含量的食物,含有丰富的矿物质和维生素。尤其是蛋白质组成富含赖氨酸可以与谷类食物互补。大豆制品在加工过程中大多可以去除一些抗营养因子,提高了大豆的营养价值。

动物性食品包括畜禽肉类、水产品类、蛋类、乳类食物。动物性食品是蛋白质的良好来源,且蛋白质营养价值高,是优质蛋白质,动物性食品同时也是脂肪和脂溶性维生素的良好来源。水产品可以提供具有保健作用的多不饱和脂肪酸。蛋类是蛋白质、B 族维生素的良好来源,也是脂肪、维生素 A、维生素 D 和维生素 B_2 的较好来源。日常烹调和加工过程对动物性食物的营养价值影响较小,但是高温煎炸和烧烤会引发蛋白质和脂肪的化学变化,生成有毒有害物质。

蔬菜和水果一般供能较少，主要提供人体所需的维生素 C、胡萝卜素、矿物质和膳食纤维，还提供有机酸、芳香物质、色素，以及具有保健作用的生理活性物质。储藏和加工对蔬菜和水果的营养价值影响较大，应多吃新鲜的蔬菜水果。

【思考与练习】

1. 谷类食物在膳食中有何重要意义？
2. 如何去除大豆中植酸这一抗营养因子？
3. “多吃鱼，少吃肉”对健康有益吗？
4. 畜禽肉、水产品、蛋、奶类动物性食品的营养价值有何异同？
5. 蔬菜和水果营养价值有哪些相同之处？水果可以代替蔬菜吗？

【实训】

食物营养价值评价

【实训目的】

通过实训，使学生了解平时常见食品的营养价值，重要的是了解进行生命活动所需要的能量、蛋白质、碳水化合物、维生素等营养物质的主要来源，为今后评价食谱和营养配餐打下基础。

【实训内容】

1. 计算并评价表 4-12 中鸡蛋的几种主要营养素营养质量指数(INQ)。

$$\mathrm{INQ}=\frac{\text{某营养素密度}}{\text{热能密度}}=\frac{\text{某营养素含量}\div\text{该营养素供给量}}{\text{所产生热能}\div\text{热能供给量标准}}$$

INQ=1，食物中该营养素与热能含量达到平衡；INQ>1，食物中该营养素的供给量高于热能的供给量，食物营养价值高；INQ<1，食物中该营养素的供给量少于热能的供给量，食物营养价值低。

表 4-12　100 g 鸡蛋中几种主要营养素的 INQ

项　　目	能量/kJ	蛋白质/g	维生素A/μg	维生素B_1/mg	维生素B_2/mg	维生素C/mg	钙/mg	铁/mg
含量	602.50	13.3	74.1	0.11	0.27	0	56	2
供给量标准	11 290	80	800	1.4	1.4	100	800	15
密度/(%)								
INQ								

2. 结合表 4-13 中数据，评价黄豆、大米、牛奶、苹果、鲫鱼、猪肝的营养价值，提出改进食物营养缺陷的建议。

3. 结合表 4-13 分别比较牛奶与豆浆、绿豆与黄豆、大米与面粉、苹果与橘子、瘦猪肉与猪肝等食物的营养价值，提出改进食物营养缺陷的建议。

表 4-13 食物一般营养成分表

食物名称	能量/kJ	蛋白质/g	脂肪/g	膳食纤维/g	碳水化合物/g	胡萝卜素/μg	维生素A(以视黄醇当量计)/μg	维生素B_1/mg	维生素B_2/mg	维生素C/mg	钙/mg	铁/mg	锌/mg	磷/mg
牛奶	225.94	3	3.2	0	3.4	0.6	24	0.03	0.14	1	104	0.3	0.42	73
豆浆	58.576	1.8	0.7	1.1	0	0.2	96.4	0.02	0.02	0	10	0.5	0.24	30
绿豆	1 322.1	21.6	0.8	6.4	55.6	3.3	12.3	0.25	0.11	0	81	6.5	2.18	337
黄豆	1 502.1	35	16	15.5	18.7	4.6	10.2	0.41	0.2	0	191	8.2	3.34	465
大米	1 447.7	7.4	0.8	0.7	77.2	0.6	13.3	0.11	0.05	0	13	2.3	1.7	110
面粉	1 439.3	11.2	1.5	2.1	71.5	1	0	0.28	0.08	0	31	3.5	1.64	188
苹果	217.57	0.2	0.2	1.2	12.3	0.2	3	0.06	0.02	4	4	0.6	0.19	12
橘子	213.38	0.7	0.2	0.4	11.5	0.3	148	0.08	0.04	28	35	0.2	0.08	18
瘦猪肉	598.31	20.3	6.2	0	1.5	1	44	0.54	0.1	0	6	3	2.99	189
猪肝	539.74	19.3	3.5	0	5	1.5	4 972	0.21	2.08	20	6	22.6	5.78	310
鲫鱼	451.87	17.1	2.7	0	3.8	1	75.4	0.04	0.09	0	79	1.3	1.94	193

注:1. 表中每种食物质量为可食部分 100 g;

2. 表中豆类为干豆类,各类食品有地域和品种差别,如苹果、大米、鲫鱼等取均值。

第五章　社 区 营 养

知识目标

- 了解社区营养的概念、特点及作用，膳食结构的种类；
- 掌握膳食营养学参考摄入量的内涵和应用；
- 理解中国居民平衡膳食宝塔，不同类型营养监测的作用和特点；
- 了解常见的饮食营养误区，掌握正确合理的平衡膳食观念。

能力目标

- 能联系实际应用膳食指南指导日常饮食；
- 能确定成人每日食物供应量，按照膳食宝塔要求安排自己的膳食；
- 能够进行营养调查，并进行合理营养、平衡膳食评估；
- 能够判断出常见的饮食营养误区。

人们在维持自身健康的生命活动和从事各种劳动等过程中，都需要有足够的能量和各种营养素。不同的营养素可包含在各种不同的食物之中。通常，合理的膳食是由含有不同营养素的食品组成，并保持一定的膳食平衡，而不同的膳食结构对人群健康的影响较大。社区营养是以特定社会区域范围内的各种或某种人群为对象，从宏观上研究其合理营养与膳食的理论、方法，以及相关制约因素。目的在于利用一切有利条件，使特定社区内人群膳食营养合理化，提高其营养水平和健康水平。

社区营养的特点有以下几点。

(1) 以有共同的政治、经济、文化及膳食习俗等划分人群范围，如以居民点、乡镇、县区、省市甚至国家划分社区人群。

(2) 强调特定社区人群的综合性和整体性。

(3) 主要研究解决的膳食营养问题具有宏观性、实践性和社会性。既包括人群膳食营养需要与供给、营养调查与评价、食物结构调整、膳食指导、营养监测等问题，又与食物经济、营养教育、饮食文化、营养保健政策与法规等间接因素有关。

社区营养的作用：运用一切有益的条件、因素和方法，使特定区域内各类人群营养合理化，提高其营养水平和健康水平，改善人群的体力和智力素质。

第一节　膳食营养素参考摄入量

人体每天都要从饮食中获得所需的各种营养素。不同的个体由于年龄、性别、生理及劳动状况不同对各种营养素的需要量可能不同。如果一个人长期某种营养素摄入不足，这个人就可能产生相应的营养缺乏的危害；如果长期某种营养素摄入过多就可能产生相应的毒副作用。

因此,必须在适当的营养素需要量指标的指导下,科学地安排每日摄入营养素的质量和数量。

一、膳食营养素参考摄入量的发展

膳食营养素参考摄入量(DRIs)是指为满足人群健康个体基本营养所需的能量和特定营养素的摄入量。它是在推荐的每日膳食营养素供给量(RDAs)的基础上发展起来的一组每日平均膳食营养素摄入量的参考值。由于食物生产加工、社会经济发展和人群饮食习惯各方面的差异,不同国家和地区之间的DRIs也有所区别。

营养生理需要量是RDAs制定的基础,是指维持人体正常生理功能所需的营养素数量。RDAs是以正常营养生理需要量作为参考,综合考虑了人群间个体差异、食物生产、社会发展等多方面的因素而制定的膳食中必须含有的各种营养素和热量的需要。RDAs是为保证正常人群健康而提出的膳食质量指标,是为人群取得良好营养状况而设计的膳食营养准则。

RDAs作为一种膳食质量标准,曾对指导发展食物生产,保障居民的身体健康起到了不可低估的作用。但是它是以预防营养缺乏病为主要目标,已经不能很好地适应今日的需要。自20世纪90年代初期,欧洲一些国家先后使用了一些新的概念或术语。1995年8月,美国国家科学院食物与营养委员会发表DRIs来代替推荐的营养素供给量。中国营养学会及时研究了这一领域的进展,根据我国具体情况并参考国内外有关资料于2000年10月发表了中国居民膳食营养素参考摄入量。由于DRIs概念的发展,为了避免混淆,RDAs不再使用。

二、制定膳食营养素参考摄入量的方法

DRIs的制定是通过对人体进行全面的生理、生化测定而得出的。确定DRIs中每一个指标值都需要做大量的工作。如在有代表性的人群中,以特定年龄组人群为对象,求出该人群对某种营养素的平均需要量,再按照每一年龄组内的统计学上的个体差异,求出健康人群所需要增加的营养素数量。这些数值有些是通过人体试验直接测定而来,有些则是间接推测而来。一般情况下,膳食营养素参考摄入量值通过以下方法而获得:在正常的健康人群中收集食物消费种类、数量及营养素摄入量的数据资料;用生物化学方法研究特定营养素在组织中的浓度及饱和度,分子功能适应状况,研究通过合理膳食等方法增加营养食物后的效果改变;用流行病学方法观察特定人群营养现状及改进后的效果;以平衡试验确定特定营养物质的状态与摄入量两者之间的关系;对营养素缺乏病进行研究,通过耗空和补充实验,对特定受试者,按最低限度供给特定营养素,使之处于低的或轻度缺乏状态,再补充定量的该种特定营养素,观察改善状况;进行动物试验,并将动物试验的数据资料,外推到人体的需要量上;由毒理学实验所得最大无作用剂量及人体食用膳食以外的强化食品与膳食补充剂的观察结果,作为提出可耐受最高摄入量的基础;根据影响各种营养素吸收利用和活性形式转变的因素,结合各国上述特点,考虑提出膳食营养素参考摄入量的有效性。

新制定的DRIs指标,将预防营养缺乏病的传统重点扩展到帮助个体和人群安全地摄入各种营养素,防止与营养素有关的慢性病方面。

三、膳食营养素参考摄入量

DRIs是一组每日平均膳食营养素摄入量的参考值,主要包括以下四项内容。

(一) 平均需要量(EAR)

EAR 指膳食中摄取的营养素水平，足够维持不同性别和年龄 50％个体的健康，主要用于计划和评价群体的膳食。根据某一特定人群中摄入量低于 EAR 个体的百分比来评估群体中摄入不足的发生率，评价其营养素摄入情况是否适宜。

EAR 可以作为制定推荐摄入量（RNI）的基础，如果个体摄入量呈正态分布，RNI＝EAR＋2SD。SD 是 EAR 的标准差。若 EAR 的标准差变异很大，则用 EAR 的变异系数表示。根据大量热能基础代谢和成人蛋白质需要量的数据变异，可以估计出一个 EAR 的标准差相当于 10％的 EAR，于是该公式又可归纳为：RNI＝1.2×EAR。

(二) 推荐摄入量(RNI)

RNI 相当于传统使用的 RDA，它可以满足某一特定群体中绝大多数(97％～98％)个体的需要。长期保持 RNI 水平，可以满足身体对该营养素的需要，并有适当储备。RNI 是个人健康膳食营养素摄入量目标值，个体摄入量低于 RNI 时，不一定表明该个体未达到适宜营养状态。如果某个体的平均摄入量达到或超过了 RNI，可以认为该个体没有摄入不足的危险。推荐摄入量是根据某一特定人群中体重在正常范围内的个体需要设定的，对个别身高、体重超过此范围较多的个体，可能需要按照体重的需要量调整其营养素的推荐摄入量。

个体摄入量在 EAR 和 RNI 之间的要确定摄入量是否适宜相当困难，为了安全起见，还是应当进行改善。

推荐摄入量或其他任何单一指标都不能作为评价个体营养状况的根据。摄入量经常低于推荐摄入量的个体可能需要进一步用生化试验或临床检查来评价其营养状况。

(三) 适宜摄取量(AI)

AI 是通过观察或实验获得的健康人群某种营养素的摄入量。AI 应能满足目标人群中几乎所有个体的需要，但是不是通过研究营养素的个体需要量求出来的，故而在用作个体摄入量的目标是，其准确性不如 RNI，有可能高于 RNI。当某种营养素的个体需要量的资料不足，没有办法计算 EAR，不能求出 RNI 时，可以设定 AI 代替 RNI。

AI 主要用作个体营养素摄入目标，同时限制过多摄入的标准。当健康个体摄入量达到 AI 时，出现营养缺乏的危险性很小，如长期超过 AI，则有可能产生毒副作用。

(四) 可耐受最高摄入量(UL)

UL 是个体平均每日可以摄入该营养素的最高量，此量对一般人群中几乎所有个体都不至于损害健康。UL 是日常摄入量的高限，并不是建议的摄入水平。

UL 的主要用途是检查个体摄入量过高的可能，避免发生中毒，当摄入量超过 UL 时，发生毒副作用的危险性会增加，在大多数情况下，UL 包括膳食、强化食物和食品营养强化剂等各种营养素之和。对于许多营养素来说，目前还没有足够的资料制定它们的 UL，所以没有 UL 并不意味着过多摄入这些营养素没有潜在的危险。

需要指出的是，DRIs 是应用于健康人群的膳食营养标准，不是应用于患有急性或慢性病的人的营养治疗标准，也不是为患有营养缺乏病的人设计的营养补充标准。

第二节 膳食结构和膳食指南

一、膳食结构

(一) 膳食结构的概念和特点

膳食结构是指在一定时期内特定人群膳食中消费的食物种类及其数量的相对构成。一般可以根据各类食物所能提供的能量及各种营养素的数量和比例来衡量膳食结构的组成是否合理。

一个地区膳食结构主要取决于人体对营养的生理需求和生产供应条件所提供食物资源的可能,其形成与当地生产力发展水平、科学、文化、知识水平及自然环境等多方面因素有关。膳食结构可以反映该地区人群营养与健康、经济收入之间的关系。良好的膳食结构通常与良好的健康相联系,这多半包括长寿、低发病率与低婴儿死亡率等。

膳食结构类型的划分有许多方法,根据膳食中动植物食物的比例,以及能量、蛋白质、脂肪和碳水化合物的供给量作为划分标准,可以将不同地区的膳食结构划分为四种。

1. 动植物食物消费量平衡,热能、蛋白质、脂肪摄入量基本符合营养标准,膳食结构较为合理

该膳食结构以日本为代表。日本饮食既保留了东方人膳食的一些特点,同时又吸取了西方膳食的一些长处。2002 年,日本人均谷物消费量为 113.8 kg、薯类为 34.1 kg、肉类为 43.9 kg、植物油为 14.1 kg、水果为 56.3 kg、鱼类为 66.3 kg、奶类为 67.1 kg、大豆为8.81 kg、蛋类为 19.1 kg。动物性蛋白质占蛋白质总量的一半,而水产品蛋白质又占到动物性蛋白质的一半。日本人均能量和脂肪的摄入量低于欧美发达国家人均能量和脂肪的摄入量。2002 年,日本人均日摄入热能为 11 560 kJ,热能构成中,碳水化合物占 59.2%、蛋白质占 14.8%、脂肪占 26%,这种膳食的结构中,营养素占比基本合理。

2. 以动物性食物为主,高热能、高脂肪、高蛋白质的膳食结构

该膳食结构以欧美国家为代表。饮食特点是谷物类食物消费少,以肉、奶、禽、蛋等动物性食品消费为主,肉类人均年消费量为 100 kg 左右。人均每日热能蛋白质与脂肪消费过高,2000 年,美国人均日摄入热能为 15 793 kJ,热能构成中,碳水化合物占 48.4%、蛋白质占 15.2%、脂肪占 33.3%。这种膳食结构,属于营养过剩,以致肥胖症、冠心病、高脂血症、高血压、糖尿病发病率较高。

3. 以植物性食物为主,热能基本满足人体需要,蛋白质、脂肪摄入较少

这类膳食结构主要是一些经济不发达国家和以素食为主的国家,以印度和非洲为代表。该膳食结构主要以植物性食物为主,有的国家尚且不足,肉、蛋、鱼、乳类也不多。居民中存在营养不良,主要是蛋白质不足,有的热能也不足,来自动物性食物的营养素如铁、钙、维生素 A 摄入不足。营养缺乏,包括人群体质低下、健康状况不良、劳动能力降低等,是这些国家人群的主要问题。

4. 地中海膳食结构

该膳食结构是地中海地区的居民所特有的,以意大利和希腊为代表。膳食中富含植物性食物,讲究食物新鲜,以橄榄油为主要食用油,每天食用少量或适量乳制品,每周食用少量或适

量鱼、禽、蛋，每月食用几次畜肉制品，成年人有饮用葡萄酒的习惯。膳食结构中较突出的特点是饱和脂肪摄入量低，含大量复合碳水化合物，蔬菜、水果摄入量较高。

（二）我国居民的膳食结构

1. 我国居民传统的膳食结构特点

我国居民的传统膳食是有主副食之分，以植物性食物为主，动物性食物为辅，膳食结构特点是高碳水化合物、高膳食纤维、低动物脂肪。传统膳食中谷类、薯类和蔬菜的摄入量较高，肉类的摄入量较低，豆制品总量不高且在各地区消费量不同，乳类制品消费不多。

2. 我国居民膳食结构现状

从表 5-1 中可以看出我国城乡居民膳食质量在提高，能量及蛋白质摄入基本得到满足，谷类、薯类消费减少，动物性食物消费量增加，优质蛋白比例上升。2002 年的调查结果显示，城乡居民动物性食物分别由 1992 年的人均每日消费 210 g 和 69 g 上升到 248 g 和 126 g；农村居民的膳食结构趋向合理，脂肪供能比由 18.6%上升到 27.7%，碳水化合物供能比由 71.7%下降到 60.7%（见表 5-2）；但城市居民肉类及油脂消费过多，2002 年城市居民每人每日油脂消费量增加到 44 g，脂肪供能比超过 30%，谷类消费偏低。奶类、豆类制品消费量低是全国普遍存在的问题。

表 5-1　全国城乡居民的食物摄入量　（单位：克/（标准人・天））

名　称	城乡合计		城　市		农　村	
	1992 年	2002 年	1992 年	2002 年	1992 年	2002 年
米及其制品	226.7	238.3	223.1	217.8	255.8	246.2
面及其制品	178.7	140.3	165.3	131.9	189.1	143.5
其他谷类	34.5	23.6	17	16.3	40.9	26.4
薯类	86.6	49.1	46	31.8	108	55.7
干豆类	3.3	4.2	2.3	2.6	4	4.9
豆制品	7.9	11.8	11	12.9	6.2	11.4
深色蔬菜	102	90.8	98.1	88.1	107.1	91.8
浅色蔬菜	208.3	185.4	221.2	163.8	199.6	193.8
腌菜	9.7	10.2	8	8.4	10.8	10.9
水果	49.2	45.0	80.1	69.4	32	35.6
坚果	3.1	3.8	3.4	5.4	3	3.2
畜禽类	58.9	78.6	100.5	104.5	37.6	68.7
乳及其制品	14.9	26.6	36.1	65.8	3.8	11.4
蛋及其制品	16	23.7	29.4	33.3	8.8	20.0
鱼虾类	27.5	29.6	44.2	44.9	19.2	23.7
植物油	22.4	32.9	32.4	40.2	17.1	30.1
动物油	7.1	8.7	4.5	3.8	8.5	10.6
糖、淀粉	4.7	4.4	7.7	5.2	3	4.1
食盐	13.9	12.0	13.3	10.9	13.9	12.4
酱油	12.6	8.9	15.9	10.7	10.6	8.2

表 5-2 全国城乡居民膳食结构比较 %

名称	城乡合计		城市		农村	
	1992 年	2002 年	1992 年	2002 年	1992 年	2002 年
碳水化合物供能比例/(%)	66.8	57.0	57.4	47.4	71.7	60.7
动物性食物供能比例/(%)	9.3	13.7	15.2	19.2	6.2	11.6
脂肪供能比例/(%)	22.0	29.8	28.4	35.4	18.6	27.7

从表 5-3 中可以看出，目前我国城乡居民温饱问题基本已得到解决，获得了适量的食物，营养状况有了明显的改善，营养缺乏患病率继续下降，但又出现了营养失衡和营养过剩的问题。每标准人每日摄入能量基本达到推荐摄入量水平。蛋白质接近推荐量，应略微提高，可增加豆类及豆制品的消费量。脂肪摄入量城乡差别较大，但从营养需要来看，农村人口摄入脂肪较少，但也不至于产生脂肪缺乏的问题。维生素中抗坏血酸摄入量充足，视黄醇当量和核黄素偏低，应适当增加有色蔬菜和动物性食物。矿物质中钙的缺乏最为显著，仅达到推荐摄入量的50%左右，铁来自植物性食物较多，吸收率较低。维生素 A 等微量元素的缺乏也是城乡居民普遍存在的问题。

表 5-3 全国城乡居民每标准人每日平均营养素的摄入量

名称	城乡合计		城市		农村	
	1992 年	2002 年	1992 年	2002 年	1992 年	2002 年
能量/kJ	9748.6	9435.4	9435.4	10 026.2	8949.7	9605
蛋白质/g	68.0	66.1	75.1	69.1	64.3	64.9
脂肪/g	58.3	76.2	77.7	85.6	48.3	72.6
膳食纤维/g	13.3	12.0	11.6	11.2	14.1	12.4
视黄醇当量/μg	476.0	478.8	605.5	552.8	409.0	450.3
硫胺素/mg	1.2	1.0	1.1	1.0	1.2	1.0
核黄素/mg	0.8	0.8	0.9	0.9	0.7	0.7
抗坏血酸/mg	100.2	89.8	95.6	83.1	102.6	92.3
钙/mg	405.4	390.6	457.9	439.3	378.2	371.8
铁/mg	23.4	23.3	25.5	23.8	22.4	23.1
磷/mg	1057.8	980.3	1077.4	975.1	1047.6	982.1

二、膳食指南

(一) 膳食指南的概念

膳食指南又称膳食指导方针或膳食目标，是针对各地具体存在的问题而提出的一个通俗易懂、简明扼要的合理膳食基本原则，用以引导居民合理消费食物。

1980 年，美国制定了《美国人口的膳食指南》，此后多次改版修订。2005 年版的膳食指南强调在所需热量内保证充足的营养素，突出谷类、水果和蔬菜，选择低饱和脂肪酸、低胆固醇而总脂适度的膳食，通过调整饮食、加强运动、控制体重和关注食品安全来预防慢性疾病。1992 年美国首次发布食物指导金字塔图形，塔基表示谷类及其制品的膳食份数，中部为蔬菜、水果、动物性食品的份数，塔尖为油脂、糖的份数，体积和份数由下至上依次减少。

（二）我国居民的膳食指南(2016)

1989 年由中国营养学会制定了我国第一个膳食指南，共有 8 条内容。2007 年再次修订并发布《中国居民膳食指南(2007)》。《中国居民膳食指南(2007)》由一般人群膳食指南、特定人群膳食指南和平衡膳食宝塔三部分组成。

中国居民膳食指南(2016)》是在《中国居民膳食指南(2007)》的基础上修订的，修订过程充分考虑了我国经济社会发展现状，并根据《中国居民营养与慢性病状况报告(2015)》中指出的我国居民面临营养缺乏和营养过剩双重挑战的情况，结合中华民族饮食习惯以及不同地区食物可及性等多方面因素，参考其他国家膳食指南制定的科学依据和研究成果，对部分食物日摄入量进行调整，提出符合我国居民营养健康状况和基本需求的膳食指导建议。

新指南由一般人群膳食指南、特定人群膳食指南和中国居民平衡膳食实践三个部分组成。同时，针对 2 岁以上的所有健康人群提出六条核心推荐，分别为：食物多样，谷类为主；吃动平衡，健康体重；多吃蔬果、奶类、大豆；适量吃鱼、禽、蛋、瘦肉；少盐少油，控糖限酒；杜绝浪费，兴新食尚。针对孕妇、乳母、2 岁以下婴幼儿、2～6 岁学龄前儿童、7～17 岁儿童少年、老年和素食人群等特定人群的生理特点及营养需要，在一般人群膳食指南的基础上对其膳食选择提出特殊指导。同时推出修订版中国居民平衡膳食宝塔、中国居民平衡膳食餐盘和儿童平衡膳食算盘等三个可视化图形，指导大众在日常生活中进行具体实践。具体如下：

中国居民平衡膳食宝塔(2016)如图 5-1 所示。

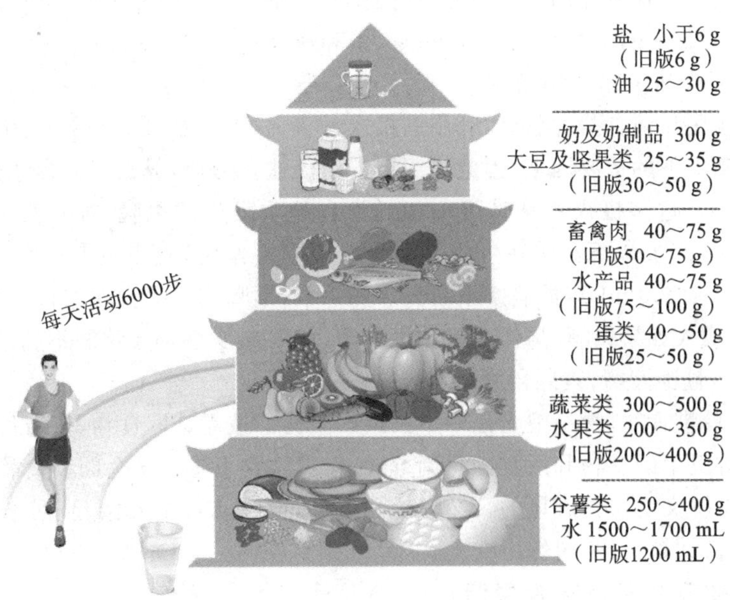

图 5-1　中国居民平衡膳食宝塔(2016)

健康人群六条核心推荐如下：

1. 推荐一：食物多样，谷类为主

平衡膳食模式是在最大程度上保障人体营养需要和健康的基础，食物多样是平衡膳食模式的基本原则。每天的膳食应包括谷薯类、蔬菜水果类、畜禽鱼蛋奶类、大豆坚果类等食物。建议平均每天摄入 12 种以上食物，每周 25 种以上。谷类为主是平衡膳食模式的重要特征，每天摄入谷薯类食物 250～400 g,其中全谷物和杂豆类 50～150 g,薯类 50～100 g;膳食中碳水化合物提供的能量应占总能量的 50%以上。

2. 推荐二：吃动平衡,健康体重

体重是评价人体营养和健康状况的重要指标,吃和动是保持健康体重的关键。各个年龄段人群都应该坚持天天运动、维持能量平衡、保持健康体重。体重过低和过高均易增加疾病的发生风险。推荐每周应至少进行 5 天中等强度身体活动,累计 150 分钟以上;坚持日常身体活动,平均每天主动身体活动 6000 步;尽量减少久坐时间,每小时起来动一动,动则有益。

3. 推荐三：多吃蔬果、奶类、大豆

蔬菜、水果、奶类和大豆及制品是平衡膳食的重要组成部分,坚果是膳食的有益补充。蔬菜和水果是维生素、矿物质、膳食纤维和植物化学物的重要来源,奶类和大豆类富含钙、优质蛋白质和 B 族维生素,对降低慢性病的发病风险具有重要作用。提倡餐餐有蔬菜,推荐每天摄入 300～500 g,深色蔬菜应占 50%。天天吃水果,推荐每天摄入 200～350 g 的新鲜水果,果汁不能代替鲜果。吃各种奶制品,每天摄入量相当于液态奶 300 g。经常吃豆制品,每天摄入量相当于大豆 25 g 以上,适量吃坚果。

4. 推荐四：适量吃鱼、禽、蛋、瘦肉

鱼、禽、蛋和瘦肉可提供人体所需要的优质蛋白质、维生素 A、B 族维生素等,有些也含有较高的脂肪和胆固醇。动物性食物优选鱼和禽类,鱼和禽类脂肪含量相对较低,鱼类含有较多的不饱和脂肪酸;蛋类各种营养成分齐全;吃畜肉应选择瘦肉,瘦肉脂肪含量较低。过多食用烟熏和腌制肉类可增加肿瘤的发生风险,应当少吃。推荐每周吃鱼 280～525 g,畜禽肉 280～525 g,蛋类 280～350 g,平均每天摄入鱼、禽、蛋和瘦肉总量 120～200 g。

5. 推荐五：少盐少油,控糖限酒

我国多数居民目前食盐、烹调油和脂肪摄入过多,这是高血压、肥胖和心脑血管疾病等慢性病发病率居高不下的重要因素,因此应当培养清淡饮食习惯,成人每天食盐不超过 6 g,每天烹调油 25～30 g。过多摄入添加糖可增加龋齿和超重发生的风险,推荐每天摄入糖不超过 50 g,最好控制在 25 g 以下。水在生命活动中发挥重要作用,应当足量饮水。建议成年人每天7～8 杯(1500～1700 mL),提倡饮用白开水和茶水,不喝或少喝含糖饮料。儿童少年、孕妇、乳母不应饮酒,成人如果饮酒,男性一天饮酒不超过 25 g,女性一天饮酒不超过 15 g。

6. 推荐六：杜绝浪费,兴新食尚

勤俭节约,珍惜食物,杜绝浪费是中华民族的美德。按需选购食物、按需备餐,提倡分餐不浪费。选择新鲜卫生的食物和适宜的烹调方式,保障饮食卫生。学会阅读食品标签,合理选择食品。创造和支持文明饮食新风的社会环境和条件,应该从每个人做起,回家吃饭,享受食物和亲情,传承优良饮食文化,树健康饮食新风。

（三）中国居民平衡膳食餐盘(2016)

中国居民平衡膳食餐盘(2016)如图 5-2 所示。

餐盘分成谷薯类、鱼肉蛋豆类、蔬菜类、水果类四部分,蔬菜类和谷薯类比重所占的面积最大,谷薯类占每日总膳食重量 27%～35%,鱼肉蛋豆类提供蛋白质的动物性食品所占面积最少,约占每日总膳食重量的 15%左右,餐盘旁牛奶杯提示了奶制品的重要性。餐盘适用于 2 岁以上的健康人群。

从图 5-2 中上可以看出,蔬菜类和谷薯类占比一样多,水果类与鱼肉蛋豆类一样多。鱼肉

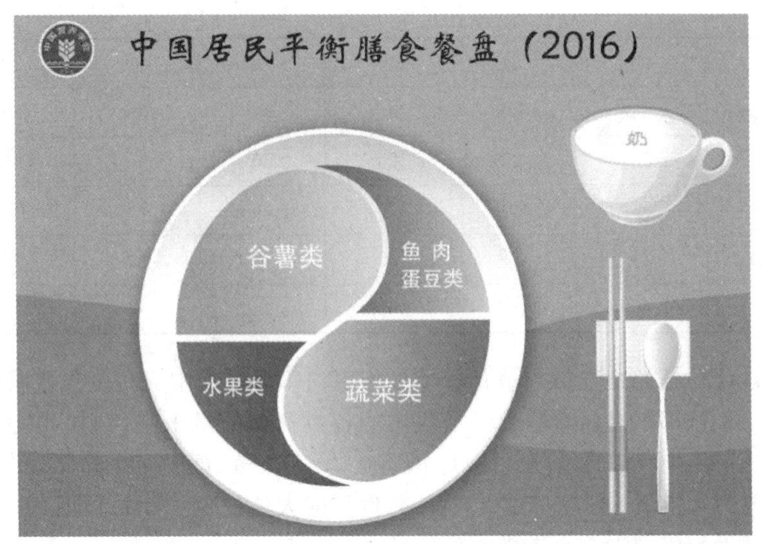

图 5-2　中国居民平衡膳食餐盘(2016)

蛋豆类不到蔬菜的一半。奶类推荐每天 1 杯奶，或相当于 300 g 液态奶的奶制品。所以，我们在吃饭取餐时要注意好比例。吃饭时吃一大口饭配合一大口蔬菜，吃完两大口菜和饭之后再吃一小块肉。如此为一个循环，然后到吃饱为止，这样就比较好地控制各类食物摄入的比例了。

膳食宝塔的利用如下：

1. 确定适合自己的能量水平

膳食宝塔中建议的每人每日各类食物适宜摄入量范围适用于一般健康成人，在实际应用时要根据各人年龄、性别、身高、体重、劳动强度、季节等情况做适当调整。年轻人、身体活动强度大的人需要的能量高，应适当多吃些主食；年老、活动少的人需要的能量少，可少吃些主食。正常成人，体重是判定能量平衡的最好指标，每个人应根据自身的体重及变化适当调整食物的摄入，主要应调整的是含能量较多的食物。

2. 根据自己的能量水平确定食物需要量

膳食宝塔按照 7 个能量水平分别建议了每人每日 10 类食物的摄入量，应用时要根据自身的能量需要进行选择(见表 5-4)。建议量均为食物可食部分的生重量。

因不同体重、不同性别、不同劳动强度的人群每日需要摄取能量不同。表 5-4 中选取了 7 种不同的人群每日所摄取能量水平，并给出了 10 类食物满足这 7 个能量水平每天的建议摄入量，应用时根据自身能量需要进行选择。如从事轻体力活动标准体重的男性每日需要摄入 10 050 kJ 能量水平，表 5-4 中给出了 10 类食物满足这个能量水平每天的摄入量。

表 5-4　按照 7 个不同能量水平建议的食物摄入量

能量水平/kJ	6700	7550	8350	9200	10 050	10 900	11 700
谷薯类/(g/d)	225	250	300	300	350	400	450
大豆及坚果类/(g/d)	30	30	40	40	40	50	50
蔬菜类/(g/d)	300	300	350	400	450	500	500
水果类/(g/d)	200	200	300	300	400	400	500

续表

畜禽肉类/(g/d)	50	50	50	75	75	75	75
奶及奶制品类/(g/d)	300	300	300	300	300	300	300
蛋类/(g/d)	25	25	25	50	50	50	50
水产品类/(g/d)	50	50	75	75	75	100	100
烹调油/(g/d)	20	25	25	25	30	30	30
食盐/(g/d)	6	6	6	6	6	6	6

膳食宝塔建议的各类食物摄入量是一个平均值。每日膳食中应尽量包含膳食宝塔中的各类食物。但无须每日都严格照着膳食宝塔建议的各类食物的量来吃,例如,烧鱼比较麻烦,就不一定每天都吃 50～100 g 的鱼,可以改成每周吃 2～3 次鱼、每次 150～200 g 较为切实可行。重要的是一定要经常遵循膳食宝塔各层中各类食物的大体比例。在一段时间内,比如一周各类食物摄入量的平均值应当符合宝塔的建议量。

3. 食物同类互换,调配丰富多彩的膳食

应用膳食宝塔可以把营养与美味结合起来,按照同类互换、多种多样的原则调配一日三餐。同类互换就是以粮换粮、以豆换豆、以肉换肉。例如,大米可以与面粉或杂粮互换;大豆可与相当量的豆制品互换;瘦猪肉可与等量的鸡、鸭、牛、羊、兔肉互换;鱼可与虾、蟹等水产品互换;牛奶可与羊奶、酸奶、奶粉或奶酪等互换。

多种多样就是选用品种、形态、颜色、口感多样的食物和变化烹调方法。

4. 要因地制宜充分利用当地资源

我国幅员辽阔,各地的饮食习惯及物产不尽相同,只有因地制宜充分利用当地资源才能有效地应用膳食宝塔。例如,牧区奶类资源丰富,可适当提高奶类的摄入量;渔区可适当提高鱼及其他水产品的摄入量;山区则可利用山羊奶,以及花生、瓜子、核桃、榛子等资源。在某些情况下,由于地域、经济或物产所限制无法采用同类互换时,也可以暂用豆类代替乳类、肉类;或用蛋类代替鱼、肉;不得已时也可用花生、瓜子、榛子、核桃等坚果代替大豆或肉、鱼、奶等动物性食物。

5. 要养成习惯,长期坚持

膳食对健康的影响是长期的。膳食宝塔应用于平衡膳食需要养成习惯,并坚持不懈,才能充分体现其对健康的重大促进作用。

(四) 中国儿童平衡膳食算盘

中国儿童平衡膳食算盘(见图 5-3)是平衡膳食的可视化模板,是学龄儿童膳食指南推荐的总结和核心精神体现。算盘覆盖了六大类儿童必需的基本食物,包括谷薯类、蔬菜类、水果类、畜禽肉蛋水产品类、大豆坚果奶类和油盐类,以提供充足的营养素和能量;同时,算盘结构以植物性食物为主、动物性食物为辅,并建议少油盐,提出了每餐大致食物组成及食物份数,以保障儿童正常的生长发育,促进健康。

算盘用色彩来区分食物类别,用算珠个数来示意膳食中食物分量。算盘分 6 层,从下往上依次为:橘色算珠代表谷物(5～6 份);绿色代表蔬菜(4～5 份);蓝色代表水果(3～4 份);紫色代表畜禽肉蛋水产品类(2～3 份);黄色代表大豆坚果奶制品(2～3 份);红色代表油盐类。儿童身跨水壶跑步,表达了鼓励喝白开水,不忘天天户外运动 1 小时、积极锻炼身体。

油盐类适量
大豆坚果奶类2～3份
畜禽肉蛋水产品类2～3份
水果类3～4份
蔬菜类4～5份
谷薯类5～6份
中国儿童平衡膳食算盘
户外活动1小时

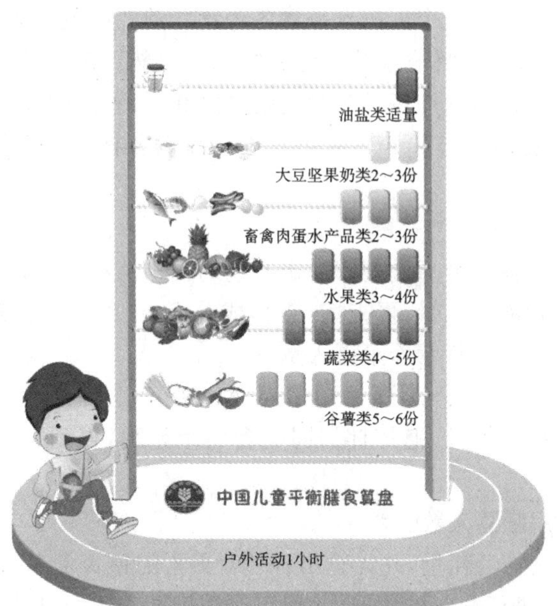

图 5-3　中国儿童平衡膳食算盘

第三节　营养调查和监测

营养调查是运用科学手段调研某一人群或个体的膳食和营养水平、体质与健康、生活消费及经济水平，为研究人群膳食结构和营养状况的变化及制定营养政策提供基础资料，也为食物生产加工、人的消费引导和人的营养缺乏、营养过剩和营养相关疾病的预防提供依据。我国分别于 1959 年、1982 年、1992 年、2002 年、2010—2012 年进行了 5 次全国性的营养调查。2010 年 10 月开始的第 5 次全国营养调查——“居民营养与健康状况监测”，与以往调查最大的不同是将营养调查变为连续的营养监测。

一、营养调查

一般来说，营养调查包括膳食调查、生化检验和体格检查。这三个部分由表及里，各具特点，又相互联系，能够比较全面地反映人群的营养和健康状况。同时营养调查又是营养监测的基础。

（一）膳食调查

膳食调查是通过对特定人群或个体的每人每日各种食物的摄入量的调查，计算出每人每日各种营养素的摄入量和各种营养素之间的相互比例关系，根据被调查者的工作消耗、生活环境及维持机体正常生理活动的特殊需要，与膳食营养素参考摄入量进行比较，从而了解其摄入营养素的种类、数量及配比是否合理的一种方法。

膳食调查通常采用三种方法，称重法、记账法和 24 h 个人膳食询问法。调查者可根据被调查者的具体情况选择一种能正确反映个体或人群当时食物摄入量的方法，必要时可并用两种方法。

1. 称重法

称重法是将被调查者单位或个人每日每餐各种食物消耗的数量逐项称量记录。烹调以前的生重、烹调后的熟重和剩余的熟食需称量记录并求出生熟比例,然后将一天各餐的结果相加取得一日的各种食物消耗量。统计每日各餐的结果之和,每餐的就餐人数,得出每人每日总摄食量,再查询《食物成分表》中每 100 g 食物可食部分所含各种营养素折算在一起即为每人每日营养素摄入量。

2. 记账法

对建有膳食账目的团体人群通过查阅一定时期的食物消耗总量,统计该时期的进餐人数,计算出每人每日各种食物的摄入量,再查询《食物成分表》中每 100 g 食物可食部分所含各种营养素折算在一起即为每人每日营养素摄入量。

记账法的调查步骤如下。

(1) 逐日查购买食物的账目,把每日的同类食物量累加,得到一定时期内各种食物的消耗量。

(2) 查出该时期内用膳总人数。

(3) 计算每人每日食物消耗量,并计算出各种营养素的摄入量。

此法需要人力少,可进行全年的调查,一般每个季度调查 1 个月就能较好地反映出全年的营养状况。此法比较简便,适用于建有伙食账目的集体就餐单位,如学校、部队等。

3. 24 h 个人膳食询问法

该法是获得个人食物摄入量资料的一个非常有效的方法。由于调查目的、条件、环境不同,24 h 询问法也有所不同。该法简便易行,是通过被调查者的回忆得到的资料,为估计数据,不太准确。该法适用范围广泛,大型全国膳食摄入量调查和小型研究都适用。

24 h 个人膳食询问法的一般步骤如下。

(1) 调查前应填写被调查对象的年龄、性别、职业、饮食习惯等。较详细了解被调查者 24 h膳食的食物构成种类、数量、粗细搭配情况、每日进餐次数、进餐时间,食物的加工烹调方法、储存条件和储存时间等。

(2) 一年内对同一个人调查 6 次,对每 2 个月中 1 日的食物消费进行回顾。调查表可以通过谈话、询问方式进行。

(3) 营养素摄入量的计算方法与称重法相同。

4. 膳食营养评价

1) 资料整理

无论使用何种方法获得的资料都要进行以下的计算步骤,并将结果填入表 5-5 中,以评价膳食营养水平。

(1) 每人每日各类食物的摄入量;

(2) 每人每日各种营养素的摄入量;

(3) 每人每日 DRIs;

(4) 每人每日营养素摄入量占 DRIs 的百分数;

(5) 食物热能、蛋白质、脂肪的来源分布。

2) 膳食营养评价

经调查资料整理的结果同我国 DRIs 比较,对膳食营养做出评价。

(1) 食物构成。我国目前的传统膳食是以谷类为主食,蔬菜为副食,搭配少量豆制品和动物性食品。摄入这种膳食一般情况下可以保证人体对各种营养素的需要，但在一些特殊人群和特殊生理条件下需要做出调整，如儿童生长发育期应当供给充足的优质蛋白质、维生素和矿物质，并提供多样化的膳食。

(2) 热能摄入量与推荐摄入量。热能虽不是营养素，但它是几种产热营养素的综合表现，对人体的影响较大，应当首先考虑。热能摄入量与需要量（RNI 和 AI）的差别不大，成年人热能的摄入量占标准的 80%以上为正常，低于 80%为摄入不足，长期超过营养素参考摄入量的 30%有害无益。膳食热能营养素来源分布百分比一般为，蛋白质 10%～15%，脂肪 20%～30%（其中饱和脂肪酸小于总能量的 10%）。一日中三餐热能比（2～3）∶4∶（3～4），一餐能量不超过全日 50%。若生活消费水平低，动物性食物和豆类摄入少时，谷类、薯类摄取量相对较多，此类食物的热能占总热能比例高（大于 70%），容易出现蛋白质不足和某些维生素、矿物质缺乏的状况。

(3) 营养素摄入量与推荐摄入量。各类营养素的供给量一般为需要量的 1.5～2 倍。通过膳食评价可以分析各类营养素的摄入量占标准的比例和营养素的质量。以评价蛋白质的营养状况为例分析。首先要看摄入量是否满足，然后分析蛋白质来源分布和百分比。我国膳食中蛋白质主要来源是谷类。谷类食物中赖氨酸和苏氨酸是限制性氨基酸，一般认为来自动物和豆类的优质蛋白质占蛋白质总量的 30%～50%为宜；低于 10%就认为蛋白质来源较差。当热能供给充分时，蛋白质摄入量应该占 RNI 的 80%以上，多数成年人不致出现缺乏症。

其他营养素，如脂肪的来源分布，钙、铁等食物来源和其占 RNI 百分比都可以反映出膳食营养状况。同时，进行膳食评价时，应当充分考虑被调查者工作和生活环境的特殊需要，如高温、寒冷、噪声、接触有害化学物质等特殊环境。

膳食调查总结表见表 5-5。

表 5-5　膳食调查总结表

编号　　省　　市　　县　　区　　单位　　　　　　　　调查日期　　年　　月　　日

食物类别	大米	面粉	杂粮	薯类	干豆类	豆制品	浅色蔬菜	深色蔬菜	干菜	菌藻类	咸菜	水果	硬壳类	乳类	蛋类	畜禽类	鱼虾类	淀粉及糖	动物油	其他植物油	酱油	食盐
质量/g																						

	蛋白质/g	脂肪/g	糖/g	热量/kJ	粗纤维/g	维生素A/μg	硫胺素/mg	核黄素/mg	烟酸/mg	抗坏血酸/mg	钙/mg	磷/mg	铁/mg
平均每人每日摄入量													
营养素推荐摄入量													
摄入量占推荐量比例/(%)													
评价级别													

续表

	热能食物来源分布						热能营养素来源分布			蛋白质来源分布				脂肪来源分布	
	谷类	薯类	豆类	其他植物性食物	动物性食物	纯热能食物	蛋白质	碳水化合物	脂肪	谷类	豆类	其他植物性食物	动物性食物	动物	植物
摄入量/g															
供热量/kJ															

(二) 体格检查

营养状况的体格检查,即测量和观察受检者因为机体内长期摄入不足或缺乏某种或数种营养素而引起的生长发育不良等一系列临床症状和体征。

1. 体格测量

身体的生长发育和正常体型的维持受遗传因素影响,也受营养等环境因素的影响。一般有以下指标可以测量。成年人体格测量的主要指标有身高、体重(体质量)、上臂围、腰围、臀围和皮脂厚度等,其中以身高、体重最为重要,体重的变化可以观察蛋白质和能量的摄入情况。儿童还可以测量坐高和头围指标。

1) 体质量

我国常用的标准体质量计算公式如下。

(1) 男性成人体重:

a. Broca 改良式　　标准体质量(kg)=身高(cm)−105

b. 平田公式　　标准体质量(kg)=[身高(cm)−100]×0.9

(2) 女性成人体重:

a. Broca 改良式　　标准体质量(kg)=身高(cm)−105

b. 平田公式　　标准体质量(kg)=[身高(cm)−100]×0.85

2) 身高、体质指数和围度比值

体质指数(BMI):通过体质量与身高的平方之比来判断人体的肥胖和消瘦,即

$$\text{体质指数(BMI)}=\frac{m}{h^2}$$

式中:m 为体质量,kg;h 为身高,m。

适用于学龄以后各年龄的评价标准:正常范围 18.5～22.9,轻度消瘦 17～18.4,中度消瘦 16～16.9,重度消瘦小于 16,超重 23～24.9,肥胖 25～29.9,严重肥胖大于 30.0。

$$\text{比胸围}=\frac{\text{胸围(cm)}}{\text{身高(cm)}}\times 100$$

比胸围标准值:50～55。

$$\text{腰臀比值(WHR)}=\frac{\text{腰围(cm)}}{\text{臀围(cm)}}$$

腹型肥胖:成年男性 WHR≥0.9,成年女性 WHR≥0.85。

3）皮脂厚度

测量一定部位的皮褶厚度可以表示或计算体内脂肪量，用皮褶计或卡尺测量。

常用测量皮下脂肪厚度的部位有以下几处：

(1) 背部肩胛骨下端处(肩胛骨下角)；

(2) 上臂部外侧肘关节与肩峰之连线中点(肱三头肌下端)；

(3) 腹部，脐下或脐旁 1 cm 处。

如肱三头肌皮脂厚度标准值为：男 12.5 mm，女 16.5 mm。测量值为标准值的 90%以上为正常，80%～90%为轻度营养不良，60%～80%为中度营养不良，小于 60%为重度营养不良。

取三个点的测量值得到个体的脂肪厚度。我国人分瘦、中等和肥胖三种。男性瘦、中等、肥胖皮脂厚度分别为＜10 mm、10～40 mm 和＞40 mm；女性瘦、中等、肥胖皮脂厚度分别为＜20 mm、20～50 mm 和＞50 mm。

2. 营养缺乏相关症状和体征

1）营养缺乏

营养缺乏亦称营养不足，是指机体从食物中获得的能量、营养素不能满足身体需要，从而影响生长、发育或生理功能的现象。营养缺乏可以通过膳食调查、体格测量及相关的生理、生化指标的检测来发现。

营养缺乏是一个渐进的过程，最先是摄入量的不足或者机体处于某种应激状态使需要量明显增加，造成体内营养水平的下降。如果营养素的供应持续得不到满足则会进一步引起组织缺乏，使一些生化代谢发生紊乱、生理功能受到影响，最后导致病理形态上的异常改变和损伤，此时就表现出临床缺乏体征。但是症状和体征是非特异性的，其他因素也可引起，应仔细鉴别诊断。检查者对受检者体格情况，一般营养素缺乏病的症状和体征应逐项检查，并对照参考表 5-6。检查完毕，检查者对受检者的营养状况做出判断，确定是否正常或存在何种营养缺乏病。

表 5-6 营养调查有价值的体征

部　位	体　征	有关的障碍或营养素缺乏
头发	失去光泽，稀少	维生素 A 或蛋白质
面部	鼻唇窝溢脂皮炎	维生素 B_2
眼	结膜苍白	贫血(如铁)
	毕托氏斑，结膜干燥	维生素 A
	角膜干燥，角膜软化	
	睑缘炎	维生素 B_2
唇	口角炎，口角结痂，唇炎	维生素 B_2
舌	舌色猩红及牛肉红	烟酸
	舌色紫红	维生素 B_2
齿	斑釉齿	氟过多
齿龈	松肿	抗坏血酸

续表

部　　位	体　　征	有关的障碍或营养素缺乏
腺体	甲状腺肿大	碘
	腮腺肿大	饥饿
皮肤	干燥,毛囊角化	维生素 A
	出血点(淤点)	抗坏血酸
	癞皮病皮炎	烟酸
	阴囊与会阴皮炎	维生素 B_2
指甲	反甲(舟状甲)	铁
皮下组织	水肿	蛋白质
	脂肪减少	饥饿
	脂肪增多	肥胖
肌肉和骨骼	肌肉消耗	饥饿、营养不良
	颅骨软化,方头,骨骺重大	维生素 D
	前囟未闭,下腿弯曲,膝盖靠紧	
	串珠肋	维生素 D、抗坏血酸
	肌肉、骨骼出血	抗坏血酸
消化系统	肝大	蛋白质-热量
神经系统	精神性运动的改变	蛋白质-热量
	精神错乱,损失感觉	维生素 B_1、烟酸
心脏	心脏扩大,心动过速	维生素 B_1

2）营养过剩

营养过剩亦称营养过度,指机体从食物中获得的能量、营养素超过了身体需要,导致超重、肥胖等现象。营养过剩可以通过膳食调查、体格测量及相关的生理、生化指标的检测来发现。

超重和肥胖是营养过剩的一种表现体征。体重超过了健康体重标准为超重;严重的超重,达到了肥胖的标准,为肥胖。成年人一般用体质指数(BMI)作为判断标准。超重和肥胖都是不健康的表现。通过测量腰臀比值可以判断是否是腹型肥胖。腹型肥胖患者心血管疾病风险增加。

(三) 生化检验

生化检验在评价人体营养状况中具有重要的地位,尤其是在出现营养失调症状之前,即在亚临床状态时,生化检验可以及时反映出机体营养缺乏和过量的程度。评价营养状况的生化检验方法较多,基本上可以分为测定血液及尿液中营养素的含量、排出速率、相应的代谢产物及测定与某些营养素有关的酶活力。由于受人种、民族、体质、环境因素等多方面的影响,这些方法和数据也是相对的。

二、营养监测

(一) 营养监测的概念

营养监测是通过收集分析影响居民营养状况的因素和条件，预测居民营养状况在可预见的将来可能发生的动态变化，以便于及时采取补充措施，引导这种变化向人们期望的方向发展。营养监测的概念来自疾病监测，主要是由于世界性热量缺乏而引起的营养不良，如发展中国家由于蛋白质食物不足、缺乏必要的生活条件和保健服务等。联合国粮食及农业组织、世界卫生组织等国际组织给出的定义是：社会营养监测（简称营养监测）是对人群（尤其是按照社会经济状况划分的亚人群）的营养状况进行连续动态的观察，针对营养问题制订计划，分析已制定的政策和制订计划所产生的影响，并预测其发展趋势。这一概念刚刚被认识，逐渐形成了一些具体的工作方法，我国于 2010 年 8 月 3 日，由卫生部（现更名为中华人民共和国国家卫生健康委员会）印发了《营养改善工作管理办法》的通知，指出了营养监测应当包括下列内容：

①不同人群的食物摄入、膳食结构变化状况；

②宏量营养素、微量营养素的营养状况；

③蛋白质-能量营养不良、贫血、钙缺乏、维生素 A 缺乏等状况；

④超重、肥胖及营养相关疾病状况；

⑤其他需要监测的内容。

营养监测活动因目的不同，工作内容有所不同，可以划分为三类。

1. 长期营养监测

对社会人群营养现状及制约因素（如自然条件、经济条件、文化科技条件等）进行动态观察、分析和预测，用于制订社会人群营养发展的各项政策和规划，以便制订计划（一般为国家级），分析这些计划对营养问题的影响，并预测将来的趋势。这种监测对信息的反应较慢，通常是通过专门针对改善营养和卫生的大规模国家规划，或通过全面的发展政策，以及两者兼存的方式来实现。

2. 计划效果评价性监测

在实施了以改善营养或满足营养需要为目标的计划后，监测人群营养指标的变化。其主要目的是对指定的目标进行改进，或评价其是否需要修改措施，以便在实施阶段完善和完成计划。这种监测活动的反应比长期营养监测要快些。

3. 及时报警和干预系统监测

及时报警和干预系统监测是为了预防或减轻正在发生的食物消费不足或营养摄入过量所采用的监测系统。这种监测不直接针对慢性食物消费不足、营养不良、过剩和失调，而是预防和减轻易染人群的短期营养恶化。其监测系统需要一个能对预测中发生的问题做出反应的机构，以便在食物减少或营养摄入过剩之前采取行动并进行干预，具有迅速行动，短期干预处理眼前问题的特点。

(二) 营养监测的作用

1. 营养监测是调查营养不良或过剩的原因

造成营养不良或过剩的原因有两类。一类是食物因素和非食物因素，食物对营养的影响取决于膳食的摄取，非食物因素多归因于个人患病对营养状况的影响。两者都受经济收入状况的影响。另一类是外界对家庭的影响因素和家庭内部的影响因素。

2. 营养水平是政府发展计划的目标和社会经济的指标

营养水平和健康是生活质量的一个间接指标。发展计划部门和经济工作者要寻求以大众健康状况、营养水平等社会指标作为决定经济发展策略的指导,评价对人民生活质量的影响。依据营养监测数据信息,制订经济计划、营养和公共卫生计划。近年来,人们已将食品和营养水平列入"基本需要"及"人人享有卫生保健"的理念中。显然营养问题是其中的一个分支。

3. 营养监测是制定保健战略的依据

20 世纪 70 年代以来,营养在保健战略中的地位才得到确认,健康的身体和良好的营养状况是互相依存的,身体健康需要充足的食物。我国及许多国家制定了一些国民健康状况的卫生指标,如出生时或其他特定年龄的预期寿命、婴儿或儿童死亡率、出生体质量、学龄前儿童营养状况、儿童身高等,这些指标可分为卫生政策指标、卫生保健指标、健康状况指标等几大类,营养监测包括了这些指标的大多数。

4. 营养监测是建立食物安全保障系统的依据

通过早期预警,密切关注国内外市场变化、重大自然灾害等对食物供给带来的影响,提前做好应对准备。

(三) 社会营养监测与营养调查的区别

社会营养监测工作与传统概念中的营养调查有几点不同之处:①以生活在社会中的人群,特别是需要重点保护的人群为对象,向分析社会因素和探讨能采取的社会性措施扩展视野;②营养状况向营养政策上反馈,在分析营养状况与影响关系因素之后,直接研究、制订、修订和执行营养政策,研究营养政策是它的主要任务;③它以一个国家或一个地区全局作为研究对象,以有限的人力、物力分析掌握全局的常年动态,因而它在工作方式上向微观方面深入的可能性服从于完成宏观分析的必要性;④它比传统的营养调查多了一个重要方面,即与营养有关的社会经济和农业资料方面的分析;⑤它在材料的取得上,为保证广度而提倡尽可能收集现成资料(如新生儿体重),而不强求来自第一手直接测定数据。

【背景知识】

卫生部关于印发《营养改善工作管理办法》的通知

卫疾控发〔2010〕73 号

各省、自治区、直辖市卫生厅局,新疆生产建设兵团卫生局,计划单列市卫生局,中国疾病预防控制中心:

为进一步促进营养改善工作,提高居民健康水平,我部组织制定了《营养改善工作管理办法》。现印发给你们(电子版参见卫生部网站 http://www.moh.gov.cn),请遵照执行。

二〇一〇年八月三日

营养改善工作管理办法

第一章　总　　则

第一条　为促进营养改善工作,提高居民营养质量与健康水平,制定本办法。

第二条　本办法所称营养改善工作,是指为改善居民营养状况而开展的预防和控制营养缺乏、营养过剩和营养相关疾病等工作。

第三条　营养改善工作应当以平衡膳食、合理营养、适量运动为中心，贯彻科学宣传、专业指导、个人自愿、社会参与的原则。

第四条　县级以上人民政府卫生行政部门应当把营养改善工作纳入公共卫生范围，采取综合措施，普及营养知识，倡导营养理念，改善营养状况。

第五条　卫生部根据公共卫生问题、人群营养状况和经济社会发展水平，制订全国营养改善工作计划、营养标准和指南，并定期发布我国居民营养状况报告。

第六条　县级以上人民政府卫生行政部门应当根据全国营养改善工作计划，结合本行政区域的实际情况，制订相关营养改善工作方案并组织实施。

第七条　中国疾病预防控制中心营养与食品安全所负责全国营养改善工作的技术指导。

地方各级疾病预防控制机构应当设立负责营养工作的科室，合理配置营养专业技术人员，负责本行政区域营养改善工作的技术指导。

医院应当加强临床营养工作，有条件的应当建立临床营养科室。

第二章　营养监测

第八条　国家建立营养监测制度，对居民膳食状况、营养改善效果以及营养相关疾病进行监测。

卫生部制订、实施国家营养监测计划。省、自治区、直辖市人民政府卫生行政部门根据国家营养监测计划，结合本行政区域的具体情况，组织制订、实施营养监测方案。

第九条　营养监测应当包括下列内容：

（一）不同人群的食物摄入、膳食结构变化状况；

（二）宏量营养素、微量营养素的营养状况；

（三）蛋白质-能量营养不良、贫血、钙缺乏、维生素 A 缺乏等状况；

（四）超重、肥胖及营养相关疾病状况；

（五）其他需要监测的内容。

第十条　县级以上疾病预防控制机构应当按照营养监测计划、方案，开展营养监测工作，收集、分析和报告营养监测信息，开展相关的流行病学调查、现场采样、实验室检测和评价。

第十一条　国家、省级疾病预防控制机构负责指导、培训疾病预防控制机构及其工作人员开展营养监测工作。

第十二条　妇幼保健机构、社区卫生服务机构、乡镇卫生院以及其他医疗卫生机构应当按照营养监测计划、方案，参与营养监测工作，提供相应技术支持。

第十三条　疾病预防控制机构和医疗机构对发现的人群营养问题，应当及时向当地人民政府卫生行政部门报告。

第十四条　卫生行政部门应当组织医学、食品、营养等方面的专家对存在的人群营养问题进行分析、评价、研究，根据具体情况向公众提出相应的意见和建议。

对需要政府采取措施进行干预的营养问题，卫生行政部门应当及时向本级人民政府报告。

第三章　营养教育

第十五条　卫生行政部门应当经常组织开展多种形式的营养宣传教育，推广《中国居民膳食指南》，帮助居民形成符合营养要求的饮食习惯以及健康的生活方式，提高改善膳食营养的能力。

疾病预防控制机构、医疗机构、大专院校、科研院所、营养学会等单位从事营养工作的专业部门及人员应当提供科学实用、通俗易懂的营养与健康知识。

第十六条　各级疾病预防控制机构应当协助学校、企业、事业单位和机关开展营养宣传教育。

第十七条　医疗机构应当结合诊疗工作开展营养知识宣传和咨询活动，解答患者的问题。

第十八条　妇幼保健机构、妇产医院、儿童医院应当对孕产妇、儿童患者开展有针对性的营养知识宣传教育。

第十九条　鼓励新闻、出版、文化、广播、电影、电视等媒体开展营养宣传教育。

营养宣传教育应当科学、准确，并接受营养专业部门的指导。

严禁用虚假和不实的营养信息误导和欺骗公众。

第二十条　餐饮服务单位、集体供餐单位应当结合经营业务，对从事餐饮工作的人员加强岗位营养业务培训，并定期进行检查、考核。

第四章　营养指导

第二十一条　各级疾病预防控制机构应当根据营养监测发现的主要营养问题，确定营养指导工作重点，报同级卫生行政部门同意后实施。

第二十二条　营养指导工作应当面向公众，以预防营养相关疾病为目标，重点是营养缺乏与营养过剩的人群。

第二十三条　营养指导工作应当包括下列内容：

(一) 有关营养知识的咨询；

(二) 营养状况的评价；

(三) 膳食搭配和摄入量的建议；

(四) 强化食品和营养素补充剂选择的建议；

(五) 食物营养标签的使用；

(六) 社会及媒体的营养与健康课堂；

(七) 其他营养指导服务。

第二十四条　疾病预防控制机构可以开展营养改善示范单位试点工作。

开展营养改善示范单位试点工作，应当有总体规划安排、具体目标要求、相应的措施和经费保证。

第二十五条　营养改善示范单位试点工作，可以是综合营养改善，也可以是单项营养改善。

第五章　营养干预

第二十六条　县级以上人民政府卫生行政部门应当根据营养监测发现的问题，制订营养干预计划，报同级人民政府批准后实施。

营养干预应当从实际出发，结合经费、当地资源、食品供应等条件，因地制宜，循序渐进。

第二十七条　疾病预防控制机构应当加强对中小学校学生食堂和学生营养配餐单位的指导。

中小学校学生食堂和学生营养配餐单位应当合理搭配膳食，引导学生养成正确的饮食习惯，改善中小学生生长发育和营养状况。鼓励医疗机构、大专院校、科研院所、营养学会等单位协助或参与学校营养促进工作。

第二十八条　医疗机构应当加强临床营养工作，改善患者饮食和营养，发挥营养干预对促进患者辅助治疗和康复的作用。

第二十九条　卫生行政部门应当将营养干预纳入地震、水灾、旱灾等自然灾害和突发公共卫生事件的应急预案，对营养食物的供给和储备提供专业技术指导，预防与减少急性营养不良的发生。

第三十条　对灾区居民进行营养干预应当优先照顾儿童、孕产妇、老年人等。

结合临床需要，对救治的伤病员进行营养干预。

第三十一条　鼓励社会力量资助贫困地区中小学校改善学生营养状况。

第六章　奖　　励

第三十二条　县级以上人民政府卫生行政部门应当对营养改善工作作出突出贡献的单位和个人，给予表彰和奖励。

第三十三条　中国营养学会在协助卫生行政部门开展营养改善工作时，可以对营养改善工作先进单位授予奖牌或者证书。

第七章　附　　则

第三十四条　本办法中下列用语的含义：

营养缺乏：亦称“营养不足”，是指机体从食物中获得的能量、营养素不能满足身体需要，从而影响生长、发育或生理功能的现象。营养缺乏可以通过膳食调查、体格测量及相关的生理、生化指标的检测来发现。

营养过剩：亦称“营养过度”。指机体从食物中获得的能量、营养素超过了身体需要，导致超重、肥胖等现象。营养过剩可以通过膳食调查、体格测量及相关的生理、生化指标的检测来发现。

宏量营养素：膳食供给最多的三种产生能量的必需营养素，即蛋白质、脂肪和碳水化合物。人体每日需要量为数十克至数百克。

微量营养素：除了宏量营养素之外的其他必需营养素，包括矿物质和维生素两大类。人体每日对这些营养素的需要量较少，一般以毫克或微克计。

蛋白质—能量营养不良：由于摄入的蛋白质和能量不能满足身体需要而出现的营养缺乏病，多见于灾荒年代或食物短缺地区，儿童受累尤为严重。主要表现为生长迟滞，体重不足，严重消瘦或水肿。

超重和肥胖：体重超过了“健康体重”标准为超重；严重的超重，达到了肥胖的标准，为肥胖。成年人一般用体质指数(BMI)作为判断标准，BMI$\geqslant$24 kg/m^{2}为超重；BMI$\geqslant$28 kg/m^{2}为肥胖。超重和肥胖都是不健康的表现。

第三十五条　省、自治区、直辖市人民政府卫生行政部门可以根据本办法制定实施细则。

第三十六条　本办法自2010年9月1日起施行。

第四节　饮食营养的误区

一、饮水的误区

（一）饮用水越纯净越好

水是生命之源，人体一切的生命活动都离不开水。对于人体而言，水在身体内不但是运送各种营养物质的载体，而且还直接参与人体的新陈代谢，因此保证充足的摄水量对人体生理功能的正常运转至关重要。

水中含有多种对人体有益的矿物质和微量元素,而纯净水中的这些物质的含量大大降低,人们不应把纯净水作为主要饮用水。从健康的角度来看,白开水是最好的饮料。

含糖饮料会减慢肠胃道吸收水分的速度,且增加热量供给。而对于糖尿病人和比较肥胖的人来说,最好不要喝饮料。

茶和咖啡类饮料具有提神效果,喝茶宜喝淡茶,并且切忌过量喝咖啡,因为茶和咖啡中的多酚类物质会影响钙的吸收,过量喝咖啡和茶易导致骨质疏松等疾病。

(二) 水应该经常喝,多喝,而且喝得越多越好

人每天摄入的水和排出的水量应维持在 2500 mL 左右,处于动态平衡。饮水量约占摄入总水量的 50%,食物中含水约为 40%,正常成人每天饮水 1200 mL 就足够。高温环境中工作的人员饮水量应增加,同时补充电解质。正常生理条件下,体内水的平衡受口渴中枢、垂体后分泌的抗利尿激素及肾脏调节。饮水不足或丢失水过多,会引起体内失水。体内失水达到体重的 2%时,人会口渴、尿少;失水达到体重 10%时,会烦躁、体温升高、血压下降、皮肤失去弹性;失水超过体重 20%时,会引起死亡。故而人应该足量饮水,并在口渴时及时饮水。

水经由肾脏、皮肤、肺、大肠排出,肾脏排出水量占到总排出水量的 60%。如果水摄入量超过肾脏排出能力时,可引起体内水过多、血压升高和水中毒。水中毒多见于肾脏病人、肝脏病人、充血性心力衰竭病人,正常人较少见水中毒。

故而每天应定时定量补充水分,不可以不加控制地过量饮水。

二、谷类薯类食物的饮食营养误区

(一) 大米、面粉越白越好

大米的洁白程度和米粒的脱粒精制程度有关,精制程度越高米越白。谷皮和糊粉层含有丰富的 B 族维生素及矿物质,营养价值较高,而随着精制程度的提高,谷皮和糊粉层损失越多,营养素损失也就越多。

面粉同大米一样,精制程度高,会更白一些,营养成分损失多一些。同时面粉中如果添加一些过氧化剂增白,会使得 B 族维生素损失更多。

(二) 主食吃得越少越好,吃碳水化合物容易发胖

中国居民膳食指南平衡膳食宝塔推荐主食类食物(谷薯类)每天摄入 250~400 g,应占全日能量供给的 50%~60%。主食吃得少导致碳水化合物摄入不足,会产生低血糖综合征,人易疲劳,烦躁易怒,不能集中精力。严重缺乏碳水化合物时,机体会过度动员蛋白质和脂肪,导致身体酸中毒。且血液中游离脂肪酸增加,患糖尿病的风险增加。

人长胖的一个主要原因是总热量的摄入量超过了消耗量。如果增加了碳水化合物的摄入,同时又减少了脂肪的摄入,摄入的总热量就不会超标。

(三) 糖尿病患者碳水化合物吃得越少越好

糖尿病患者需要控制血糖水平,而血糖和摄入碳水化合物有关,为控制血糖水平,糖尿病患者应限制碳水化合物的摄入量。

但是在维持正常能量的摄入条件下,必须摄入一定的碳水化合物,保证碳水化合物的供能比在 55%~65%。糖尿病患者摄入碳水化合物以多糖为佳,多糖水解成为单糖需要一定的时

间，同时保证膳食纤维的充足供应，膳食纤维可以使淀粉类消化吸收缓慢。这样血糖不会增加过快，不需要快速提供大量胰岛素。如果单纯减少碳水化合物的摄入量，反而使食物消化吸收快，血糖水平很快升高。所以糖尿病患者食用碳水化合物不是越少越好，而是应根据食物中碳水化合物的种类进行合理安排。

三、蔬菜水果类食物的饮食营养误区

（一）蔬菜营养不如鱼肉蛋好

鱼肉蛋是动物性食品，动物性食品的营养特点是含蛋白质、脂肪较多，且蛋白质生物价高，是优质蛋白质，同时动物性食品所含矿物质和维生素较易吸收，生物利用率高。但是动物性食品含维生素不全面，且几乎不含膳食纤维。蔬菜富含维生素、矿物质、膳食纤维和一些生理活性物质，这些是动物性食品不具备的营养价值。每一种食物都有不同的营养价值特点，不可以简单地说某一种食物营养价值较高。

（二）由于农药残留的原因，水果应削皮吃，蔬菜应弃去外层

农药残留在蔬果表层，可通过洗涤和加热烹调的方式除去大部分，但是过度削皮和择菜丢弃外层叶片会造成营养素损失，因为蔬菜外部绿色叶片和水果果皮和近果皮的果肉营养价值较高，靠皮的外层部分营养素浓度高于中心部分。洗菜和切菜应该是先洗后切，如果先切或浸泡，会造成大量的营养素溶水流失。切菜后也应尽快烹调，以减少氧化。

（三）水果可以代替蔬菜

蔬菜中富含维生素和矿物质，水果也可以提供维生素和矿物质营养素，但是维生素和矿物质含量一般比蔬菜少，且不全面。如 100 g 苹果中仅含 4 mg 维生素 C，而 100 g 油菜中含 36 mg 维生素 C。各类食物都有自己的营养特点，不可以随便代替。

（四）水果什么时候吃都有益，且用水果代餐可以健康美容

水果中含有有机酸和单宁类物质，有一些还含有一些蛋白质酶类。如果是胃肠虚弱的人群，空腹时食用水果，可能对胃产生刺激和伤害，出现胃痛、胀气、腹泻、消化不良等症状。而且水果中含有较多的膳食纤维和无机酸类，影响食物中蛋白质和矿物质的吸收。建议在饭后1 h食用水果，且早饭因为摄入蔬菜较少，早饭后食用水果，能更好地起到补充膳食纤维和维生素的目的。

水果中含有大量的水分，蛋白质含量不足 1%，几乎不含人体必需脂肪酸，远远不能满足人体对营养的需求。正常成人每天需要补充 65 g 以上的蛋白质、20 g 以上的脂肪。水果是主食很好的补充，但是不可以代餐，长期以水果代餐，会出现营养不良，如贫血等。

（五）鲜榨果汁和蔬菜汁营养价值更高

鲜榨蔬果汁获取的维生素、蛋白质、脂肪、糖分、微量元素等营养成分，与新鲜的水果没什么差别，但具有重要生理功能的膳食纤维在现榨过程中却大量损失。如榨菠萝汁时，去掉果渣会损失 90%以上的纤维。同时由于果蔬中都存在维生素 C 氧化酶、酚氧化酶等很多氧化酶类，在榨汁过程中维生素 C 就会大量损失，有保健作用的多酚类物质也会被迅速破坏。

在家庭自制鲜榨果蔬汁之前，最好用沸水短时快速焯烫一下之后再榨汁，能灭活一些酶

类,减少营养物质的损失。一定要现榨现喝,减少抗氧化物质氧化分解的时间。滤去的果渣应尽量食用。

另外,水果最好不要榨汁喝,直接食用更营养。直接食用水果容易产生饱腹感,而喝果汁会不知不觉摄取过多热量和糖分,增加患病概率。

四、畜禽肉蛋和鱼虾类食物的饮食营养误区

(一) 瘦肉不含脂肪

动物性食品中一般都有脂肪,因为磷脂和胆固醇是动物细胞膜的组成成分,且一些动物组织也是由脂肪组成。猪瘦肉脂肪含量较高,达25%~30%,鸡肉和兔肉瘦肉的脂肪含量较低。

(二) 摄入胆固醇越少越好

胆固醇是有重要生理活性的类脂化合物,在神经细胞和脑细胞中较多。胆固醇是脂蛋白和细胞膜的组成成分,还可以增强生物膜的坚韧度;皮肤中的胆固醇受到太阳光中的紫外线照射时,可转变成维生素D;胆固醇可形成胆酸,帮助脂类的消化;生命必要的一些性激素的合成离不开胆固醇。

胆固醇摄入过量会增加患动脉硬化和心脏病等心血管疾病的风险,故而应该控制胆固醇的摄入量。胆固醇含量较高的食物如鸡蛋黄、猪脑等,但这些食物中也含有对心血管疾病有益的磷脂和胆碱。故而应合理安排饮食,控制高胆固醇食物的摄入量。多吃些富含纤维、植物固醇和类黄酮的食物可降低体内胆固醇的危害。

(三) 骨汤补钙

骨头含钙量很高,很多人认为饮用炖煮的骨汤可以补钙。但是骨汤中含钙量并不高,即使加醋熬煮,骨汤中含钙量仍然较低。补钙还是需要一些含钙量较高的食物,如乳及乳制品、小虾米皮、芝麻等,且需要增加钙的吸收率。人体钙的吸收率只有20%~30%,在补钙的同时应补充维生素D,减少食盐的摄入量等,以促进钙的吸收。

五、奶类、大豆类食品的饮食营养误区

(一) 牛奶越浓,身体得到的营养就越多

所谓过浓牛奶是指在牛奶中多加奶粉少加水,使牛奶的浓度超出正常的比例标准。也有人唯恐新鲜牛奶太淡,便在其中加奶粉。如果是婴幼儿常吃过浓牛奶,会引起腹泻、便秘、食欲不振,甚至拒食,还会引起急性出血性小肠炎。这是因为婴幼儿脏器娇嫩,受不起过重的负担与压力。

(二) 牛奶中含钙高,会引发肾结石

由于肾结石的主要类型如草酸盐结石、尿酸盐结石、磷酸盐结石等,都含有不同成分的钙盐,因此,不少人把避免食用高钙食物或要防止“血钙过高,尿钙过高”,列为预防肾结石病菌的一个重要措施。

但近年研究高血压病人的钙代谢发现,不少高血压病人体内存在着“三高一低”的现象,即细胞内钙增高、肾脏排泄钙增高、甲状旁腺激素增高和机体缺钙。当机体缺钙时,骨骼中的钙就被“动员”流入血液中,即所谓“钙搬家”现象,久而久之骨质就会疏松。而同时由于血液中钙

增加,肾脏排泄钙增高,又恰恰是肾结石的主要原因之一。所以给高血压病人补钙可达到降压作用。

据报道,美国哈佛大学医学院经过 12 年的随访对肾石症病人在饮食中补钙与肾结石发生的风险进行研究。他们的结论是:"多吃富含钙质食物的妇女比少吃钙质食物者,相对不容易患肾石症。"这项对近 10 万名妇女的研究还显示,这些妇女每天主要从奶制品中摄取钙,每天摄取 1098 mg 钙质的妇女比每天摄取低于 488 mg 钙质的妇女患肾结石的概率少了 35%。

所以补充含钙高的食物如牛奶,不会导致肾结石。也有专家建议肾结石患者,在睡前 4 h 不宜饮用牛奶。

(三) 酸奶老少皆宜,且多喝酸奶还可以减肥

事实上,酸奶虽好,但并不是所有人都适合食用。腹泻或其他肠道疾病患者在肠道损伤后喝酸奶时要谨慎;1 岁以下的小宝宝,也不宜喝酸奶。此外,糖尿病人、动脉粥样硬化病人、胆囊炎和胰腺炎患者最好别喝含糖的全脂酸奶,否则容易加重病情。适合多喝酸奶的人群有经常饮酒者、经常吸烟者、经常从事电脑操作者、经常便秘者、服用抗生素病人、骨质疏松患者、心血管疾病患者等。

酸奶确实有一定的减肥效果,主要是因为它含有大量活性乳酸菌,能够有效地调节体内菌群平衡,促进胃肠蠕动,从而缓解便秘。体重增加和长期便秘有一定的关系,酸奶具有一定的饱腹感,轻微饥饿时喝一杯可以有效缓解迫切的食欲,从而减少下一餐的进餐量。但是不要忘记,酸奶本身也含有一定的热量,其热量比牛奶高一些,如果在原有膳食基础上额外多吃,同样会引起体重的增加。如果需要控制体重,最好的办法是选择标有脱脂和低热量字样的酸奶,虽然它们的味道不如全脂酸奶那么浓郁醇厚,但热量低,不会使热量在体内很快堆积而发胖。

饥饿时最好别拿酸奶充饥。因为空腹时胃内的酸度大(pH 值是 2),酸奶所特有的乳酸菌易被胃酸杀死,其保健作用会大大降低。建议在饭后 1～2 h 食用,这时胃液被稀释,胃内的酸碱度最适合乳酸菌生长。另外,在晚上喝酸奶好处也更多一些。喝完酸奶后(特别是晚上),要及时刷牙,因为酸奶中的某些菌种及酸性物质对牙齿有一定的损害。酸奶和很多食物搭配起来都很不错,但千万不要和香肠、腊肉等高油脂的加工肉品一起食用。因为加工肉品内添加了硝,也就是亚硝酸,会和酸奶中的胺形成亚硝胺,是致癌物。酸奶还不宜和某些药物同服,如氯霉素、红霉素等抗生素、磺胺类药物等,它们可杀死或破坏酸奶中的乳酸菌。酸奶适合与淀粉类的食物搭配食用,比如米饭、面条、包子、馒头、面包等。

(四) 所有的豆腐营养价值都差不多

传统的中国豆腐是用黄豆(也可用青豆、黑豆)制作。豆腐的蛋白质营养价值接近动物类食物来源的蛋白质,其生物价和消化率都很高。大豆中钙含量较高,且含有植物雌激素大豆异黄酮,不含动物固醇,大豆制成的豆腐具有很高的营养价值。

目前,在市场上有许多带着"豆腐"字样的食品:杏仁豆腐、奶豆腐、鸡蛋豆腐、米豆腐等,或玉子豆腐、日本豆腐等。这些食品都称为"豆腐",主要是它们的感官性状类似豆腐,且同样是利用蛋白质胶体溶液在凝固剂的作用下凝集成型,但这些"豆腐食品"的制作原料中却没有了豆腐中的大豆。比如,牛奶是均匀的乳白色液体,用发酵的方法制成的酸奶就像"豆腐脑",挤出水分便可以制成"奶豆腐"。鸡蛋豆腐是用鸡蛋制成胶体溶液后凝固而成(市场上的"日本豆腐"大多就是鸡蛋豆腐)。

因为制作的原料各不相同,各种"豆腐"的营养价值也就有所不同。在选择的时候要根据营养需要确定食用品种,各色没有大豆的"豆腐"不可能有大豆豆腐的营养价值和作用。"鸡蛋豆腐""奶豆腐"中会有动物脂肪和胆固醇的存在。

(五) 煮豆浆时,大量冒出泡沫即是煮沸了

豆浆含有丰富的人体必需微量元素(如铁)和维生素、蛋白质等,且物美价廉、食用方便。尤其对消化功能稍差的婴儿、老人、孕妇来说,更是较好的食品,但是豆浆中含有抗营养因子,如蛋白酶抑制剂、植酸、血细胞凝集素、皂素等,这样抗营养因子通过煮沸豆浆,大半可除去。有些人偶尔服食豆浆后有恶心、腹痛的现象,是饮用了未煮熟的豆浆引起的。

当豆浆出现大量白色泡沫时,不是真的煮沸了,只是由豆浆中的皂素引起的"假沸"现象。在 80 ℃左右时,皂素便会产生大量的泡沫漂浮在豆浆液面上。急于饮用的人,不了解这种情况,误认为已经煮沸,便开始饮用。因而一些对人体有害的物质,未经高温破坏就进入胃肠道,它们刺激胃肠黏膜,影响机体的消化功能,而出现一些中毒表现。这些中毒表现主要有恶心、腹痛、呕吐、腹泻、厌食、乏力等。因此,在煮豆浆时,一定要注意豆浆的假沸,应等真正煮沸后再饮用。

(六) 豆制品吃得越多越好

豆制品因其富含优质蛋白质、不含动物固醇,受到营养学家的一致好评。但是大豆制品中蛋白质会影响铁的吸收,过量摄入大豆制品会因抑制铁的吸收而导致出现缺铁性贫血。所以食用豆制品也应适量。

六、油盐的饮食营养误区

(一) 植物油脂营养价值高于动物油脂

植物食物来源的油脂不饱和脂肪酸含量较高,人体必需脂肪酸、亚油酸含量相对较高,但是植物油脂维生素 E 含量较低。一些植物油脂存在不安全的因素,花生油、玉米油中可能会混杂着致癌物质黄曲霉素,棉籽油含有易使人慢性中毒的物质棉酚,而菜油中所含的芥酸物质,对高血压、心脏病人的健康也很不利。食用油脂,应该是植物油脂与动物油脂搭配更为合理。

(二) 氢化油和反式脂肪酸会致癌

烹饪加工会使食用油产生反式脂肪酸,应避免油脂的反复使用。反式脂肪酸是一种不饱和脂肪酸。科学家利用氢化过程,增加液态植物油的饱和度,将其改变为固态,在这个过程中也产生了反式脂肪酸。由于氢化油具备宜人的口感,并且易于长期保存等特点,受到现代食品工业的青睐,被大量运用于袋装食品或煎炸食品中。

国内外的研究显示,过量摄入反式脂肪酸将会使心脑血管疾病的发病风险增加。世界卫生组织、联合国粮食及农业组织在《膳食营养与慢性疾病》(2003 年版)中建议,为了增进心血管的健康,应该尽量控制膳食中的反式脂肪酸的摄取量,最大摄取量不超过总能量的 1%。我国正在进行反式脂肪酸的风险评估工作,我们在风险评估的基础上,将按照食品安全国家标准程序组织开展相关标准的制修订工作。目前,我国居民的反式脂肪酸人均摄入量为 0.6 g 左右,远低于欧美国家反式脂肪酸人均摄入量。

在选购食物时，应尽量避免购买含有植物氢化油、人造黄(奶)油、人造植物黄(奶)油、人造脂肪、氢化油、起酥油等成分的食物。

(三) 鱼肝油就是鱼油，服用鱼肝油多多益善

鱼肝油的制作原料主要是鱼的肝脏，主要成分是维生素 A 和维生素 D，而其中鳕鱼肝油分子小，较适合肠胃功能不健全的婴幼儿。鱼油则是鱼类脂肪的提取物，属鱼脂类，主要成分是不饱和脂肪酸，可降低血液中低密度脂蛋白胆固醇，避免血液黏稠，为中老年人的保健品。

鱼肝油所含的维生素 A、维生素 D 均为脂溶性维生素，与其他水溶性维生素如维生素 B_1、维生素 B_2 等不同，不能及时被排除。如果摄入量超过人体需要的范围，则会在体内储存起来，储积过多，就会对人体产生毒副作用。鱼肝油维生素 A、维生素 D 含量不同，其服用方式也不同。被人们称为药用型的鱼肝油，严格来说是维生素 A、维生素 D 滴剂，剂量较高，不适合长期服用；而膳食补充型的鱼肝油，剂量适当，适合长期服用。日晒充足时，可以减少鱼肝油的摄入量。

(四) 加碘盐补碘过量不利于健康

我国曾经因很多区域缺碘致甲状腺肿，而在全国推行加碘盐。但是有人认为部分地区"补碘过量"导致包括甲状腺癌在内的甲状腺疾病增加。卫生部于 2010 年 5 月发布《中国食盐加碘和居民碘营养状况的风险评估》报告，报告用翔实的数据说明：从人群尿碘水平和膳食碘摄入量两方面评价，我国除高水碘地区外，绝大多数地区居民的碘营养状况处于适宜和安全水平，沿海地区也不例外；食盐加碘并未造成我国居民的碘摄入过量；我国居民碘缺乏的健康风险大于碘过量的健康风险。继续实施食盐加碘策略，对提高包括沿海地区在内的大部分地区居民的碘营养状况十分必要。

目前，市场上除了有加碘盐，还有其他不同矿物质强化的保健盐。中国人氯化钠摄入量严重超过推荐摄入量每日 6 g。食盐摄入过量会引发高血压等相关疾病。由于钾具有维持体内水分平衡，维持体内渗透压和酸碱平衡，对抗食用盐的升压和损伤血管的作用，可起到预防脑卒中发作的效果，所以目前可以选用低钠、高钾、加碘保健盐。

七、用餐误区

(一) 不吃早餐

有些人早上不吃早餐，能量和营养素摄入不足，会使血糖水平降低，不能满足大脑的营养需求，影响上午正常的工作学习，而且由于饥饿，午饭吃得较多，也会引起热量摄入过多，引发肥胖等问题。一日三餐的热比应是约 30%：40%：30%，三餐都按时按量吃，才可以保证全天的热量和能量的供给。早餐适宜食用碳水化合物含量高的食物，不宜吃太油腻的食物。

(二) 常吃夜宵

工作、学习到深夜，能量消耗很多，睡前适当补充一点夜宵，但也要适当。适当的夜宵是量出而入。比如，体力劳动中班、夜班人员，应适当多吃一点粮食，菜肴以清淡、易消化食物为主。至于脑力劳动者，一般在临睡前吃 4～5 片苏打饼干为好。万万不可大鱼大肉，否则，人体内的胰腺就会分泌大量胰液，试图消化食物。胰液突然分泌增加，特别是患有慢性胰腺炎者(轻症一般自己不知道)，由于胰管内压力升高，胰小管、胰腺腺胞破裂，胰液外溢。同时出现十二指

肠乳头水肿，胆汁进入肠腔的通道受阻，致使胆汁溢入胰管，激活胰酶，引起急性胰腺炎，重者引起猝死。所以饮食要有节制，特别是患有慢性胆囊炎、胆石症、慢性胰腺炎的病人万万不可马虎。

此外，常常不节制夜宵，也是肥胖、高血脂、高血压、高血糖、高血尿酸、冠心病等慢性疾病不可忽视的原因之一。

八、食物的新鲜卫生认识误区

新鲜蔬菜水果是人体维生素、矿物质等营养物质的重要来源，蔬菜水果确实应该多吃新鲜，不应该一次大量采购，放在冰箱里慢慢吃。蔬菜水果即使在冰箱中储藏，也会有营养素的流失。马铃薯如果久置发芽，甚至会产生有毒物质。但不是所有的食物都是越新鲜越好。

1. 猪肝

有的人喜欢吃鲜嫩的猪肝，因此，在烹调时，为求鲜嫩，往往将鲜猪肝急速炒一下就食用。这样做的隐患很大：首先，猪肝是猪体内最大的解毒器官，各种有毒的代谢产物在肝中聚集，倘若加热不彻底和不充分，可能造成一些有毒物质的残留，人进食后可能诱发疾病；其次，急速烹炒难以杀灭猪肝内的某些病原菌或寄生虫卵，从而导致进食后损害人体健康。

2. 海蜇和海鲜

鲜海蜇含有毒素，不可食用。只有经过食盐加明矾使鲜海蜇脱水数次，让毒素排尽，方可食用。海鲜和河鲜中可能含有某些病原菌或寄生虫卵，进食后损害人体健康。

3. 黄花菜和木耳

鲜黄花菜含有秋水仙碱，秋水仙碱进入人体形成氧化二秋水仙碱，毒性极强。鲜木耳含有一种叫卟啉的光感物质，食用后若被太阳照射可引起皮肤瘙痒、水肿，严重的可致皮肤坏死。若水肿出现在咽喉黏膜，会出现呼吸困难。干木耳是经曝晒处理的成品，在曝晒过程中会分解大部分卟啉，而在食用前，干木耳又经水浸泡，其中含的剩余毒素会溶于水，使水发的干木耳无毒。

4. 鲜咸菜和鲜的酸泡菜

新鲜的咸菜和酸泡菜含有相当量硝酸盐，盐腌后几个小时内，亚硝酸盐开始明显增加，2周左右达到高峰，此后又逐渐下降。亚硝酸盐可引起缺氧症状，还会与食品中的仲胺结合形成致癌的亚硝胺。因此，不可进食鲜的腌制食品，应在腌制 4 周后再食用。

5. 鸡蛋、豆浆和豆角

鸡蛋、豆浆和豆角中都含有抗营养因子，不利于营养物质的吸收，也会不利于人体健康。

鸡蛋中含有一些不利于蛋白质和生物素消化吸收的抗酶蛋白质和抗生物素蛋白质。鸡蛋最好煮熟食用，可以破坏这些抗营养因子，同时蛋白质热变性后，更易消化。

豆类食物中含有抗营养因子包括抗胰蛋白酶、酚类化合物、皂素和血细胞凝集素等。因此豆浆和豆角应该煮沸或用急火加热 10 min 以上，去除抗营养因子。吃炒豆角或用豆角做馅时，要充分加热，吃凉拌豆角也要煮 10 min。

6. 茶

新茶中未经氧化的多酚类物质和醛类物质较多，它们对胃肠黏膜刺激较强。如果是胃肠虚弱的人群特别是老年人，不适合喝新茶，会引起胃部不适。

【本章小结】

本章介绍以特定社会区域范围内的各种或某种人群为对象，从宏观上研究其合理营养与膳食的理论、方法，以及相关制约因素的社区营养。

膳食营养素参考摄入量(DRIs)主要包括四项内容：平均需要量(EAR)，推荐摄入量(RNI)，适宜摄取量(AI)，可耐受最高摄入量(UL)。

目前，世界上膳食结构主要有四种不同的模式，这与国家经济情况有一定关系。我国膳食指南包括一般人群膳食指南、特殊人群膳食指南和平衡膳食宝塔，对我国居民的日常饮食健康的指导性有着重要的意义。一般人群膳食指南包括十项主要内容。

营养调查包括膳食调查、体格检查和生化检验三个部分。社会营养监测是对人群的营养状况进行连续动态的观察，针对营养问题制订计划，分析已制定的政策和制订计划所产生的影响，并预测其发展趋势。营养调查是营养监测的基础。

饮食营养误区介绍了饮食中常见的一些营养误区，应健康合理平衡饮食。

【思考与练习】

1. 膳食营养素参考摄入量包括哪些内容？如何应用？
2. 中国营养学会 2016 年提出的《中国居民膳食指南》主要内容包括哪些方面？
3. 我国居民膳食结构有何特点？存在什么问题？
4. 营养调查有哪些内容？营养调查与营养监测有什么区别？
5. 请举例指出常见的饮食营养误区，并分析。

【实训】

膳食调查实训

【实训目的】

通过实训，掌握膳食调查的主要内容和方法，获得不同地区或不同生活条件某种人群或某个人的食物品种、数量的数据，从而为要进行的膳食评价提供依据。

【实训方法】

根据具体情况可采用记录法、24 h 询问法、称重法、膳食史法和采样分析法等方法。选择一个能正确反映个体或人群当时食物摄入量的方法，必要时可并用两种方法。

①记录法(记账法)。记录被调查单位各种食物消耗量，为期一个月，可通过调查购买食物的发票等统计计算后得出每人每日各种食物的摄入量，再按照食物成分表计算出各种营养素的摄入量。

②称量法(称重法)。将被调查者每日每餐各种食物的消耗量都逐项称量记录，生熟食品需计算生熟比例。营养素摄入量计算方法与记录法相同。

③24 h 询问法。调查前应填写被调查对象的年龄、性别、职业、饮食习惯等，主要询问膳食主要组成和质量，每日进餐次数、时间、食物种类、数量、主食、副食、水果和点心等。营养素摄入量计算方法与记录法相同。

【实训内容】

1. 膳食调查

膳食调查请选取合适的调查对象,调查其一天的饮食,自行设计表格记录食谱。根据自己的调查对象灵活采用不同的调查方法进行调查。膳食调查主要包括以下几点:

①调查对象所属地域、性别(是否孕妇)、年龄、职业(体力劳动等级)状况;

②调查期间每人每日所吃的食物品种、数量(这是膳食调查最基本的资料);

③了解烹调加工方法对维生素保存的影响等;

④注意饮食制度、餐次分配是否合理;

⑤过去膳食情况、饮食习惯等,以及调查对象生理状况,是否有慢性病影响等。

2. 膳食食谱评价

根据调查得到的一日食谱进行膳食食谱评价。

①计算摄入量占供给量标准百分比,将计算结果汇入表 5-7 中。

表 5-7 摄入量占供给量标准的比例

项　　目	能量/kJ	蛋白质/g	脂肪/g	碳水化合物/g	视黄醇当量/μg	维生素 B_1/mg	维生素 B_2/mg	维生素 C/mg	钙/mg	磷/mg
平均每人每日摄入量										
平均供给量标准										
摄取量占标准量比例/(%)										
评价级别										

注:摄取量占标准量比例小于 80%为摄入不足;大于 80%为正常。

②三餐热量。求出各餐热量占全天总热量的比例,计入表 5-8 中。

表 5-8 三餐热量分配

项　　目	早	中	晚
每餐摄入热量/kJ			
占全日热量的比例/(%)			
建议/(%)	30	40	30

③热量来源。计算热量来源食物分布和产热营养素的来源分布,并填入表 5-9 和表 5-10中。

表 5-9 热量在食物中的来源分布

项　　目	谷　　类	薯　　类	豆　　类	动物性食物	其他植物性食物	纯热能食物
摄入量/g						
供热量/kJ						

表 5-10　热能营养素的来源分布

项　　目	蛋　白　质	碳水化合物	脂　　肪
摄入量/g			
供热量/kJ			
占全日热量的比例/(%)			
建议/(%)	11～15	55～65	20～30

④蛋白质来源分布。计算蛋白质来源并填写表 5-11。

表 5-11　蛋白质来源

项　　目	动物蛋白质	豆类蛋白质	谷类蛋白质	其　　他	共　　计
重量/g					
占总蛋白质的比例/(%)					
建议	>1/2				

⑤脂肪来源分布。计算脂肪来源分布并填写表 5-12。

表 5-12　脂肪来源

项　　目	动物性食物	植物性食物
重量/g		
占总脂肪的比例/(%)		

⑥钙磷比例。算出钙磷比例，并填写入表 5-13 中。

表 5-13　钙磷比例

项　　目	钙	磷
重量/mg		
比例		

注：建议比例，成人为(1.1～1.7)∶1；小孩为(1.3～2.0)∶1。

⑦从各项分析的结果与标准对比进行营养供应上的评价，提出改进意见。

第六章　各类人群的营养

知识目标

- 学习各类人群的生理特点；
- 掌握各类人群的营养需求；
- 理解各类人群的主要营养缺乏症特点及原因。

能力目标

- 能简单评价各类人群的日常饮食；
- 能根据各类人群的营养需求进行合理的膳食指导；
- 能设计孕妇、乳母、婴幼儿、老年人的食谱。

生命从产生到衰老是连续的过程，为了探索营养与生命的联系，我们常常将生命按照生理特点分成不同群体，如孕产妇、婴幼儿、儿童与青少年、成年人及老年人。与健康的成年人相比，其他阶段的人群在生理特点、营养需求、营养性缺乏症等方面存在一些差异。因此，通过本章的学习，掌握各类人群的生理特点和营养需要，并能运用所学，针对性地提出科学膳食的指导建议。

第一节　孕妇营养

女性从准备怀孕到产后哺乳期间，由于孕育胎儿、分娩及分泌乳汁的需要，母体要经受一系列的生理变化，需要合理加强营养。营养状况良好的女性，通过孕期体内的一系列生理代谢调整，能够提供胎儿生长和乳汁分泌所需要的营养；营养不良的妇女，则可能出现母亲和胎儿的营养缺乏和某些并发症。因此，孕妇的营养状况不仅与本身健康有关，还对胎儿及婴儿的生长发育起到极为重要的作用。

一、妊娠期生理特点

妊娠是指在母体内胚胎的形成及胎儿的生长发育过程。足月妊娠为40周，一般分为孕早期（1～12周）、孕中期（13～27周）、孕晚期（28周至出生）三个阶段。孕期女性的生理状态及代谢有较大的改变，需要给胎儿提供一个最佳的生长环境，同时也需要维持自身健康。随着妊娠时间的增加，这些改变通常越来越明显，产后又逐步恢复到孕前水平。

（一）内分泌的改变

孕期内分泌发生改变的目的之一是对营养素代谢进行调节，增加营养素的吸收或利用，以支持胎儿的发育，保证妊娠的成功。

内分泌系统是体内重要的信息传递系统，通过内分泌细胞产生的具有生物活性的物质称为激素,由它来实现对人体各种生理过程的调节。随着妊娠时间的增加,母体内雌激素、孕激素及胎盘激素的水平相应升高。

(二)代谢改变

由于内分泌的改变,母体的合成代谢增加,基础代谢率发生改变。孕早期基础代谢率略有下降,孕中期时逐渐升高,到孕晚期增加15%～20%。在激素的影响下,对碳水化合物、脂肪和蛋白质等营养素代谢进行调节,促使营养素的吸收或充分利用,以满足胎儿发育和母体的营养需要。

(三)消化系统功能的改变

孕期消化液分泌减少,胃肠蠕动减慢,这些变化会影响食物消化,因此孕妇常出现消化不良、胃肠胀气及便秘的症状。孕早期有50%以上的孕妇有恶心、反胃、呕吐等早孕反应。同时,某些营养素如钙、铁、维生素 B_{12} 及叶酸等由于食物在消化道内停留时间加长,使其吸收能力增强。另外,肾脏负担加重,尿中多种营养素如葡萄糖、氨基酸、水溶性维生素等排出量增加。

(四)血容量及血液成分变化

孕期母体血容量增多及血液成分的改变是为了便于将营养素输送给胎儿,并将胎儿排泄物输出体外。血容量的变化包括血浆容积和红细胞数量的改变,由于血容量增加幅度大于红细胞增加的幅度,血液相对稀释,可出现生理性贫血。血浆中大部分营养素的浓度降低,这有利于孕期母体将营养素转运至胎儿。

(五)体重增长

健康妇女若不限制饮食,孕期体重增加范围一般10～12.5 kg。体重的增加包括两大部分,一是妊娠产物,包括胎儿、胎盘和羊水;二是母体组织的增长,包括血液和细胞外液的增加、子宫和乳腺的发育及乳汁的储备。

不同女性在孕期的适宜增加量应有所不同,可根据怀孕前身体状态、自身营养情况及育有胎儿的数量来确定适宜的增长值。以体质指数(BMI)作为指标,不同BMI女性孕期增重的推荐值见表6-1。

表6-1 按孕前BMI推荐孕期体重增长的适宜范围

孕前BMI	BMI	推荐体重增长范围/kg
低	<19.8	12.5～18
正常	19.8～26.0	11.5～16
超重	26～29	7～11.5
肥胖	>29	6～6.8

许多流行病学资料显示,孕期体重的增长过多或过少均对胎儿不利。若体重增长少可能导致低体重儿,而增长过多可能导致巨大儿。体重增长的速度在各阶段亦存在差异,孕早期增重较少,4个月后胎儿发育较快,体重随之增加明显,每周增加350～500 g。若孕期体重突然

增加则要引起重视,有可能是子痫前期的预兆。

二、孕期的营养需求

孕期女性的营养需求比平时大,主要满足三个方面:一是维持自身健康的需求;二是为胎儿生长发育提供所有营养素;三是为分娩和泌乳做准备。孕期营养不良或营养失调会直接导致胎儿及母体健康受到影响,必须调整孕期的营养与膳食,以适应此阶段对各种营养素的需求。

(一) 能量

孕期女性能量需求增加,除了维持本身热能的需要外,还要负担胎儿的生长发育,以及胎盘和母体组织增长所需要的能量。

影响孕期能量需求的因素很多,如胎儿的生长速度、孕前的体重、孕期体重增长速度、孕后的活动和劳动强度等。2017 年《中国居民膳食营养素参考摄入量》再次推荐孕中期后能量在非孕基础上增加 0.84 MJ/d。

由于孕期对营养素需求的增加大于对能量需求的增加,通过增加食物摄入量以增加营养素摄入的方式极易引起体重的过多增长。而监测和控制孕期体重增长速度是保证适宜能量摄入的最佳方法。应及时观察孕妇在孕中、晚期增重情况,以每周增重约 0.45 kg 为宜。孕前肥胖的妇女,孕期不应该使用减肥膳食,但要密切关注体重增长的情况,以防妊高征或巨大儿的产生。

(二) 蛋白质

整个孕期,为了满足母体子宫、胎盘和乳房等发育的需要及胎儿生长发育的需要,孕妇体内蛋白质的储留量平均为 1 kg。

2017 年《中国居民膳食营养素参考摄入量》建议,孕妇的膳食蛋白质摄入量在非孕基础上,早期增加 5 g/d、中期增加 15 g/d、晚期增加 20 g/d。如果因早期妊娠反应严重而导致未达到推荐量,则应在中晚期进行有效的补充。

(三) 脂肪

脂肪是能量的重要来源之一,孕妇需储备脂肪供产后泌乳。膳食中的磷脂及长链不饱和脂肪酸如花生四烯酸(ARA)、二十二碳六烯酸(DHA)等对胎儿大脑和视网膜的发育有重要作用。

(四) 矿物质

孕期的生理变化使血浆中矿物质的含量随妊娠的进展逐步降低。孕期女性极易缺乏的矿物质主要是钙、铁、锌、碘等。

1. 钙

成年女性体内总的含钙量约为 1 kg,孕期至少需要增加 30～50 g,主要用于满足胎儿骨骼和牙齿的发育。同时,母体自身也需储留部分钙以维持自身生理功能及产后哺乳期使用。孕期钙的补充可降低母体高血压、妊高征和先兆子痫的危险。若膳食中钙的供给不足,孕妇骨骼中的钙就要被溶解进入血液,影响母体的骨密度,可产生手足抽搐、腰酸背疼等现象。孕期钙严重缺乏可导致胎儿先天性佝偻病的发生。

根据中国营养学会建议，孕期钙的适宜摄入量(AI)为孕早期 800 mg/d、中期 1000 mg/d、晚期 1200 mg/d。钙的最好来源是奶和奶制品、豆类及豆制品；此外，芝麻、小虾皮等也是钙的良好来源。

2. 铁

整个孕期女性对铁的需求约为 1000 mg，胎儿体内 300 mg，红细胞增加约需 450 mg，其余储留在胎盘中。孕妇贫血较常见，孕早期的铁缺乏与早产和低出生体重有关。

孕早、中、晚期铁的适宜摄入量分别为 15 mg/d、25 mg/d、35 mg/d。铁的良好来源是动物肝脏、动物血、瘦肉等。

3. 锌

整个孕期储存在母体和胎儿体内的锌约为 100 mg，其中 60 mg 被胎儿利用。孕妇锌摄入充足可促进胎儿生长发育和预防先天畸形，锌对孕早期胎儿器官的形成极为重要。

孕早期锌的推荐摄入量为 11.5 mg/d，孕中期以后为 16.5 mg/d。有专家建议素食者、大量吸烟者、滥用药物及多次妊娠者，尤其应注意补充锌。

4. 碘

碘是合成甲状腺激素所必需的营养素，而甲状腺激素对蛋白质、脂肪和碳水化合物的代谢，胎儿的生长发育，尤其是中枢神经系统发育必不可少。孕妇碘缺乏会导致胎儿甲状腺功能低下，引发克汀病(呆小症)，主要表现为严重智力发育迟缓和生长发育迟缓的症状。

特别是碘缺乏的地区，对孕早期或备孕期女性补碘，可有效预防克汀病的发生。孕期碘的适宜摄入量为 200 μg/d，最高耐受量为 1000 μg/d。在食盐中加入碘是有效的预防措施。建议孕妇每周进食一次富含碘的海产品。

(五) 维生素

1. 维生素 A

贫困人群的早产、胎儿宫内发育迟缓及婴儿低出生体重与母体维生素 A 营养状况低下有关。孕早期过量补充维生素 A，不仅会引起中毒，还会导致流产和新生儿缺陷，而类胡萝卜素则没有毒性。孕早、中、晚期维生素 A 的 RNI 分别为 800 μgRE/d、900 μgRE/d、900 μgRE/d。安全摄入的上限水平 UL 值为 2400 μgRE/d。孕妇奶粉绝大多数强化维生素 A，摄入时应注意补充的总量。

2. 维生素 D

维生素 D 缺乏可导致出生后婴幼儿和母体钙代谢紊乱，包括低钙血症、手足抽搐、婴儿牙釉质发育不良及母亲骨质软化症。维生素 D 主要来源于紫外光照下皮内合成。在高纬度、缺乏日光的北方地区冬季几乎不能合成维生素 D，导致母体和胎儿体内维生素 D 降低，体外补充维生素 D 极为重要。孕中后期维生素 D 的 RNI 为 10 μg/d，安全摄入的上限水平 UL 值为 20 μg/d。

3. 维生素 E

维生素 E 对细胞膜，尤其是对红细胞膜长链多不饱和脂肪酸稳定性有保护作用，孕期维生素 E 补充可能对预防新生儿溶血产生有益的影响。维生素 E 因其脂溶性并能在体内储存，较少出现缺乏症。维生素 E 适宜摄入量为 14 mg/d。

4. 维生素 K

维生素 K 在体内参与凝血过程。产前补充维生素 K 或新生儿补充维生素 K 均可以有效地预防维生素 K 缺乏性出血症。维生素 K 广泛存在于动植物性食物中，其中绿叶蔬菜含量丰富。

5. 叶酸

孕妇摄入叶酸的观念在大部分地区均已被普及,然而仍有部分地区对此未引起重视。为满足快速生长胎儿的DNA合成,胎盘、母体组织和红细胞增加等,孕妇对叶酸的需要量大大增加。孕早期叶酸缺乏已被证实是胎儿神经管畸形的主要原因。孕期叶酸缺乏可引起胎盘早剥或新生儿低出生体重。根据中国营养学会建议,孕期叶酸RNI为600 μg/d。

6. 维生素C

胎儿的生长发育会消耗母体维生素C的含量。维生素C RNI在孕早期为100 mg/d,孕中、晚期为130 mg/d。

三、孕期营养不良对胎儿和母体的影响

孕期营养不良是指孕期由于一种或一种以上营养素的缺乏或过剩所造成的母体、胎儿及新生儿健康异常或疾病状态。

(一) 孕期营养不良对母体的影响

1. 钙营养不良或缺乏

根据调查资料表明,我国妇女孕期膳食钙的实际摄入量偏低,一般为500～800 mg/d。尤其在孕后期,胎儿生长速度加快,更易造成孕妇钙营养不良或缺乏。孕期膳食钙摄入不足,可能影响胎儿发育,但低钙对母体的影响远大于对胎儿的影响。由于胎儿对母体钙的获取具有掠夺性,如果膳食摄入钙不足,母体分解骨骼中的钙转移给胎儿,来满足胎儿的需要。结果使母体骨密度降低,引发手足抽搐、腰酸背疼等现象,增加了骨质软化症和更年期骨质疏松症的患病风险。

2. 营养性贫血

铁、叶酸、维生素B_{12}的缺乏都可能导致孕期女性发生贫血。孕妇患贫血的现象十分普遍,以缺铁性贫血为主,我国有1/3以上的孕妇会发生,孕晚期患病率最高。铁摄入量不足、铁吸收利用率不高是造成营养性贫血的主要原因。

3. 糖尿病

患糖尿病的孕妇,如在孕6～8周时血葡萄糖升高,则发生先天性畸形胎儿的危险性上升4～10倍;孕晚期血葡萄糖升高可伴有巨大儿,婴儿出生时体重可大于4 kg。因此,要积极预防孕期糖尿病的发生。对已患糖尿病的育龄女性,要在治愈后再生育。孕期禁用口服降糖药。

除上述病症外,孕期营养不良还可能导致孕期其他病症的出现,如妊娠高血压症、妊娠合并肾炎等。

(二) 孕期营养不良对胎儿的影响

1. 早产儿、小于胎龄儿及低出生体重儿

早产儿是指妊娠期小于37周即出生的婴儿。小于胎龄儿是指胎儿大小与妊娠月份不符,即新生儿体重低于该孕周平均体重的2个标准差。低出生体重是指新生儿出生体重小于2.5 kg。孕期营养不良,特别是能量、蛋白质摄入量不足,是造成小于胎龄儿和低出生体重儿的重要原因之一。

2. 脑发育受损及先天畸形

胎儿期到出生后 1 年左右是人类大脑发育的关键时期，因此，母体营养状况将直接影响胎儿及新生儿的脑发育进程。如果孕期营养不良，胎儿脑细胞的发育迟缓，可能影响到今后的智力发育。

此外，孕期某些营养素摄入过多或缺乏，可能导致婴儿先天畸形。研究报告发现，孕期母体蛋白质或蛋白质-能量摄入不足，将影响胎儿神经系统的发育；缺乏叶酸可造成胎儿神经管畸形，主要表现为无脑儿或脊柱裂儿；维生素 A 摄入过多，尤其在孕早期，可能导致胎儿无眼、小头等先天畸形。

3. 巨大儿

胎儿体重达到或超过 4 kg 则称为巨大儿。形成巨大儿的主要因素有孕妇饮食摄入过多和盲目进补，活动较少，导致能量、脂肪过剩，体重增长过度。同时，孕妇患有糖尿病、肥胖等症也可能导致巨大儿。研究显示，巨大儿在成长过程中或成年后容易患肥胖症、糖尿病，以及出现性功能障碍、成年后智力发育落后等现象。

四、孕期膳食指南

2016 年中国营养学会颁布《中国居民膳食指南》。膳食指南中针对孕期不同阶段的营养需求分别推荐，包括孕 4 个月后补充充足的能量，孕后期保持体重的正常增长，孕期增加鱼、肉、蛋、奶的摄入等内容。总体来讲，孕期膳食要坚持食物多样化、营养均衡的原则。

（一）孕期营养膳食要点

1. 孕早期膳食要点

孕早期胚胎生长速度较缓慢，所需营养与孕前没有太大的差别。值得注意的是早孕反应对营养素摄入的影响。特别注意以下几点：

①按照孕妇的喜好，选择促进食欲的食物；

②选择容易消化的食物以减少呕吐，如粥、面包干、馒头、饼干、甘薯等；

③想吃就吃，少食多餐。比如，睡前和早起时，坐在床上吃几块饼干、面包等点心，可以减轻呕吐，增进食量；

④为防止酮体对胎儿早期脑发育的不良影响，孕妇完全不能进食时，也应静脉补充至少 150 g 葡萄糖；

⑤为避免胎儿神经管畸形，在计划妊娠时就开始补充叶酸 400～600 μg/d。

2. 孕中期膳食要点

①补充充足的能量。孕 4～6 个月时，胎儿生长速度开始加快，母体子宫、胎盘、乳房等也逐渐增大，加上早孕反应导致的营养不足，孕中期需要补充充足的能量。

②注意铁的补充。孕中期血容量及红细胞迅速增加，并持续到分娩前，对铁需要量增加。富含铁，吸收率又较高的食物有肉类、鱼类以及动物的肝脏和血。

③保证充足的鱼、禽、蛋、瘦肉和奶的供给。

3. 孕晚期膳食要点

孕 7～9 个月胎儿体重迅速增长，同时孕妇子宫增大、乳腺发育增快，对蛋白质、能量及维生素和矿物质的需要明显增加。因此，能量及营养素在孕中期的基础上有所增加，适当增加奶类的摄入,保证适宜的体重增长。

(二) 孕期膳食构成

1. 孕中期膳食构成

孕中期膳食每天需要摄入谷类 350～450 g,大豆制品 50～100 g,鱼、禽、瘦猪肉交替选用约 150 g,鸡蛋 1 个,蔬菜 500 g(其中绿叶菜 300 g),水果 150～200 g, 牛奶或酸奶 250 g。

每周进食:1 次海产食品,以补充碘、锌等微量元素;1 次动物肝脏(约 25 g),以补充维生素 A 和铁;1 次动物血,以补充铁。由于孕妇个体有较大的差异,不可机械地要求每位孕妇进食同样多的食物。

2. 孕晚期膳食构成

孕晚期膳食每天需要保证谷类、豆类、蔬菜、水果的摄入;鱼、禽、蛋、瘦肉合计每日 250 g,每周至少 3 次鱼类(其中至少 1 次海产鱼类),每日 1 个鸡蛋。

适当进食坚果类食品,如核桃、杏仁、花生等;每周进食动物肝脏 1 次,动物血 1 次;每日饮奶至少 250 mL,同时补充钙剂 300 mg 或喝 500 mL 牛奶以满足钙的需要。

(三) 孕期食谱举例

孕期不同阶段食谱举例见表 6-2。

表 6-2 孕期不同阶段食谱举例

孕期	早餐	加餐	中餐	加餐	晚餐	加餐
早期	馒头或面包、酸奶、鲜橙	核桃或杏仁几粒	米饭、糖醋红杉鱼、清炒荷兰豆、西红柿鸡蛋汤	牛奶芝麻糊	面条、胡萝卜、甜椒、炒肉丝、盐水菜心、豆腐鱼头汤	苹果
中期	麻酱肉末卷,小米红豆粥	酸奶	米饭、清蒸鲈鱼、蒜茸莜麦菜、豆角炒鸡蛋、胡萝卜、马蹄煲瘦猪肉	橙子	米饭、豆腐干芹菜炒牛肉、虾米煲大芥菜、海带猪骨汤	牛奶、面包
晚期	肉丝鸡蛋面	牛奶、杏仁或核桃	米饭、红白萝卜焖排骨、虾皮花菇煮菜心(油菜、小白菜)、花枝片(鱿鱼)爆西蓝花、花生煲猪展(猪腱肉)汤	苹果(或纯果汁)	米饭、芹菜豆腐皮(千张)炒肉丝、蒜茸生菜、清蒸鲈鱼、黑豆煲生鱼(黑鱼)汤	酸奶、饼干

第二节 乳母喂养

乳母的能量及营养素主要满足两个方面,一是为泌乳提供物质基础和正常泌乳的条件;二是为了恢复或维持母体的健康。孕期营养不良且哺乳期摄入的营养素不足,会导致乳汁分泌量和乳汁质量下降。另外,当哺乳期营养素摄入量不足时,体内的分解代谢将增加,以尽量维持泌乳量,此时泌乳量下降可能不明显;但母体内营养已失衡,最常见的指征是乳母的体重减轻,甚至可能出现营养缺乏病的症状。

一、乳母的生理特点

(一) 泌乳生理

乳汁分泌是一个十分复杂的神经内分泌调节过程。除精神方面的刺激影响到乳汁分泌的质和量外，乳母的饮食、营养状况也是影响乳汁分泌量和泌乳期长短的重要因素。正常营养状况的乳母前6个月每日泌乳量为750～800 mL；营养不良的乳母前6个月每日泌乳量为500～700 mL，后6个月每日为400～600 mL。当乳母能量摄入很低时，可使泌乳量减少到正常的40%～50%；严重营养不良时乳母的泌乳量可降低到每天100～200 mL；饥荒时乳母甚至可能完全终止泌乳。通常可将婴儿体重的增长作为奶量是否充足的判断依据，婴儿的奶量和乳母的泌乳量也是因人而异的。

(二) 乳母的生理变化

产后应尽快用母乳喂养新生儿，哺乳过程中婴儿对乳房的不断吮吸能刺激母体内缩宫素的分泌而引起子宫收缩，减少产后子宫出血的危险，还可促进产后子宫较快地恢复到孕前状态，并可避免乳房肿胀和乳腺炎的发生。有研究显示，母乳喂养可以降低发生乳腺癌和卵巢癌的风险。

1. 体形变化

妊娠期间，母体脂肪沉积约99 MJ的能量，用母乳喂养婴儿，可有效地消耗妊娠期间储存的这部分能量，有利于乳母的体重尽快复原，预防产后肥胖。就生理学而言，产后没有哺乳且食物摄入量正常的母亲，过多的脂肪将蓄积在体内，造成身材走形。

2. 骨质疏松

按每天泌乳750 mL计，持续6个月的哺乳妇女经乳汁丢失钙约50 g。若乳母膳食钙摄入量不能满足需要，对泌乳量及乳汁中钙含量有一定的影响，更重要的是，母体钙大量丢失而使母亲易患骨质软化、骨质疏松等症。哺乳期母体钙的适量摄入，对降低骨质疏松症的风险有重要意义。

二、乳母的营养需求

(一) 能量

乳母对能量的需求增加，以满足分泌乳汁需要消耗的能量及乳汁自身所含的能量。孕期的脂肪储备可为泌乳提供约1/3的能量，另外的2/3需要由膳食提供。中国营养学会2017年提出的乳母每日能量推荐摄入量，在非孕成年妇女的基础上每日增加2.09 MJ，轻体力劳动的哺乳期妇女应摄入能量12.5 MJ/d。蛋白质、脂肪、碳水化合物的供热所占比例分别为13%～15%、20%～30%、55%～60%。

(二) 蛋白质

母乳蛋白质含量平均为1.1%～1.2%，正常情况下每日泌乳量约为750 mL，所含蛋白质约9.2 g。按照母体内膳食蛋白质转变为乳汁蛋白质的有效率为70%，则每日提供蛋白质需超过13 g。如果膳食蛋白质的生物学价值不高，则转变成乳汁蛋白质的效率更低。按我国营养学会的建议，乳母应每日增加蛋白质20 g，达到每日85 g，其中一部分应为优质蛋白质。某些富含蛋白质的食品，如牛肉、鸡蛋、肝和肾等，有促进泌乳的作用。

(三) 脂肪

一般而言，每次哺乳过程中后段乳中脂肪含量比前段乳的含量高，这样有利于控制婴儿的食欲。膳食中脂肪的种类可以影响到乳汁中脂肪的组成，当乳母膳食中的脂肪来源以植物油为主时，乳汁中不饱和脂肪酸含量也较高。脂类与婴儿的脑发育有密切关系，尤其是其中的不饱和脂肪酸，如 DHA 对大脑和视网膜的发育至关重要。目前，我国乳母脂肪推荐与成人相同，膳食脂肪供给为 20%～30%，但主要是亚油酸、亚麻酸、DHA 等的摄入。

(四) 矿物质

为了保证乳汁中钙含量的稳定及母体钙平衡，应增加乳母钙的摄入量。乳母膳食钙参考摄入量为每日 1200 mg，可耐受的最高摄入量每日为2000 mg。在 2001 年中国营养学会妇幼分会提出的《改善我国妇女儿童钙营养状况的建议》中，建议乳母要注意膳食多样化，增加富含钙的食品，建议每日饮奶至少 250 mL，以补充约 300 mg 的优质钙，摄入约 100 g 的豆制品和其他富含钙的食物，可获得约 100 mg 的钙，加上膳食中其他食物来源的钙，摄入量可达到约 800 mg，剩余不足部分可增加饮奶量或采用钙剂补充。此外，还要注意补充维生素 D、维生素 K，以促进钙的吸收与利用。

母乳中铁含量极少，仅为 0.05 mg/100 mL，为改善乳母缺铁的状况，应注意铁的补充，膳食中应多供给富含铁的食物。乳母膳食铁的适宜摄入量每日为 25 mg，可耐受的最高摄入量每日为 50 mg。由于食物中铁的利用率低，可考虑额外补充小剂量的铁剂以纠正和预防缺铁性贫血。

(五) 维生素

1. 维生素 A

由于维生素 A 可以通过乳腺进入乳汁，乳母膳食维生素 A 的摄入量可以影响乳汁中维生素 A 的含量。乳母维生素 A 的膳食推荐摄入量每日为 1200 μg，可耐受最高摄入量每日为 3000 μg。乳母需要注意膳食的合理调配，多选用富含维生素 A 的食物。

2. 维生素 D

由于维生素 D 几乎不能通过乳腺，母乳中维生素 D 的含量很低。乳母膳食维生素 D 的推荐摄入量每日为 10 μg，可耐受最高摄入量每日为 50 μg。由于膳食中富含维生素 D 的食物很少，建议多进行户外活动来改善维生素 D 的营养状况以促进膳食钙的吸收，必要时可补充维生素 D 制剂。

3. B 族维生素

母乳中维生素 B_1 含量平均为 0.02 mg/100 mL。已证明维生素 B_1 能够改善乳母的食欲和促进乳汁分泌，预防婴儿维生素 B_1 缺乏病。乳母膳食维生素 B_1 的参考摄入量为每日 1.8 mg，应增加富含维生素 B_1 的食物，如瘦猪肉、粗粮和豆类等。

母乳中维生素 B_2 的含量平均为 0.03 mg/100 mL。乳母膳食维生素 B_2 的参考摄入量为每日 1.7 mg，多吃肝、奶、蛋、蘑菇、紫菜等食物可改善维生素 B_2 的营养状况。

4. 维生素 C

据世界卫生组织报告全球平均母乳中维生素 C 含量为 5.2 mg/100 mL，我国报告的北京市城乡母乳中维生素 C 平均含量为 4.7 mg/100 mL。乳汁中维生素 C 与乳母的膳食有密切关系。我国膳食维生素 C 推荐摄入量为每日 130 mg，经常吃新鲜蔬菜与水果，尤其是鲜枣与柑橘类，较容易达到需要量。维生素 C 的可耐受最高摄入量为每日 1000 mg。

三、乳母的膳食

（一）乳母的膳食指南

在中国营养学会发布的《中国居民膳食指南及平衡膳食宝塔》中，关于乳母的膳食指南中特别增加了以下内容。

1. 适当增加鱼、禽、蛋、瘦肉、海产品的摄入量

动物性食品如鱼、禽、蛋、瘦肉可提供丰富的优质蛋白质，乳母宜多食用，每天摄入的蛋白质应保证 1/3 以上来自动物性食品。如果膳食中蛋白质的质和量不理想，可使乳汁的分泌量减少，并影响到乳汁中蛋白质的氨基酸组成，故供给乳母足量、优质的蛋白质很重要，乳母每日应增加蛋白质 20 g。

2. 适当增饮奶类，多喝汤水

奶类含钙量高，易于吸收利用，是钙的最好食物来源。乳母摄水量不足时，可使乳汁分泌减少，故乳母每天应多饮汤水。鱼汤、鸡汤、肉汤的营养丰富，含有可溶性氨基酸、维生素和矿物质等营养成分，还能刺激消化液的分泌，改善食欲，帮助消化，促进乳汁的分泌。在哺乳期需要优先考虑的营养素包括维生素 A、维生素 B_1、维生素 B_2、维生素 B_6、维生素 B_{12}、碘和硒等。

3. 产褥期食物多样，不过量

产褥期的膳食同样应是多样化的平衡膳食，以满足营养需要为原则，无须禁忌。

4. 忌烟酒，少饮浓茶和咖啡

乳母吸烟（包括间接吸烟）、饮酒、喝浓茶、咖啡等都能通过乳汁影响婴儿的健康，因此，为了婴儿的健康，哺乳期应忌烟酒、避免饮用浓茶和咖啡。

5. 科学运动和锻炼，恢复健康体重

哺乳期妇女除注意合理膳食外，还应适当运动及做产后健身操，这样可以促使产妇机体复原，保持健康体重，同时减少产后并发症的发生。坚持母乳喂养有利于减轻体重，而哺乳期妇女进行一定强度的、规律性的体育运动也不会影响母乳喂养的效果。

（二）乳母的膳食安排

乳母的每日膳食安排：主食应粗细粮搭配，每日 300～500 g，杂粮不少于 1/5；鱼禽蛋肉类（含动物内脏）每日总量 100～150 g，其提供的优质蛋白应超过总蛋白的 1/3；每日饮奶约 500 mL；蔬菜每日 500 g，绿叶蔬菜应占 2/3；水果 200～400 g；豆类每日 60 g 或相当量豆制品。

（三）食谱举例

乳母一周食谱举例见表 6-3。

表 6-3 乳母一周食谱举例

日期	早餐	午餐	午点	晚餐	晚点
星期一	牛奶 1 杯(250 mL) 莲蓉包 2 个 鸡蛋 1 个 香蕉 1 根	米饭 2～3 碗 参枣炖鸡汤 土豆焖排骨 盐水油菜	酸奶 1 杯 饼干半袋	米饭 2～3 碗 无花果鲫鱼汤 冬菇炖鸡 蒜蓉菠菜	番茄紫菜虾米面 1 碗

续表

日　期	早　餐	午　餐	午　点	晚　餐	晚　点
星期二	黑米粥 2 碗 蛋糕 2 块 香芋饼 1 块	米饭 2～3 碗 熟地龙骨汤 萝卜炖牛腩 醋熘白菜	果汁 1 瓶 核桃 6～10 颗 鸡蛋 1 个	米饭 2～3 碗 木瓜鱼头汤 虾皮炒甘蓝	牛奶 1 杯 圣女果若干
星期三	芹菜猪肉水饺 3 两 苹果 1 个 鸡蛋 1 个	米饭 2～3 碗 枸杞羊肉汤 红烧豆腐 蒜泥红菜心	奶酪 玉米饼 玉米猪肝汤	米饭 2～3 碗 猪骨炖海带 西芹炒百合	芝麻汤圆 1 碗
星期四	牛奶 1 杯 猪肝粉肠米线	米饭 2～3 碗 花生焖猪蹄 芥菜炒肉末	八宝粥 橘子 2 个	米饭 2～3 碗 番茄炒牛肉 韭菜炖猪红	鸡蛋玉米羹 苹果 1 个
星期五	豆浆 1 杯 肉包 2～3 个 葡萄	米饭 2～3 碗 清蒸海鱼 木耳焖肉 红烧茄子	牛奶 1 杯 鸡蛋 1 个	米饭 2～3 碗 西芹炒香干 清炒西蓝花	开心果若干 梨子 1 个
星期六	小米粥 1 碗 马蹄糕 3 块 鸡蛋 1 个	牛肉青菜面 松仁炒玉米 炒鸡杂(以肝为主)	果汁 1 杯 豆沙包	米饭 2～3 碗 黄豆煲大骨 清炒莴笋丝	牛奶 1 杯 地瓜干
星期日	咸蛋瘦肉粥 1 碗 蒸红薯 2 个	米饭 2～3 碗 药材炖乌鸡 糖醋鱼块 炒青菜	牛奶 1 杯 鸡蛋 1 个 坚果若干	米饭 2～3 碗 豆干炒肉丝 西洋菜	香蕉 1 根 高钙饼干

第三节　婴幼儿营养

婴幼儿时期是指从出生到 3 岁，出生 1～12 个月为婴儿期，包括新生儿期(断脐至出生后 28 d)，1～3 岁为幼儿期。婴幼儿期良好的营养，是一生体格和智力发育的基础，而且对某些成年和老年时期易出现的疾病起到预防作用。由于婴幼儿期的生长极为迅速，对营养素的需要极高，而各器官的发育尚未成熟，对食物的消化吸收能力有限，因此，如何科学喂养确保婴幼儿的生长发育就显得极为重要。

一、婴儿生理特点与营养

(一) 婴儿生长发育特点

婴儿期是人类生命从母体内生活到母体外生活的过渡期。婴儿在出生后的第一年内生长的速度比以后的任何时期都快，所以婴儿期也是人类生长发育的第一高峰期。

1. 生长发育

婴儿的体重增长迅速。新生儿出生体重为 2.5～4.0 kg，平均体重为 3.3 kg，前 6 个月的婴儿体重平均每月增长 0.6 kg，4～6 个月时体重增至出生时的 2 倍。后 6 个月平均每月增长 0.5 kg，1 岁时到达或超过出生时的 3 倍（大于 9 kg）。同时身高增长也迅速，足月新生儿平均身高为50 cm，在 1 岁时增长至 1.5 倍。另外，头围和胸围增长也迅速。出生时胸围比头围小，1 岁时胸围与头围基本相等，并开始超过头围。

2. 消化系统发育

新生儿的消化器官发育未成熟，功能未健全，口腔狭小，嘴唇黏膜的皱褶很多，颊部有丰富的脂肪，有利于婴儿吸吮。新生儿的涎腺欠成熟，唾液分泌较少，唾液中淀粉酶含量低，不利于消化淀粉。到 3～4 个月时涎腺逐渐发育完善，唾液中的淀粉酶也逐渐增加，6 个月起唾液的作用增强。但是，婴儿胃容量仍小，6 个月时约 200 mL，胃肠道的消化酶分泌及蠕动能力远不如成人。

（二）婴儿的营养需求

为了使婴儿的体重正常增长，能量及营养素摄入必须满足消耗及正常生长所需，正常母乳的营养构成及营养素含量是最适宜婴儿营养需要的食品。

1. 能量

婴儿的能量需要包括基础代谢、体力活动、食物的特殊动力作用、排泄耗能和组织合成的能量消耗（能量储存）。依据年龄、体重及发育速度来估计总能量的需要。2017 年我国营养学会建议的 0～12 个月婴儿每日的能量摄入量为 0.4 MJ/kg，是成人的 2 倍以上。与其他生命周期相比，婴儿期的基础代谢率最高，每日基础代谢耗能占婴儿总能量的 60%。需注意的是，6 个月以后随着生长速度的减慢，能量的需求会减少，婴儿自身会调整降低食量，此为正常反应，不应强迫或哄诱婴儿多吃。

2. 蛋白质

婴儿生长迅速，按每单位体重计，婴儿所需蛋白质的量要大于成人；而且需要更多优质蛋白质，婴儿比成人所需必需氨基酸的比例大。6 个月的婴儿对必需氨基酸的需要量比成人多 5～10 倍。除 8 种必需氨基酸外，婴儿早期肝脏功能还不成熟，还需要由食物提供组氨酸、半胱氨酸、酪氨酸及牛磺酸。人乳中必需氨基酸的比例最适合婴儿生长的需要。对蛋白质的需要量，母乳喂养儿每日需要蛋白质 2.0 g/kg，混合喂养儿每日蛋白质需要量为 3.5 g/kg，大豆或谷类蛋白供应时为 4.0 g/kg。如果蛋白质供给不足，则引起婴儿虚胖和水肿，导致婴儿营养不良。

3. 脂肪

脂肪不仅能提供能量，还可促进脂溶性维生素的吸收，避免发生必需脂肪酸缺乏。我国营养学会推荐，0～6 个月婴儿摄入脂肪所提供的能量占总能量的 45%～50%，6 个月后虽然添加一些辅助食品，但还是以奶类食品为主，脂肪提供的能量比仍然较高，推荐的脂肪供能比例为 35%～45%。必需脂肪酸中亚油酸、亚麻酸及其代谢产物花生四烯酸（ARA）、EPA 和 DHA 等对婴儿神经、智力及认知功能发育有促进作用。n-6 系列多不饱和脂肪酸与 n-3 系列多不饱和脂肪酸的比例应控制在 4∶1 为宜。

4. 碳水化合物

婴儿碳水化合物提供的能量应占总能量的 30%～60%。4 个月以下的婴儿碳水化合物的主要来源是乳糖，其乳糖酶的活性比成人高。4 个月以后随着婴儿体内淀粉酶的产生，可以在其辅食中添加淀粉类的食品。过多的碳水化合物在肠内经细菌发酵,产酸、产气并刺激肠蠕动可能引起腹泻,因而婴儿摄入的碳水化合物要适量。

5. 矿物质

婴儿必需的而又容易缺乏的矿物质主要有钙、铁、锌,内陆地区甚至部分沿海地区碘缺乏病也较为常见。婴儿时期每日钙适宜摄入量为300～400 mg,一般母乳充足的婴儿不易发生钙缺乏,但孕期或哺乳期女性营养不良会导致母乳中钙缺乏(钙含量小于300 mg/L),应根据婴儿实际钙摄入量考虑是否需要额外补充钙。1岁以内婴儿每日铁的适宜摄入量为0.3～10 mg,由于母乳中铁含量不高,尤其是4个月以后母乳中铁很难满足婴儿身体需要,因此,母乳喂养儿在4～6个月后应添加铁辅助食品,如蛋黄、动物肝脏等。婴儿缺锌可能导致生长停滞、味觉异常及认知行为改变等。

我国婴儿矿物质的推荐或适宜摄入量见表6-4。

表6-4　我国婴儿矿物质的推荐或适宜摄入量

年　龄	钙	磷	钾	钠	镁	铁	碘	锌	硒	铬
0～0.5岁	300 mg	150 mg	500 mg	200 mg	30 mg	0.3 mg	50 mg	1.5 mg	15 mg	10 mg
0.5～1岁	400 mg	300 mg	700 mg	500 mg	70 mg	10 mg	50 mg	8.0 mg	20 mg	15 mg

6. 维生素

母乳中的维生素受乳母的膳食和营养状态的影响。膳食均衡的乳母,其乳汁中的维生素一般能满足婴儿的需要。需要注意的是,母乳中维生素D含量较低,母乳喂养儿从出生2周到1岁半之间应添加维生素D。中国营养学会推荐的我国婴儿各种维生素的摄入量见表6-5。

表6-5　我国婴儿维生素的推荐或适宜摄入量

年龄/岁	维生素A /μg RE	维生素D /μg	维生素E /mgα-TE	维生素B_1 /mg	维生素B_2 /mg	维生素B_6 /mg	维生素B_{12} /μg	维生素C /mg	泛酸 /mg	叶酸 /μg DFE	烟酸 /mgNE	胆碱 /mg	生物素 /μg
0～0.5		10	3	0.2	0.4	0.1	0.9	40	1.7	65	2	100	5
0.5～1	400	10	3	0.3	0.5	0.3	1.2	50	1.8	80	3	150	6

(三) 婴儿的合理喂养

1. 母乳喂养

世界卫生组织将纯母乳喂养定义为,婴儿出生后的4～6个月,除添加水分和维生素D以外,不再添加其他任何食物。世界各国各地区均广泛提倡母乳喂养,对人类而言,母乳是世界上婴儿的最佳食物。在分娩后的5 d内所分泌的乳汁呈淡黄色,质地黏稠,称为"初乳"。之后第6～10 d的乳汁称为过渡乳,大约2周后为成熟乳。

母乳喂养的优点首先表现在其营养最全面,母乳中的各种营养素组成比例和含量与其他天然食物相比,更适合婴儿生长发育的需要。母乳和牛乳的营养素含量的比较见表6-6。

表6-6　母乳和牛乳的营养素含量的比较(按100 g计)

营 养 素	单　位	母　乳	牛　乳
水分	mL	87.6	89.8

续表

营 养 素	单 位	母 乳	牛 乳
能量	kJ	274	226
蛋白质	g	1.3	3.0
脂肪	g	3.4	3.2
乳糖	g	7.4	3.4
维生素 A	μg RE	11	24
维生素 D	IU	22	14
维生素 C	mg	5	1
维生素 B_1	mg	0.01	0.03
维生素 B_2	mg	0.05	0.14
钙	mg	30	104
磷	mg	13	73
镁	mg	32	11
铜	mg	0.03	0.02
锌	mg	0.28	0.42
铁	mg	0.1	0.3

由表 6-6 可知，母乳中蛋白质总量低于牛乳，但其蛋白质组成和牛乳正好相反，是以乳清蛋白为主，酪蛋白含量相对较少，易于消化吸收；各种氨基酸的比例更适合婴儿的需要。母乳中不饱和脂肪酸的含量高于牛乳，特别是长链脂肪酸，如花生四烯酸（ARA）、二十二碳六烯酸（DHA），都是大脑和视网膜发育所必需的脂肪酸。母乳中乳糖的含量多于牛乳，为婴儿提供合适的碳水化合物的同时，还能促进钙和铁在肠道的吸收，也有利于肠道正常菌群的生长，从而有效抑制致病菌或病毒在肠道生长繁殖，让婴儿肠道更健康。另外，母乳中矿物质和维生素全面，钙磷比适宜，既能满足婴儿生长发育需要又不会增加婴儿肾脏的负担。

母乳喂养的优点还在于母乳中含有大量的免疫物质，如各种免疫球蛋白、乳铁蛋白、溶菌酶、免疫活细胞、双歧因子等，可以保护婴儿消化道及呼吸道抵抗细菌和病毒的侵袭，从而增加婴儿对疾病的抵抗力。

此外，母乳喂养具有经济方便、温度适宜、安全卫生等特点，而且哺乳行为可增进母子间情感交流，促进婴儿的智能发育，也利于母亲产后身体恢复。

【相关链接】

世界母乳喂养周

世界母乳喂养周是由国际母乳喂养行动联盟组织发起的一项全球性的活动，旨在促进社会和公众对母乳喂养重要性的正确认识和支持母乳喂养。目前在全球已有 120 个国家参与此项活动。国际母乳喂养行动联盟确定每年 8 月 1 日至 7 日为“世界母乳喂养周”，使全社会积极鼓励和支持母乳喂养，拓宽母乳喂养的内涵，创造一种爱婴、爱母的社会氛围。

2010 年是第 19 届“世界母乳喂养周”，主题是“成功促进母乳喂养十项措施”。目的是强调成功促进母乳喂养十项措施的必要性和重要意义。成功促进母乳喂养的十项措施分别为：有书面的母乳喂养规定，并常规地传达到全体卫生人员；对全体卫生人员进行必要的技术培训，使其能实施有关规定；把有关母乳喂养的好处及处理方法告诉所有的孕妇；帮助母亲在产后半小时内开奶；指导母亲如何喂奶，以及在需要与其婴儿分开情况下如何保持泌乳；除母乳外，禁止给新生儿任何食物或饮料，除非有医学指征；实行 24 h 母婴同室，让母亲与其婴儿一天 24 h 在一起；鼓励按需哺乳；不要给母乳喂养的婴儿吸人工奶头，或使用安慰物；促进母乳喂养支持组织的建立，并将出院的母亲转给这些组织。

2. 人工喂养与混合喂养

由于各种原因如母亲疾病、营养不良或新生儿患有先天性代谢病(苯丙酮尿症)不能进行母乳喂养，完全采用其他乳及乳制品或代乳品如豆浆、米粉等喂养婴儿称为人工喂养。由于母乳不足或其他原因不能按时哺乳婴儿，而采用牛乳或其他代乳品作为补充的喂养方式称为混合喂养。可选择的食物有牛乳、婴儿配方食品、豆制代乳粉等。

婴儿配方食品(奶粉)是目前最常用的母乳代用品。它是根据母乳的成分为标准进行营养调配后得到的婴儿食品，一般是以牛乳、羊乳为基体调配，特殊的也有以大豆水解蛋白为主体。婴儿配方食品的成分接近母乳，但不完全相同。根据婴儿的不同情况应选择相应的配方食品，如初级配方一般适用于 1～6 个月月龄的婴儿，后续配方用于 6 个月月龄以后的婴儿，医学配方是针对特殊婴儿如早产儿或牛乳过敏儿、先天性代谢缺陷婴儿等。

需要注意的是，母乳不足也仍应坚持按时给婴儿喂奶，让婴儿吸空乳汁，这样有利于刺激乳汁的分泌。如母亲因故不能按时喂奶时，可用代乳品或收集的母乳代替喂养一次。乳母应将乳房中多余的乳汁及时挤出，可用清洁的奶瓶收集，低温储存，温热后喂给婴儿，以利于维持乳汁的分泌。混合喂养时乳品补充用量应以婴儿吃饱为止，具体用量应根据婴儿体重、母乳缺少的程度而定。

3. 辅食添加

1) 添加辅食的科学依据

随着月龄的增长，婴儿喂养的食物从以液体食物为主逐步向泥糊状和固体食物过渡。在这段时间让婴儿学会吞咽和咀嚼，不仅满足婴儿生理发展过程中对能量和营养素的需求，而且更符合婴儿心理发展的需要。比如，在喂养工具上，从用奶瓶逐步改变为用小茶匙、小杯、小碗，以利于婴幼儿的心理成熟。

培养良好的饮食习惯，正确添加辅食，使婴儿接触、尝试和感受各种成人的食物，这对儿童正确饮食行为的培养是极其必要的。给母乳喂养儿正确地添加辅食，其儿童期和成年后挑食、偏食的毛病较少。

2) 添加辅助食品的时间

过早或过晚添加辅食都对婴儿的成长不利。比如，过早添加淀粉类高碳水化合物的食物，容易使婴儿肥胖，而辅助食品添加太迟，会影响婴儿咀嚼和吞咽功能及乳牙的萌出。

世界卫生组织推荐纯母乳或全母乳喂养的婴儿应该在 6 个月左右开始添加辅食，这与欧洲儿科胃肠病、肝病与营养学委员会建议的初次辅食添加最佳时间是一致的。许多国家采用了世界卫生组织关于纯母乳喂养时间的建议，然而其他一些国家则继续采用 4～6 个月进行辅食添加的建议。目前，我国国家卫生健康委员会也提倡，在婴儿进入第 6 个月后再添加辅助食物，但是具体到每个宝宝该什么时候添加辅助食物，父母应视宝宝的健康及生长状况而定。

3）添加辅助食品的原则

根据婴儿的消化能力及营养素的需求情况，逐步适应：性状由稀到稠，量由少到多，质地由细到粗，添加的顺序可参照表 6-7。

表 6-7　各月龄添加辅食的顺序

月龄/月	辅　　食	营养补充	进食技能
2～3	鱼肝油	维生素 A、维生素 D	—
4～6	米糊、烂粥、蛋黄、菜泥、水果泥、鱼泥、动物血、豆腐等	蛋白质、铁、维生素、矿物质	训练吞咽
7～9	烂面、烤馒头片、饼干、鱼蛋、肝泥、肉末	能量、蛋白质、铁、锌、维生素	训练咀嚼
10～12	稠粥、软饭、面包、饼干、馒头、面条、碎菜、碎肉、豆制品	能量、蛋白质、矿物质、维生素	—

二、幼儿营养与膳食

（一）幼儿期的生理特点

1 周岁到 3 周岁为幼儿期。幼儿生长发育虽不及婴儿迅速，但亦非常旺盛。体重每年增加约 2 kg，身长第 2 年增长 11～13 cm，第 3 年增长 8～9 cm。同时，幼儿时期仍是大脑发育的黄金时期，头围增长迅速，到 3 岁时脑重超过出生时的 3 倍，表现为语言思维能力迅速增强。此外，幼儿的咀嚼及消化能力比婴儿时期有所提高，一般在 2 岁半前 20 颗乳牙可长齐，胃容量持续增大，可达 300～500 mL，但胃肠道消化酶的分泌及胃肠道蠕动能力还远不如成人。

（二）幼儿期的营养需求

1. 能量、蛋白质和脂肪

幼儿时期对能量的需求按体重计远高于成年人。1 岁以上的幼儿对能量及蛋白质的需求都约为一个中等体力劳动的母亲所需量的一半，幼儿脂肪供给量占总能量的 30%～35%。必需氨基酸和必需脂肪酸的摄入量与成年人不同，对幼儿蛋白质、脂肪的供给仍要注意“质”。中国营养学会对 1～3 岁幼儿的能量、蛋白质及脂肪的每日推荐量分别见表 6-8。

表 6-8　幼儿的能量、蛋白质及脂肪的每日推荐量

年龄/岁	能量/(MJ/d)		蛋白质/(g/d)		脂肪供能比/(%)
	男	女	男	女	
1～	4.6	4.40	35	35	30～35
2～	5.02	4.81	40	40	
3～	5.64	5.43	45	45	

2. 矿物质

幼儿对钙的需求较高,每日需要量达 600 mg 以上,同时满足幼儿生长发育,以及骨骼和牙齿发育的需要。幼儿每日需要铁 12 mg,中国幼儿贫血的发病率较高,要特别注意膳食中铁的摄入,必要时可增加一些铁强化食品或营养补充剂。

3. 维生素

由于地区气候、环境污染、季节等多方面的原因,日照时间不足会导致由皮肤合成的维生素 D 减少,需要额外给幼儿补充富含维生素 D 的食物或营养补充剂。维生素 A 缺乏或不足时都会影响上皮组织的正常功能,与有些幼儿出现的上呼吸道反复感染有关。其他各种 B 族维生素和维生素 C,也可能由于膳食结构的不合理或食物制作过程的不科学而造成缺乏。

(三) 幼儿期的膳食

1. 幼儿膳食原则

1) 食物多样化

在此阶段,每日给予不少于相当 350 mL 鲜奶的幼儿配方奶粉,但是不宜直接喂给普通鲜牛奶。建议首选适当的幼儿配方奶粉,特别是强化了铁、维生素 A 等多种微量营养素的配方奶粉。如果幼儿不能摄入适量的奶制品时,需要通过其他途径补充钙质。同时,应根据幼儿的牙齿发育情况,适当增加细、软、碎、烂的膳食,种类不断丰富,数量不断增加,逐渐向食物多样过渡。

2) 合理烹调

幼儿膳食需专门单独加工、烹饪,并选用适合的烹调方式和加工方法。应将食物切碎煮烂,易于幼儿咀嚼、吞咽和消化,特别注意要完全去除皮、骨、刺、核等;大豆、花生等硬壳类食物,需先磨碎,制成泥、糊、浆状进食;在烹调方式上,宜采用蒸、煮、炖、煨等烹调方式,不宜采用油炸、烤、烙等方式。建议口味以清淡为好,不应过咸,更不宜食辛辣刺激性食物,尽可能少用或不用含味精或鸡精、色素、糖精的调味品。要注重食物花样品种的交替更换,以利于幼儿保持对进食的兴趣。

3) 培养良好的饮食习惯

幼儿饮食可从 1 岁多时的一日多餐,逐步过渡到 2～3 岁时的一日 5～6 餐,即一天进主餐 3 次,上下午两主餐之间各安排奶类、水果和其他稀软面食为内容的辅餐,晚饭后除水果外逐渐做到不再进食,特别是睡前忌食甜食,有助于预防龋齿。

要重视儿童饮食习惯的培养,饮食安排上要逐渐做到定时、适量,有规律地进餐,不随意改变幼儿的进餐时间和进餐量;鼓励和安排较大幼儿与全家人一同进餐,以利于幼儿日后能更好地接受家庭膳食;培养孩子集中精力进食,暂停其他活动。创造良好的进餐环境,建议进餐场所要安静愉悦,温度、光线适宜,固定进餐场所。避免喧嚣吵闹,以使幼儿注意力集中。选择适宜幼儿使用的桌椅、餐具,鼓励、引导和教育幼儿使用汤匙、筷子等自主进餐。

4) 户外活动、水及零食的安排

鼓励幼儿多参加户外活动或游戏,不仅可以有助于锻炼幼儿的体能和智能,而且有利于维持幼儿能量平衡,使幼儿可以保持合理的体重增长,避免幼儿瘦弱、超重和肥胖。1～3 岁幼儿每日需水为 1250～2000 mL,除了来自营养素在体内代谢生成的水和膳食食物所含的水分(特别是奶类、汤汁类食物含水较多)外,大约有一半的水需要通过直接饮水来满足。

正确选择零食品种,合理安排零食时机,使之既可增加儿童对饮食的兴趣,有利于能量补充，同时又可避免影响正餐食欲和进食量。应以水果、乳制品和小点心等营养丰富的食物为主，控制纯能量类零食的食用量，如糖果、果冻、甜饮料等含糖量高的食物。可以以加餐的形式给予零食，数量和时机以不影响幼儿正餐食欲为宜。

2. 食谱举例

幼儿一天食谱举例见表 6-9。

表 6-9 幼儿一天食谱举例

餐 次	食物名称及数量
早餐	牛奶 200～250 mL、蛋黄 1 个、白粥 1 碗
中餐	西红柿猪肝汤 1 碗、盐水油菜、蒸鱼、软米饭 1 碗
午点	蛋糕 1 块、橘子 1 个
晚餐	黄瓜炒肉末、豆腐、炒白菜
晚点	牛奶 200～250 mL

第四节 儿童与青少年营养

儿童与青少年时期是过渡到成年人的重要阶段，也正是他们体格和智力发育的关键时期。此时的营养状况为成人期整体的身体健康奠定坚实的基础。通常可以分为三个阶段，3～6 岁学龄前期、6～12 岁学龄期、12～18 岁青少年期或青春期。各期的共同特点是生长发育需要充足的能量及各种营养素，因此，应当重视儿童与青少年期的合理营养。

一、学龄前儿童的营养

（一）学龄前儿童的生理特点

学龄前儿童与婴儿期相比，生长发育速度有所减慢，身高和体重保持稳步增长，脑及神经系统发育持续并逐渐成熟。学龄前期儿童具有好奇、注意力分散、喜欢模仿等特点，可塑性极强，是培养良好生活习惯、良好道德品质的重要时期。影响此期儿童良好营养的因素较多，如贪玩、挑食、不吃正餐、爱吃零食等。因此，在供给其生长发育所需的足够能量和营养之外，要耐心引导他们，使其养成良好的饮食及生活习惯。

（二）学龄前儿童的营养需求

1. 能量

学龄前儿童的能量消耗主要包括基础代谢、生长发育、体力活动，以及食物生热效应几个方面，其中基础代谢的能量消耗最多，约为总能量消耗的 60%。2017 年《中国居民膳食营养素参考摄入量》推荐 3～6 岁学龄前儿童总能量供给范围是 5.43～7.10 MJ/d，其中男孩稍高于女孩，详见表 6-10。

表 6-10 3～6 岁儿童能量、蛋白质的 RNI 及推荐脂肪供能比

年龄/岁	能量(RNI)/(MJ/d)		蛋白质(RNI)/(g/d)		脂肪占能量百分比/(%)
	男	女	男	女	
3～	5.64	5.43	45	45	30～35
4～	6.06	5.83	50	50	30～35
5～	6.70	6.27	55	55	30～35
6～	7.10	6.67	55	55	30～35

2. 蛋白质

学龄前儿童摄入蛋白质的最主要的目的是满足细胞、组织的增长，因此，对蛋白质的质量，尤其是必需氨基酸的种类和数量有一定的要求。一般而言，儿童必需氨基酸需要量占总氨基酸需要量的 36%。

蛋白质供给量较婴儿期稍低，中国营养学会建议学龄前儿童蛋白质参考推荐摄入量为 45～60 g/d。蛋白质供能为总能量的 10%～15%，其中动物性食物蛋白质应占 50%，其余蛋白质可由植物性食物谷类、豆类等提供。在农村应充分利用大豆所含的优质蛋白质来预防儿童蛋白质营养不良引起的低体重和生长发育迟缓。

3. 脂肪

儿童生长发育所需的能量、免疫功能的维持、脑的发育和神经髓鞘的形成都需要脂肪，尤其是必需脂肪酸。学龄前儿童每日的需要量按体重计为 4～6 g/kg。建议使用含有亚麻酸的大豆油、低芥酸菜籽油或脂肪酸比例适宜的调和油来烹调食物。在对动物性食品进行选择时，可多选用鱼类等富含 n-3 长链多不饱和脂肪酸的水产品。

4. 矿物质

由于骨骼、肌肉和血液系统的发育，学龄前儿童对矿物质的需要量较高，尤其是钙、磷、铁的摄入，其他如碘、锌、铜等微量元素也必须足量。然而，我国膳食结构中钙元素主要来自蔬菜和豆类食品，血色素也较少，应当提倡儿童多摄入奶类、肝脏、瘦肉等动物性食物。

5. 维生素

脂溶性维生素中，维生素 A 能维持儿童的视觉功能及上皮细胞的分化，维生素 D 对骨骼生长有重要的作用。研究证实，维生素 A 缺乏可能导致儿童视觉功能发育不良，严重时出现夜盲症；维生素 D 缺乏可能导致迟发性佝偻病。可考虑每周摄入 1 次含维生素 A、维生素 D 丰富的动物肝脏，每天摄入一定量蛋黄、牛奶或在医生指导下补充鱼肝油、维生素 D 剂。另外，水溶性维生素中，B 族维生素常协同发生作用，保证体内能量代谢。

2017 年《中国居民膳食营养素参考摄入量》中学龄前儿童各种维生素的推荐摄入量分别见表 6-11。

表 6-11　学龄前儿童各种维生素的 RNI 或 AI

年龄/岁	维生素 A RNI/μg RE	维生素 D RNI/μg	维生素 E AI/mgα-TE	维生素 B_1 RNI/mg	维生素 B_2 RNI/mg	维生素 B_6 AI /mg	维生素 B_{12} RNI/μg
3～	400	10	4	0.6	0.6	0.5	0.9
4～	500	10	5	0.7	0.7	0.6	1.2
5～6	500	10	5	0.7	0.7	0.6	1.2
年龄/岁	维生素 C RNI/mg	泛酸 AI /mg	叶酸 RNI/μg DFE	烟酸 RNI/mgNE	胆碱 AI /mg	生物素 AI /μg	
3～	60	2.0	150	6	200	8	
4～	70	3.0	200	7	250	12	
5～6	70	3.0	200	7	250	12	

（三）学龄前儿童膳食

1. 学龄前儿童膳食指南

1）食物多样，谷类为主

食物是多种多样的，各种食物所含的营养成分不完全相同，任何一种天然食物都不能提供人体所必需的全部营养素。儿童的膳食必须是由多种食物组成的平衡膳食，才能满足其对各种营养素的需要，因而提倡广泛食用多种食物。

谷类食物是人体能量的主要来源，也是我国传统膳食的主体，可为儿童提供碳水化合物、蛋白质、膳食纤维和 B 族维生素等。学龄前儿童的膳食也应该以谷类食物为主，并适当注意粗细粮的合理搭配。

2）多吃新鲜蔬菜和水果

应鼓励学龄前儿童适当多吃蔬菜和水果。蔬菜和水果所含的营养成分并不完全相同，不能互相替代。在制备儿童膳食时，应注意将蔬菜切小、切细以利于儿童咀嚼和吞咽，同时还要注意蔬菜水果品种、颜色和口味的变化，引起儿童多吃蔬菜水果的兴趣。

3）经常吃适量的鱼、禽、蛋、瘦肉

鱼、禽、蛋、瘦肉等动物性食物是优质蛋白质、脂溶性维生素和矿物质的良好来源。动物蛋白的氨基酸组成更适合人体需要，且赖氨酸含量较高，有利于补充植物蛋白中赖氨酸的不足。肉类中铁的利用较好，鱼类特别是海产鱼所含不饱和脂肪酸有利于儿童神经系统的发育。动物肝脏含维生素 A 极为丰富，还富含维生素 B_2、叶酸等。我国农村有相当数量的学龄前儿童平均动物性食物的消费量还很低，应适当增加摄入量，但是部分大城市学龄前儿童膳食中优质蛋白比例已满足需要甚至过多，同时膳食中饱和脂肪的摄入量较高，谷类和蔬菜的消费量明显不足，这对儿童的健康不利。鱼、禽、兔肉等含蛋白质较高、饱和脂肪较低，建议儿童可经常吃这类食物。

4）每天饮奶，常吃大豆及其制品

奶类是一种营养成分齐全、组成比例适宜、易消化吸收、营养价值很高的天然食品。除含有丰富的优质蛋白质、维生素 A、维生素 B_2 外，含钙量也较高，且利用率也很好，是天然钙质的极好来源。儿童摄入充足的钙有助于增加骨密度，从而延缓其成年后发生骨质疏松的年龄。目前，我国居民膳食提供的钙普遍偏低，因此，对处于快速生长发育阶段的学龄前儿童，应鼓励每日饮奶。

大豆是我国的传统食品,含丰富的优质蛋白质、不饱和脂肪酸、钙及维生素 B_1、维生素 B_2、烟酸等。为提高农村儿童的蛋白质摄入量及避免城市中由于过多消费肉类等带来的不利影响,建议常吃大豆及其制品。

5) 膳食清淡少盐,正确选择零食,少喝含糖高的饮料

在为学龄前儿童烹调加工食物时,应尽可能保持食物的原汁原味,让孩子首先品尝和接纳各种食物的自然味道。为了保护儿童较敏感的消化系统,避免干扰或影响儿童对食物本身的感知和喜好、食物的正确选择和膳食多样的实现、预防偏食和挑食的不良饮食习惯,儿童的膳食应清淡、少盐、少油脂,并避免添加辛辣等刺激性物质和调味品。

零食是学龄前儿童饮食中的重要内容,应科学地认识和合理地选择。零食是指正餐以外所进食的食物和饮料。对学龄前儿童来讲,零食是指一日三餐两点之外添加的食物,用以补充不足的能量和营养素。

水分需要量也大,建议学龄前儿童每日饮水量为 1000～1500 mL,饮料应以白开水为主。目前,市场上许多含糖饮料和碳酸饮料含有葡萄糖、碳酸、磷酸等物质,过多地饮用这些饮料,不仅会影响孩子的食欲,使儿童容易龋齿,而且还会造成过多能量的摄入,不利于儿童健康成长。

6) 食量与体力活动要平衡,保证体重正常增长

进食量与体力活动是控制体重的两个主要因素。食物提供人体能量,而体力活动(锻炼)消耗能量。如果进食量过大而活动量不足时,则合成生长所需蛋白质以外的多余能量就会在体内以脂肪的形式沉积而使体重过度增长,久之发生肥胖;相反,若食量不足,活动量又过大时,可能由于能量不足而引起消瘦,造成活动能力和注意力下降。所以儿童需要保持食量与能量消耗之间的平衡。消瘦的儿童则应适当增加食量和油脂的摄入,以维持正常生长发育的需要和适宜的体重增长;肥胖的儿童应控制总进食量和高油脂食物摄入量,适当增加活动(锻炼)强度及持续时间,在保证营养素充足供应的前提下,适当控制体重的过度增长。

7) 不挑食、不偏食,培养良好的饮食习惯

学龄前儿童开始具有一定的独立性活动,模仿能力强,兴趣增加,易出现饮食无规律,食物过量。当受冷受热,有疾病或情绪不安定时,易影响消化功能,可能造成厌食、偏食等不良饮食习惯。所以要特别注意培养儿童良好的饮食习惯,不挑食、不偏食。

2. 膳食安排举例

每日 200～300 mL 牛奶,1 个鸡蛋,100 g 无骨鱼或禽或肉及适量豆制品,150 g 蔬菜和适量水果,谷类主食 150～200 g。每周进食一次猪肝或猪血,一次富含碘、锌的海产品,农村地区可每日供给大豆 25～50 g。膳食可采用三餐两点制。要培养良好的饮食习惯。

二、学龄儿童与青少年的营养

(一) 学龄儿童与青少年的生理特点

学龄儿童时期即通常所指的小学阶段,此时儿童生长速度仍然较快,身高体重维持稳步增长。同时,除生殖系统外,学龄儿童身体的其他组织、系统等逐渐接近成人。近年来,儿童发育成熟的时间呈提前趋势,不到 12 岁即已进入青春期。因此,也有将学龄儿童与青春期合并成一个阶段。

青少年包括青春发育期和少年期，相当于初中和高中学龄期。一生中青春期的生长速度仅次于婴儿期，也被称为生长发育的第二高峰期。男女生青春发育期开始的年龄是不同的，女生比男生早，一般在10岁左右开始，17岁左右结束；男生一般在12岁前后开始，22岁左右结束。目前研究表明，我国城市男女青春发育期开始年龄要早于农村。在这个时期体格生长加速，第二性征出现，生殖器官及内脏功能日益发育成熟，大脑的机能和心理的发育也进入高峰，身体各系统逐渐发育成熟，是人一生中最有活力的时期。

（二）学龄儿童与青少年的营养需求

1. 能量

不同性别、年龄所需的能量不同。一般男性在此阶段活动量较大，能量需求高于女性，且随年龄的增加，所需能量越多。中国营养学会推荐青少年能量摄入量女性为8.36～10.04 MJ/d，男性为8.80～12.13 MJ/d。

能量摄入需均衡、适量。能量不足可能导致营养不良，能量过多则可能导致肥胖。近年来，由于生活水平的提高、饮食习惯的改变等原因，肥胖青少年的比例呈上升趋势。

2. 蛋白质

此期一般增重30 kg，其中16%为蛋白质。在蛋白质的来源上，需注意保证优质蛋白质的摄入。中国营养学会推荐青少年蛋白质摄入量女性为65～80 g/d，男性为70～85 g/d。

3. 矿物质及维生素

青少年期体内储留的钙量与老年后发生骨质疏松症的概率密切相关。此时正值生长突增高峰期，为了满足突增高峰的需要，6～10岁钙的适宜摄入量为800 mg/d，11～18岁的适宜摄入量为1000 mg/d，钙的可耐受摄入量为2000 mg/d。

儿童青少年由于生长迅速，铁需要量增加，女孩加之月经来潮后的生理性铁丢失，更易发生贫血。2002年中国居民营养与健康状况调查显示，无论是城市还是农村，贫血患病率都相当高。城市儿童青少年贫血患病率为12.7%，农村为14.4%，虽较1992年有所下降，但仍处于较高水平。

儿童缺锌的临床表现是食欲差，味觉迟钝甚至丧失，严重时引起生长迟缓、性发育不良及免疫功能受损。贝壳类海产品、红色肉类、动物内脏等都是锌的优质来源，干果类、谷类胚芽、麦麸、花生等也富含锌。

4. 维生素

B族维生素的需求随年龄增长而增加，尤其对男孩来说，能量代谢的增加和肌肉组织的发展需要大量的B族维生素。如不及时补充，则易出现相应的缺乏症。精加工谷类的普及使儿童青少年维生素B_1的缺乏成为当前的营养问题。

（三）学龄儿童与青少年的膳食

1. 膳食指南

1）三餐定时定量，保证吃好早餐，避免盲目节食

2002年中国居民营养与健康状况调查结果显示，一日三餐不规律、不吃早餐的现象在儿童青少年中较为突出，影响到他们的营养摄入和健康。三餐定时定量，保证吃好早餐对儿童青少年的生长发育、学习都非常重要。还应注意不要盲目节食。

2) 吃富含铁和维生素C的食物

贫血是世界上最常见的一种营养缺乏病,也是当前最为人们关注的公共卫生问题之一。即使轻度的缺铁性贫血,也会对儿童青少年的生长发育和健康产生不良影响,造成儿童青少年体力、身体抵抗力,以及学习能力的下降。为了预防贫血的发生,儿童青少年应注意食物多样化,经常吃含铁丰富的食物。维生素C可以显著增加膳食中铁的消化吸收率,儿童青少年每天的膳食均应含有新鲜的蔬菜水果等维生素C含量丰富的食物。

3) 每天进行充足的户外运动

儿童青少年每天进行充足的户外运动,能够增强体质和耐力,提高机体各部位的柔韧性和协调性,保持健康体重,预防和控制肥胖,对某些慢性病也有一定的预防作用。户外运动还能接受一定量的紫外线照射,有利于体内维生素D的合成,保证骨骼的健康发育。

4) 不抽烟、不饮酒

我国烟草和酒类消费者中,儿童青少年已成为一个不可忽视的群体。2002年中国居民营养与健康状况调查发现,我国15～17岁男性、女性青少年现在饮酒率分别为39.6%和4.5%。

儿童青少年正处于迅速生长发育阶段,身体各系统、器官还未成熟,神经系统、内分泌功能、免疫机能等尚不十分稳定,对外界不利因素和刺激的抵抗能力都比较差,因而,抽烟和饮酒对儿童青少年的不利影响远远超过成年人。另外,儿童青少年的吸烟和饮酒行为还直接关系到其成人后的行为。因此,儿童青少年应养成不吸烟、不饮酒的好习惯。

2. 学龄儿童的膳食安排

安排好一日三餐,早餐和中餐的营养素供给应占全天的30%与40%。每日供给谷薯类食物300～400 g、鱼禽肉类50～100 g、奶类至少300 mL、1个鸡蛋、豆类25～50 g、蔬菜200～300 g、水果适量。注意培养好的饮食习惯,少吃零食,饮用清淡饮料,控制糖的摄入。

3. 青少年的膳食安排

每日膳食中可包括谷薯类食物400～500 g、鱼禽肉类100～150 g、奶类不少于300 mL、1个鸡蛋、豆类40～60 g、蔬菜300～400 g,其中绿叶蔬菜类占一半以上,水果适量。

【相关链接】

青少年的营养现状

2010年5月20日是"中国学生营养日",青少年健康问题已成为社会公共卫生问题的焦点之一。不同经济水平家庭的营养问题不一样,但都可以称之为营养不良。城市高收入家庭孩子的营养不良,主要表现形式为肥胖和由此引发的慢性病;家庭低收入人群营养不良主要表现为营养不足发生率高,"豆芽菜"体型人增多,钙及维生素A摄入不足等。家庭收入是影响儿童青少年营养状况的重要因素,但绝非唯一的因素。营养不良不会因为儿童青少年家庭生活状况变好而得到自然改变,必须采取干预措施,才能解决。

1. 膳食不合理,活动时间少——"胖墩"越来越多

《中国不同家庭收入儿童少年营养与健康蓝皮书》显示,随着生活水平的提高,儿童青少年的就餐行为在悄悄发生变化,他们当中的很多人不吃早餐,中餐则是凑合吃,晚上才能吃得好一点。而不少孩子把在外就餐当成一种时尚,动不动就小聚在一起大撮一顿,洋快餐成了大中城市孩子的首选,不合理膳食吃"肥"了孩子。

网络信息时代的到来,使青少年成为受此影响最大的群体。他们看电视、泡网吧、沉溺于

游戏厅,每天用于活动的时间越来越少。这种久坐不动静态的生活方式,使得肥胖者如雨后春笋般增多,体质也明显下降。

在多数学校,学生们用于学习的时间过长,参加体育锻炼的时间过少,沉重的课业负担令孩子们疲于应付,加之学校场地、运动设施不足,锻炼身体成为一种奢望,肥胖让学生"负担"更重,活动能力差。儿童青少年肥胖已经严重影响到他们的生活、学习等方面,危害很大,后果也很严重。对于肥胖的儿童青少年而言,他们的活动能力差,会导致身体素质的下降;由于肥胖儿承受着巨大的心理负担,这对他们的健康成长也会带来不良的影响。青少年肥胖还会引起内分泌功能紊乱,使高血糖、糖尿病、血脂异常、代谢综合征等一些在成年人身上常见的慢性病呈现低龄化的趋势和倾向。

2. 营养要合理,少坐多运动

如何面对日益增长的青少年肥胖群体?北京大学儿童青少年卫生研究所所长季成叶教授认为,关键在于抓好营养膳食。青少年营养中最重要的是要注重一日三餐中食物营养的摄入,合理膳食、营养搭配才能取得良好的效果;同时,体育活动必不可少。生活习惯也要改变,少躺、少坐,忌睡懒觉,多站立和行走。

第五节　老年人营养

世界卫生组织对老年人的年龄划分标准是:60～74 岁称为年轻老人(老年前期),75 岁以上称为老年人,90 岁以上称为长寿老人。不同国家、地区对老年人的年龄界定不同。在我国老年人是指年龄达 60 岁以上。按 2002 年的统计,中国老年人已占总人口的 10%以上,可以认为,中国已进入老龄社会。作为最重要的人群之一,老年人营养值得关注,合理的营养有助于延缓衰老,而营养不良或营养过剩、紊乱则有可能加速衰老的速度。因此,从营养学的角度来探讨老年人的生理变化,研究老年期的营养和膳食非常重要。

一、老年人的生理代谢特点

人一旦成熟便开始衰老,这个过程随着年龄的增长而加速。维持和发展人的潜能,实际上应该从壮年就开始。老年是人类生命过程中的一段必经之路,身体各器官和系统的功能在慢慢发生变化,主要表现在以下几点。

(一) 代谢功能降低

老年人代谢速率减慢,基础代谢率较中年人低 15%～20%。合成代谢降低,分解代谢增高,合成与分解代谢失去平衡,引起细胞功能下降。由于代谢功能的改变,各种营养的消化吸收、利用和排泄都受到影响。

(二) 体成分改变

老年人形体改变明显,如皱纹增多、发须花白、身高变矮、体态发胖等。老年人体内的去脂组织或代谢组织减少,脂肪组织相对增加。身体水分减少,细胞萎缩,使组织失去弹性,且影响体温调节功能,降低老年人对环境温度改变的适应能力。另外,由于骨组织中矿物质减少(尤其是钙含量),出现骨密度降低、骨强度下降,因而老年人易发生骨质疏松症及骨折。特别要注意,绝经后女性由于雌激素分泌不足,骨质减少相比男性更为严重。

(三) 器官功能改变

1. 消化系统的改变是显而易见的

随着年龄的增长,牙齿易脱落,牙龈和齿根逐渐萎缩,直接影响食物的咀嚼和消化。各种消化液和消化酶及胃酸分泌减少、活性降低,使食物的消化吸收受影响,胃肠扩张和蠕动能力减弱,食物排空速度减慢,易发生腹胀、便秘。

2. 心血管功能的改变

从 30 岁开始,心脏功能渐减,心率可出现减慢或加速,心脏搏出量减少。随年龄的增加血管弹性下降,毛细血管和静脉也出现管腔变小,最终导致血管内阻力增加,血流速度减慢,血流量减少,使老年人发生心血管意外的机会明显增加,如脑出血、脑血栓等的发病率明显高于其他人群。

3. 脑、肾和肝脏功能及代谢能力均随年龄增加而有不同程度的功能下降

老年人脑细胞、肾细胞及数量较年轻人大为减少,肾单位再生力下降,肾小球滤过率降低,糖耐量下降。人在 60 岁后,肝细胞数量随年龄的增长而锐减。肝血流量减少,使肝内血液循环功能下降,肝脏吸收营养、代谢和清除毒素的能力也相应减退。

4. 感觉器官功能的改变

老年人视力降低,味觉、嗅觉、触觉等变得不灵敏,影响对食物的喜好,并且摄入量减少。如舌头表面味蕾数目减少,对咸味的感觉失常,导致口味加重,摄入过多的盐。

二、老年期的营养需求与膳食

(一) 能量

由于基础代谢下降、体力活动减少和体内脂肪组织比例增加,老年人的能量摄入量相对减少。相比成年人,能量摄入 60 岁以后可减少 20%,70 岁后可减少 30%。根据 2017 年中国营养学会推荐,一般情况下,按轻体力活动者计,60～80 岁的男性推荐量是 7.94 MJ/d,女性 60 岁为 7.53 MJ/d,70 岁后为 7.10 MJ/d。老年人群年龄跨度大,个体差异及生活模式不同,对能力摄入量也不一样,重要的是保持适宜的体重。如经常进行体力活动或运动的老年人,对能量的摄入比一般推荐值要高。

(二) 蛋白质

老年人摄入的蛋白质的质与量均难以达到要求,更加速了人体的衰老。相反,若蛋白质摄入过多,则会增加消化系统和肝肾的代谢负担。因此老年人摄入的蛋白质要求质优而量足。一般来说,每日摄入量以达到 1～1.2 g/kg 为宜,即 65～75 g/d。

(三) 脂肪

老年人过多摄入脂肪易引发动脉硬化等疾病,要注意脂肪的摄入量和种类。一般脂肪供能占全日总能量的 20%～25%为宜,以富含多不饱和脂肪酸的植物油为主,限制饱和脂肪酸过多的动物性脂肪的摄入,如猪油、牛油、羊油及奶油等。

(四) 碳水化合物

老年人胰岛素分泌较少,机体糖耐量低,容易发生血糖升高。因此,老年人不宜食用含蔗糖高的食品,以防止血糖、血脂升高。水果、蜂蜜等含果糖高的食物也需控制摄入量。应增加

膳食纤维的摄入，多吃蔬菜、粗粮等，以促进胃肠蠕动，防止便秘。

（五）矿物质

相比成年人，老年人钙、铁的补充及钠的限量显得尤为重要。

（1）充足的钙对老年人十分重要。因为老年人对钙的吸收和利用能力下降，体力活动减少又增加了骨钙的流失，钙摄入量不够，所以老年人易发生钙的负平衡，骨质疏松症较多见，尤其是老年女性。老年人钙的 AI 50 岁以上为 1000 mg/d。

（2）老年人对铁的吸收利用能力下降，造血功能减退，血红蛋白含量减少，因此易发生缺铁性贫血。注意选择含血红素铁高的食物，老年人铁的 AI 为 50 岁以上 15 mg/d。

（3）老年人的食盐摄入量应限制在 5 g/d 以内。

（六）维生素

为调节体内代谢和增强抗病能力，老年人各种维生素的摄入量都应达到我国的推荐摄入量。

维生素 E 为抗氧化的重要维生素，当缺乏维生素 E 时，体内细胞可出现一种棕色的色素颗粒，成为褐色素，是细胞某些成分被氧化分解后的沉积物，随着衰老过程在体内堆积，成为老年斑。补充维生素 E 可减少细胞内脂褐色素的形成。老年人的维生素 E AI 为 14 mg/d。

充足的维生素 C 可防止老年血管硬化，使胆固醇代谢物易于排出体外，增强抵抗力，因此应充分保证供应。老年人每日维生素 C RNI 为 100 mg。

此外，维生素 A、维生素 B_1、维生素 B_2 等对老年人来说也同样重要。

三、老年期膳食指南

1. 饮食多样化

吃多种多样的食物才能利用食物营养素互补的作用，达到全面营养的目的。不要因为牙齿不好而减少或拒绝蔬菜或水果，可以把蔬菜切细、煮软，水果切细，以使其容易咀嚼和消化。

2. 主食中包括一定量的粗粮、杂粮

粗杂粮包括全麦面、玉米、小米、荞麦、燕麦等，粗杂粮比精粮含有更多的维生素、矿物质和膳食纤维。

3. 每天饮用牛奶或食用奶制品

牛奶及其制品是钙的最好食物来源，摄入充足的奶类有利于预防骨质疏松症和骨折，虽然豆浆在植物中含钙量较多，但远不及牛奶，因此不能以豆浆代替牛奶。

4. 吃大豆或其制品

大豆不但蛋白质丰富，对老年妇女尤其重要的是其丰富的生物活性物质大豆异黄酮和大豆皂苷，可抑制体内脂质过氧化，减少骨丢失，增加冠状动脉和脑血流量，预防和治疗心脑血管疾病和骨质疏松症。

5. 适量食用动物性食品

禽肉和鱼类脂肪含量较低，较易消化，适于老年人食用。

6. 多吃蔬菜、水果

蔬菜是维生素 C 等几种维生素的重要来源，而且大量的膳食纤维可预防老年人便秘，番茄中的番茄红素对老年男性常见的前列腺疾病有一定的防治作用。

7. 饮食清淡、少盐

选择用油少的烹调方式如蒸、煮、炖、焯,避免摄入过多的脂肪导致肥胖。少用各种含钠高的酱料,避免过多的钠摄入引起高血压。

【相关链接】

骨质疏松症

骨质疏松,是 Pornmer 在 1885 年提出来的,但人们对骨质疏松的认识是随着历史的发展和技术的进步逐渐深化的。早年一般认为全身骨质减少即为骨质疏松,美国则认为老年骨折为骨质疏松。直到 1990 年在丹麦举行的第三届国际骨质疏松研讨会,以及 1993 年在香港举行的第四届国际骨质疏松研讨会上,骨质疏松才有一个明确的定义,并得到世界的公认。原发性骨质疏松是以骨量减少、骨的微观结构退化为特征的,致使骨的脆性增加,以及易于发生骨折的一种全身性骨骼疾病。常见的症状有疼痛,身长缩短、驼背,骨折,呼吸功能下降等。每年的 10 月 20 日为"国际骨质疏松日"。

骨质疏松症是骨骼发育、成长、衰老的基本规律,但受激素调控、营养状态、物理因素、免疫状况、遗传基因、生活方式、经济文化水平、医疗保障等方面的影响,若能及早加强自我保健意识,提高自我保健水平,积极进行科学干预,骨质疏松症是可能延缓和预防的,这将对我国亿万中老年人的身心健康及生活质量具有重要而现实的社会和经济意义。

正常的骨基质和骨质疏松如图 6-1 所示。

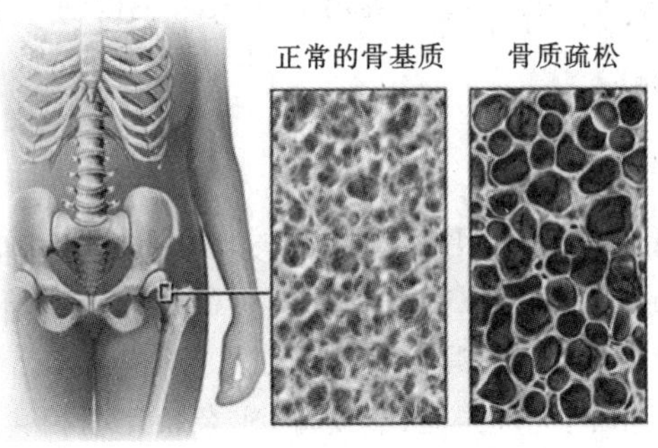

图 6-1 正常的骨基质和骨质疏松

第六节 特殊人群营养

在一定的情况下,人们不可避免地要在特殊的环境条件下生活和工作,甚至接触各种有害因素,这些都会引起人体内代谢的改变,或干扰、破坏人体正常的生理过程,危害人体健康。适宜的营养和膳食可增加人体对特殊环境的适应能力,或增加人体对有毒、有害因素的抵抗能力。

一、高温环境下人群的营养

高温环境通常指 32 ℃以上的工作环境或 35 ℃以上的生活环境。在生活工作中经常遇到各种高温环境,如冶金工业中的炼焦、炼铁、炼钢、轧钢,机械工业的铸造、锻造,陶瓷、搪瓷、玻璃等工业的炉前作业,印染、缫丝、造纸厂的蒸煮场所,农业、建筑业、运输业等的高温露天作业等。

人体在常温下通过简单的体表辐射来散发代谢所产生的热，而高温下的人体必须通过生理上的适应性改变，主要通过出汗和汗液蒸发增加散热，以调节和维持正常体温。这种适应性改变导致人体对营养的特殊要求。

（一）高温环境下人体的生理特点

人体在高温环境下大量出汗、心率加快，引起人体基础代谢率升高，耗氧量增加，能量消耗也大。同时，高温时消化腺功能减退、消化液分泌减少、大量失水均导致食欲减退。

1. 水及无机盐的丢失

人体汗液的 99%以上为水分，0.3%为无机盐，包括钠、钾、钙、镁、铁等多种元素。其中最主要的为钠盐，占汗液无机盐总量的 54%～68%。一般情况下损失的氯化钠可达 15～25 g/d。如不及时补充水和氯化钠，会引起严重的水盐丢失，当丢失量超过体重的 5%时则可引起血液浓缩，出现体温升高、出汗减少、口干、头晕、心悸等中暑症状。其次是钾盐，高温环境下工作时不适当补钾，可使血钾及红细胞内钾浓度下降，导致心脏兴奋和收缩性下降，而且容易诱发或加重心律失常。

2. 水溶性维生素丢失

特别是维生素 C 丢失较多，其次是维生素 B_1 和维生素 B_2，补充这些维生素有利于增强耐热能力和体力。

3. 可溶性含氮物丢失

汗中含氮量为 20%～70 %，失水和体温升高的同时引起蛋白质分解代谢增加，尿氮排出量增多，易出现负氮平衡。

（二）高温环境下的营养需求

1. 能量和蛋白质

能量供给以推荐量标准为基础，环境温度在 30 ℃时，每增加 1 ℃应增加膳食热能供给量的 0.5%。蛋白质要适量增加，但不宜过多，以免加重肾脏负担。一般每日摄入量占总热能的 12%～15%，优质蛋白应占 50%。

2. 矿物质和维生素

食盐需适当补充。含盐饮料的氯化钠浓度以 0.1%为宜。钾的补充可通过食用富含钾的新鲜蔬菜、水果和豆类，注意补充富含钙、铁的食品，补充一种含钠、钾、钙、镁、氯的混合盐片较好。维生素 C 的需要量增高，一般认为每日膳食供给量应为 150～200 mg。维生素 B_1 应为 2.5～3 mg，维生素 B_2 应为 2.5～3.5 mg。

（三）高温环境下人群的膳食

1. 合理搭配、精心烹制

合理选择谷类、豆类及动物性食物，以补充优质蛋白质及 B 族维生素。为了达到增进食欲的目的，应加强食物的色香味特征，并适当选用葱、姜、醋等刺激胃液分泌和促进食欲的调味品。

2. 补充矿物质和维生素

多选择含钾丰富的食物，如香蕉、橙子、橘子、豆类、蘑菇等。适当增加动物性食品如肝脏、瘦肉、蛋类等补充出汗丢失较多的铁、锌等微量元素。

宜选用西红柿、西兰花或深色叶菜类、柑橘、猕猴桃、青枣等含维生素 C 丰富的食物。适当增加富含维生素 B_1 和 B_2 食物的摄入。必要时可根据实际情况提供维生素和矿物质制剂或强化饮料、强化食品等加以补充。

3. 科学补水

补水方法以少量多次为宜,以免影响食欲,也可减少水分的蒸发量和排尿量。补充饮料的温度以 10 ℃为宜。以各种糖水的形式补充水和矿物质是很好的营养补充方式,如菜汤、鱼汤、肉汤等可交替选择食用。传统的凉茶、汤料、糖水等除补充水分外,还有一定的防暑降温的作用。

二、低温环境下人群的营养

低温环境一般是指温度在 10 ℃以下的外界环境,常见于寒带和海拔较高地区的冬季及冷库作业、南极考察等职业环境。此时人体的代谢及对营养的需要发生一定的改变。

(一) 低温环境下人体的生理特点

当人体遇到低温寒冷刺激时,皮肤血管收缩、温度下降,出现鸡皮疙瘩,若皮肤进一步受冷,就会发生战栗反射,所以必须增加能量以保持体温。同时,低温时胃酸分泌量增多,胃液的酸度增强,胃肠容易处于排空状态,因而食欲增加。

1. 产能营养素代谢的变化

在低温环境下,人体甲状腺素、肾上腺素分泌增多。由于皮肤血管收缩、血压上升,人体代谢方式最明显的变化是由碳水化合物功能为主,逐步转为以蛋白质、脂肪功能为主,从而维持体温。因此,一般皮下脂肪丰富、肌肉发达的人对寒冷的抵抗力较强,而瘦人、老年人及婴幼儿御寒能力较差。同时,低温导致人体的糖代谢下降,对葡萄糖的利用减少,表现为血糖升高,果糖耐量下降。

2. 矿物质与维生素的变化

在低温环境下,人体水分、矿物质及维生素发生很多变化。血液中的锌、镁、钙、钠含量下降,铁、钾含量无明显变化。血中维生素 C、维生素 B_1 浓度明显降低,维生素 A、维生素 D 水平也有所降低。

(二) 低温环境下的营养需求

1. 能量和产能营养素

低温环境下能量摄入较常温下增加 10%～15%,其中碳水化合物的供能比有所降低,但仍是能量的主要来源,不低于 50%;脂肪的供能比应提高至 35%,蛋白质供热为 13%～15%。由于蛋氨酸是甲基的供体,甲基对提高耐寒能力极为重要,因此含蛋氨酸较多的动物蛋白质应占总蛋白质的 50%。

2. 矿物质和维生素

因受冷,人的尿量增加,随尿排出的钠、钾、钙等矿物质较常温下多,因而矿物质的摄入量应稍高于正常水平。尤其是钙的摄入量,应尽可能增加寒冷地区居民富钙食物的供给,如奶或奶制品。有的研究认为,高盐膳食有利于人体对寒冷环境的适应,但居住在寒冷地区的因纽特人在膳食中所用的食盐含量每日仅 2～3 g。因此不提倡长期食用过咸的食物。

低温环境下人体对维生素的需要量增加,特别是维生素 C,除日常饮食充足外,可每日额外补充 70～120 mg，以提高耐寒能力。与人体能量代谢有关的维生素如维生素 B_1、维生素 B_2 和烟酸等的需要量也随之增加。专家建议低温环境下人体每日的推荐摄入量分别为：维生素 B_1 2～3 mg、维生素 B_2 2.5～3.5 mg、烟酸 15～25 mg。

（三）低温环境下的膳食

1. 供给充足的能量

低温环境下对能量的需求应比同一人群常温下增加 10％～15％。蛋白质、脂肪、碳水化合物的供能比分别为总能量的 13％～15％、35％～40％、45％～50％。其中脂肪供能比显著高于其他地区。

2. 保证蛋白质的供给

在膳食安排时，特别注意鱼类、禽类、肉类、蛋类、豆类及豆制品的供应。同时还可适当选择含高蛋白、高脂肪的坚果类食品，如核桃、花生等。

3. 补充矿物质和维生素

提供富含矿物质和维生素的新鲜蔬菜和水果，适当补充钙、钾、维生素 C、维生素 B_1、维生素 B_2 和烟酸等。对在低温环境下工作的人群，推荐摄入量比在常温环境下工作的同工种的人群增加 30％～50％。

三、高原缺氧环境下人群的营养

高原缺氧环境通常是指海拔在 3000 m 以上的地区。我国高原地域辽阔，约占全国面积的 1/6，人口约有 1000 万，主要分布于西藏、青海、新疆、四川、云南、贵州等省、自治区。此外，部分高原地区食品产量低、种类少，需长途运输补充。

（一）高原缺氧环境下人体的生理特点

高原环境下由于大气氧分压的降低，人体血氧饱和度急剧下降，常出现缺氧症状。当血氧饱和度低于 80％时，常会发生头晕、头痛、昏迷、心悸、气促、恶心、呕吐、食欲下降、腹胀、腹泻、周身无力等症状。低氧环境中，人的消化功能受到影响。进食后胃蠕动减少、消化液分泌减少，导致胃排空时间延长、食欲下降。

缺氧时蛋白质分解代谢加强，氮的排出增加，出现负氮平衡。脂肪分解代谢大于合成，血液中游离脂肪酸和三酰甘油明显增加，当严重缺氧时，脂肪氧化不完全，尿中出现酮体。

（二）高原缺氧环境下人体的营养需求

1. 能量和产能营养素

高原缺氧环境下，在同等劳动强度条件下，能量需求高于低海拔地区。一般情况下，与低海拔地区相比，从事同等强度的劳动，在高原适应 5 d 后能量需要量高 3％～5％，9 d 后将增加 17％～35％；重体力劳动时，增加更多。

在三种产能营养素中，碳水化合物的代谢更能适应高原环境变化。研究发现，碳水化合物能使人的动脉含氧量增加，有利于肺部气体交换，使肺泡和动脉血氧分压及血氧饱和度增大，可以提高人体的缺氧耐力。糖和糖原是机体在紧急情况下首先被动用的能源物质，并且维持血糖水平对脑功能是至关重要的。高糖膳食可减轻高原反应症状，初入高原 24 h 内补充糖有助于预防体力下降及出现负氮平衡。此外，高原环境下，通过补充蛋白质也能改善负氮平衡，身体对脂肪也有较高的利用率。

2. 矿物质和维生素

高原缺氧环境下应注意矿物质和维生素的补充,尤其是铁。进入高原缺氧环境,人体造血机能增强,对铁的需求增加。人体呼吸酶活性降低,对维生素 B_1、维生素 B_2、维生素 C 和烟酸的需求亦增加。

(三) 高原缺氧环境下人体的膳食

专家建议在高原缺氧环境下,轻体力劳动者、重体力劳动者的能量推荐摄入量分别为11.7~13.8 MJ/d、15.9~18.4 MJ/d。人体摄入的碳水化合物、脂肪、蛋白质的适宜比为 5∶1.1∶1,占总能量的比例分别为 55%~65%、25%~30%和 12%~13%。每日微量营养素建议的摄入量:维生素 A 1000 μg RE、维生素 B_1 2.0~2.6 mg、维生素 B_2 1.8~2.4 mg、烟酸 20~25 mg、维生素 C 80~150 mg、钙 800 mg、铁 25 mg、锌 20 mg。

【本章小结】

本章主要介绍了孕妇、乳母、婴幼儿、儿童青少年、老年人、特殊人群的生理特点和各类人群不同的营养需求、膳食指南,以及主要营养缺乏症的特点。

孕妇和乳母的生理状态发生了较大的适应性改变,必须同时满足母体、胎儿或新生儿的营养需求。与非孕期的女性相比,孕妇和乳母对能量和各种营养素的需要量均有所增加,尤其是蛋白质、必需脂肪酸,以及钙、铁、叶酸等多种营养素。孕期和哺乳期的食物摄入量相应增加,食物力求种类丰富、营养齐全,以达到均衡膳食的目的。

婴幼儿时期生长发育迅猛,代谢旺盛,尤其是婴儿期被称为人类生长发育的第一高峰期。婴幼儿需要充足的能量和优质的营养素,而他们消化吸收功能尚不够完善,限制了营养素的吸收利用,喂养不当极易引起婴幼儿消化功能紊乱和营养不良,影响生长发育。婴幼儿时期的膳食以奶类为主,通过科学添加辅食逐步过渡到食物多样化,培养良好的饮食习惯。

儿童青少年时期是过渡到成年人的重要阶段,生长发育仍持续稳步增长,其中青春期被称为生长发育的第二高峰期。现实生活中,儿童青少年容易被等同于成人对待,事实上他们对能量和营养仍有特殊需求。为保证儿童青少年的健康成长,国家已加强对家长和儿童青少年的营养教育,做到定时就餐、均衡营养、合理运动。

老年人的生理机能和心理状态均发生较大变化,合理的膳食营养是保证老年人健康和长寿的基础。老年期的膳食应以成人均衡饮食为基础,注意食物的种类、合理烹饪方式,还需要考虑老年人自身健康与疾病状况。

特殊人群是指在特殊环境条件下生活或工作的一类人,这里的特殊环境条件如高温、低温、高原缺氧环境等。根据人体在不同环境下所发生的生理变化,为其提供的膳食应做相应的调整,以提供所需的能量和营养素。

【思考与练习】

1. 孕妇在孕早期、中期和晚期的膳食安排各有哪些注意要点?
2. 请给乳母指导膳食安排,并为其设计一天的食谱。
3. 母乳喂养有什么好处?
4. 婴儿从什么时候开始添加辅食?要注意哪些问题?
5. 在某社区进行膳食指南宣教工作时,请简单阐述青少年与老年人的营养需求要点。

6. 高温和低温环境对人体生理有哪些影响？

7. 有朋友要去西藏旅游，请为他简要说明饮食要点和注意事项。

【专题讨论】

婴幼儿喂养及辅食添加的建议

【专题目的】

通过讨论，使学生理解婴幼儿的生理特点、营养需求，重要的是能为婴幼儿喂养、辅食添加提出科学的建议、指导，做到理论与实践相结合，为今后的营养教育工作奠定基础。

【讨论内容】

今年暑假院系将组织开展一次“大学生科技下乡之营养宣教”活动，为某县某村 0～6 个月、6 个月到 3 岁儿童的家长讲解科学饮食的营养知识。以小组为单位准备一份营养宣教材料(2000～5000 字)，建议以 5～6 人为小组展开讨论，分别选 1 名主持人和记录人，提供下列问题以供参考，同学们也可自己提出有价值的问题。

关键词：婴幼儿喂养、辅食添加、儿童营养不良性疾病。

示例问题：

1. 初乳是什么？婴儿能吃吗？
2. 孩子出生后多长时间开始哺乳？通常隔多久喂一次奶？
3. 哺乳期间乳母主要吃什么？有无增加奶量的食物？
4. 婴儿用母乳喂养到多大，断奶的原因是什么？
5. 第一次给孩子添加什么辅食？以什么形式添加？
6. 一般在添加辅食时，添加的原则是什么？
7. 什么是佝偻病？有什么症状？
8. 患佝偻病的原因是什么？与膳食有无关系？应该如何调节饮食？
9. 什么是缺铁性贫血？有什么症状？
10. 患缺铁性贫血原因是什么？与膳食有无关系？应该如何调节饮食？

第七章　营养配餐与食谱编制

知识目标

- 掌握营养配餐的目的和依据；
- 理解食谱编制的原则；
- 熟悉食谱编制的常见方法。

能力目标

- 能运用计算法为正常人群设计简易食谱；
- 能评价现有食谱并给出膳食指导建议。

平衡膳食、合理营养是健康饮食的核心。合理营养不仅要求膳食能供给机体所需的全部营养素，并不发生营养缺乏症或营养素摄入过量的情况。平衡膳食则主要从膳食的方面保证营养素的需要，它不仅需要考虑食物种类和数量的选择，而且还必须考虑合理的食物加工方法、烹饪方法。营养配餐与食谱编制是两个不可分割的过程，是保证人体实现平衡膳食、合理营养的重要手段。

第一节　营养配餐

一、营养配餐概述

营养配餐在国外十分普遍，但在国内却尚未引起人们的重视。近年来随着人们生活水平的提高，人们越来越关注自身的健康与营养状况。合理搭配饮食应讲究营养均衡，要广泛摄入蔬菜、水果、禽蛋、五谷杂粮等多种食物，才能构建合理、稳固的营养大厦。

（一）定义

营养配餐是指按人们身体的需要，根据食物中各种营养物质的含量，设计一天、一周或一个月的食谱，使人体摄入的蛋白质、脂肪、碳水化合物、维生素和矿物质等几大营养素比例合理，即达到平衡膳食。简单讲就是要求膳食结构多种多样，谷、肉、果、菜无所不有。营养配餐是实现平衡膳食、合理营养的一种措施。

（二）目的和意义

营养配餐可将各类人群的膳食营养素参考摄入量具体落实到用餐者每日膳食中，使他们能按需要摄入充足的能量和各种营养素，可以保证人体正常的生理功能，同时又避免发生营养缺乏或营养过量的情况。对各类人群日常饮食给出科学的建议，可结合当地食物的品种、生产季节、经济条件、烹调水平及个体特殊需求等，合理搭配食物以达到均衡营养。

此外，通过编制营养食谱可指导食堂管理人员有计划地管理食堂膳食，也有助于家庭有计划地管理家庭膳食，并且有利于成本核算。

二、营养配餐的依据

营养配餐是一项实践性很强的工作，与人们的日常饮食直接相关，需要以一系列营养理论为指导。

（一）中国居民膳食营养素参考摄入量(DRIs)

从第六章我们已经知道，中国居民膳食营养素参考摄入量(DRIs)是每日平均膳食营养素摄入量的一组参考值，包括平均需要量(EAR)、推荐摄入量(RNI)、适宜摄入量(AI)和可耐受最高摄入量(UL)。DRIs 是营养配餐中能量和主要营养素需要量的确定依据。编制营养食谱时，首先需要以各营养素的推荐摄入量(RNI)为依据确定需要量，一般以能量需要量为基础。制定出食谱后，还需要以各营养素的 RNI 为参考评价食谱的制定是否合理，如果与 RNI 相差不超过 10%，说明编制的食谱合理可用，否则需要加以调整。

（二）中国居民膳食指南和平衡膳食宝塔

膳食指南本身就是合理膳食的基本指导，为了便于宣传普及，它将营养理论转化为通俗易懂、简明扼要的知识点。食谱设计应以膳食指南为原则，其制定需要根据膳食指南考虑食物种类、数量的合理搭配。

平衡膳食宝塔则是膳食指南量化和形象化的表达，是人们在日常生活中贯彻膳食指南的工具。宝塔建议的各类食物的数量既以人群的膳食实践为基础，又兼顾食物生产和供给的发展，具有实际指导意义。根据平衡膳食宝塔，我们可以很方便地制定出营养合理、搭配适宜的食谱。

（三）食物成分表

食物成分表是营养配餐工作必不可少的工具。要开展好营养配餐工作，必须了解和掌握食物的营养成分。中国疾病预防控制中心营养与食品安全所于 2002 年出版了新的食物成分表，所列食物仍以原料为主，各项食物都列出了产地和食部，包括了 1506 条食物的 31 项营养成分。通过食物成分表，我们在编制食谱时才能将营养素的需要量转换为食物的需要量，从而确定食物的品种和数量。在评价食谱所含营养素摄入量是否满足需要时，同样需要参考食物成分表中各种食物的营养成分数据。

（四）营养平衡理论

1. 三种宏量营养素需要保持一定的比例平衡

膳食中蛋白质、脂肪和碳水化合物除了各具特殊的生理功能外，其共同特点是提供人体所必需的能量，亦称为产能营养素。按各自提供的能量占总能量的百分比计，蛋白质占 10%～15%，脂肪占 20%～30%，碳水化合物占 55%～65%。

2. 优质蛋白质与一般蛋白质保持一定的比例

膳食中摄入必需氨基酸的量在总蛋白质中要保持一定的比例。不同来源蛋白质的种类和比例有差别，在膳食构成中要注意将动物性蛋白质、一般植物性蛋白质和大豆蛋白进行适当搭配，并保证优质蛋白质占蛋白质总供给量的 1/3 以上。

3. 饱和脂肪酸、单不饱和脂肪酸和多不饱和脂肪酸之间的平衡

不同食物来源的脂肪,脂肪酸组成不同,有饱和脂肪酸、单不饱和脂肪酸及多不饱和脂肪酸。饱和脂肪酸可使血胆固醇升高,不饱和脂肪酸特别是必需脂肪酸及其代谢产物二十碳五烯酸(EPA)、二十二碳六烯酸(DHA)具有多种有益的生理功能。因此,必须保证食物中多不饱和脂肪酸的比例。一般认为,在脂肪提供的能量占总能量的 30%范围内,饱和脂肪酸提供的能量占总能量的 7%左右,单不饱和脂肪酸提供的能量占总能量的比例在 10%以内,剩余的能量均由多不饱和脂肪酸提供为宜。动物脂肪相对含饱和脂肪酸和单不饱和脂肪酸多,多不饱和脂肪酸含量较少;植物油主要含不饱和脂肪酸。

(五) 合理加工烹饪

在食物加工烹饪过程中,可能产生有利和有害的影响。进食之前加工烹饪食物可以使食物更容易被人们消化吸收、具有良好的感官性质,还可杀灭食物中可能存在的微生物。同时,加工烹饪过程中也可能造成营养素的破坏,形成某些对人体有害的物质等。因此,食物的合理加工烹饪要兼顾各种影响,在满足人体生理和心理需求的同时,要注意经常变换加工烹饪的方法。

三、营养配餐现状及趋势

(一) 个人营养配餐

个人营养配餐是实施个性化膳食营养计划的基本措施。由于各方面的原因,个人营养配餐目前在国内不可能普及,在一些需要严格控制能量和营养素摄入的特殊个体中,个人营养配餐是必然的选择。例如,运动员和航天员等特殊作业的人员,减体重者、营养不良者等需要改善身体营养状况的人员,以及需要特殊保健的人员等。

(二) 幼儿园营养配餐

为保证幼儿身心健康全面发展,幼儿园的营养膳食管理是幼儿园工作的重要工作之一。目前,由于幼儿园缺乏营养师,一般由保健老师制订食谱,并定期进行食谱的营养素分析,定期计算幼儿的进食量和营养素的摄入量,定期开展幼儿生长发育的健康检查。

(三) 中小学生营养配餐

学生营养餐是营养配餐中的一个重要组成部分,它关系到青少年一代的营养状况、生长发育及健康状况,在国内外引起普遍关注。学生营养餐是根据国家规定的不同年龄段学生每日所需各种营养素的量而定制的食谱,要考虑食物种类、选料、加工方式等方面。

国际上实行学生的学校供餐计划的历史较长,经过长期的发展,逐渐形成了较为完善的管理体系和运作模式。我国学生营养餐的试点工作在 20 世纪 80 年代中期开展,并取得一定的成绩。

(四) 餐饮业的营养配餐

餐饮业的营养配餐在国外发展较早,它首先是从集体配餐开始的。例如美国农业部统一制定营养配餐标准,建立集体食堂,统一餐具,国家给予财政补贴,供给平价原料,以中小学生、老年人等为主要对象,设有营养师配餐。我国从 20 世纪 90 年代前后开始进行营养配餐的试

验。这之后，营养配餐越来越受到人们的重视。目前，国内已出现了不少专业的营养配餐公司，有的已经实现了营养配餐工厂化生产。

营养配餐并不仅仅限于餐饮业和中小学校，在高校、餐厅、医院都需要根据营养平衡理论进行营养配餐，达到平衡膳食。随着大众保健意识的增强，营养配餐将成为日常饮食的一部分。

【阅读材料】

中小学生营养配餐

国际上实行学校供餐计划的国家约有 43 个，发达国家学校供餐均开始得比较早，有的已有 100 多年的历史。通过长期发展，这些国家形成了较为完善的管理体系与运作模式。许多国家对学校供餐专门立法，把这项计划纳入法制轨道，从而保持其持久稳定地开展。

日本是推行学校营养午餐最广泛、最完善的国家，为实施营养午餐制定了明确的法律规定。第二次世界大战之后日本政府开始推行此计划，并于 1946 年实行了学校午餐制。1954 年国会审议通过了《学校营养午餐法》，明确指出，实施营养午餐的目的是“全面促进中小学生的身心发展，同时改善国民的饮食生活”，要求“义务教育各学校的领导必须努力实施学校营养午餐”。由于有明确的法律依据，学校营养午餐作为教育活动的一部分，得到各级教育部门和学校的重视。据 1998 年 5 月的统计：日本小学生营养午餐的实现率为 99.4%(761 万人)；中学生营养午餐的实施率为 82.2%(360 万人)。日本青少年儿童的生长发育指标，尤其是身高等具有代表性的指标增长幅度之大、速度之快为举世公认。1902 年至 1997 年，日本国民平均身高增长了12 cm，其中仅第二次世界大战战后 20 年间就增长了 4.6 cm。他们认为这与长期实施学生营养午餐有着密切的关系。

我国的学生营养餐工作在20 世纪80 年代中期开始实施，1993 年，国务院印发的《90 年代中国食物结构改革与发展纲要》中指出：“今后要从中小学生抓起，增加食物和营养方面科普知识的教育。”1997 年，国务院发布《中国营养改善行动计划》，明确提出：有计划有步骤地普及学生营养午餐。1998 年，卫生部发布了学生营养午餐营养供给量的行业标准和学生营养餐生产企业卫生规范的标准。其中，着重指出“要逐步建立中小学生营养餐制度”。2001 年 2 月，国家经济贸易委员会、教育部、卫生部联合下发《关于推广学生营养配餐的指导意见》，对逐步推广学生营养午餐提出了具体的意见。2007 年 5 月 7 日，中共中央国务院下发《关于加强青少年体育增强青少年体质的意见》，强调“建立和完善青少年营养干预机制”，通过 5 年左右的时间，使我国青少年营养不良、肥胖发生率明显下降。由于党和国家领导人的直接关怀，政府部门加大推行力度，自 1999 年起学生营养餐工作加快了发展的步伐，取得了可喜的成绩。普及学生营养餐的工作是一项艰苦细致、涉及多方面的系统工程，需要政府、社会各界、企业、学校和家庭多方配合，共同努力，才能持续稳定地发展下去。

第二节 食谱编制

食谱是反映膳食的食物搭配及烹饪方法的一种简明的文字形式，内容包括食物的种类、数量、菜肴名称及烹饪方法等，每日或几日均可编制一次。食谱编制是有计划地搭配膳食，目的是满足人体对能量和各种营养素的需求，并合理地分配于一天各餐中。

一、食谱编制的原则

根据营养配餐的理论依据,营养食谱的编制可遵循以下原则。

(1) 保证营养平衡。根据中国居民膳食营养素参考摄入量(DRIs)的要求确定人体对能量、蛋白质、脂肪,以及各种矿物质和维生素的需要,但注意不要过量。对特殊人群(如婴幼儿、孕产妇等)要按照他们本身的需要去考虑,注意易缺营养素如钙、铁等的供给。各种营养素之间的比例要适宜,食物的搭配和饮食制度要合理。

(2) 照顾饮食习惯,注意饭菜的口味。在可能的情况下,既要多样化,又要照顾就餐者的饮食习惯。

(3) 合理的加工烹饪方法:考虑食物加工烹饪的各种影响,结合个人饮食习惯,选择合适的烹饪方式,做到色香味形具全。不管是何种烹饪方式,都不能一成不变,需要经常变换。

(4) 考虑季节和市场供应的情况,熟悉市场可供选择的原料,并了解其营养特点。一般来说,植物性食物的种植和市场供应受季节、气候等因素的影响比较大。营养配餐过程中可选择市场上方便购买、价格适宜的原料。

(5) 兼顾经济条件,既要使食谱符合营养,又要考虑进餐者在经济上的承受能力,才能使食谱有实际意义。

(6) 注意安全卫生。

二、食谱编制的方法

目前,食谱编制的基本方法有计算法、食品交换法和计算机食谱编制法。

(一) 计算法

计算法是食谱编制最早采用的一种方法,也是其他两种食谱编制方法的基础。它主要是根据就餐者的营养需求状况、膳食组成,计算蛋白质、脂肪和碳水化合物的摄入量,参考每日矿物质、维生素的摄入量,查阅食物营养成分表,选定食物种类和数量的方法。

1. 确定全日能量摄入量

能量摄入量的确定,主要是根据就餐者的性别、年龄、劳动强度、身体状况等,通过中国居民膳食营养素参考摄入量(DRIs)查得,在实际应用中可根据就餐人员的具体情况在此标准的基础上做适当调整。也可以通过能量消耗法计算,即根据人体维持基础代谢所需要的能量、食物特殊动力作用所消耗的能量、体力活动所消耗的能量计算人体所需要的能量。

例如,以男性轻体力劳动计,其能量摄入量为10.03 MJ。集体就餐对象的能量摄入量标准可以就餐人群的基本情况或平均数为依据,包括人员的平均年龄、体重及80%以上就餐人员的活动强度。

2. 计算蛋白质、脂肪和碳水化合物每日的摄入量

蛋白质、脂肪和碳水化合物是提供能量的主要来源,其各自产能占总能量的比例(供能比)应适宜。我国目前建议每人每日的普通膳食组成蛋白质为10%～15%、脂肪为20%～30%、碳水化合物为55%～65%。根据膳食组成及三大产能营养素的能量系数,计算蛋白质、脂肪和碳水化合物的每日摄入量。

已知某男性每日能量需要量为10.03 MJ,若三种产能营养素的供能比取平均值,即碳水

化合物占60%、脂肪占25%、蛋白质占15%，则每日摄入的产能营养素各自提供的能量分别为：

碳水化合物　　10.03 MJ×60%=6.018 MJ

脂肪　　10.03 MJ×25%=2.507 5 MJ

蛋白质　　10.03 MJ×15%=1.504 5 MJ

将上述产能营养素的能量供给量折算为具体质量的需要量，这是确定食物品种和数量的重要依据。食物中产能营养素所供能量与质量的折算关系：1 g碳水化合物产生能量为16.7 kJ，1 g脂肪产生能量为37.6 kJ，1 g蛋白质产生能量为16.7 kJ。由此可分别计算得到产能营养素需要量如下：

碳水化合物　　6.018 MJ÷16.7 kJ/g=360 g

脂肪　　2.507 5 MJ÷ 37.6 kJ/g=67 g

蛋白质　　1.504 5 MJ÷ 16.7 kJ/g=90 g

3. 三餐的能量分配比例及产能营养素的数量

一般三餐能量的适宜分配比例：早餐占全天能量总摄入量的30%，并要有足够的优质蛋白质和脂肪。因为上午活动量较大，工作效率高，消耗的能量和营养素比例也大。午餐在三餐中摄入营养素最多，占全天总能量的40%。要保证碳水化合物、蛋白质、脂肪的摄入量。晚餐占全天总能量的30%。要多配蔬菜、水果和易消化、饱腹感强的食物，高蛋白质、高脂肪的食物不宜过量，以免影响消化和睡眠，并减少体内脂肪的蓄积。

可按照早餐30%、午餐40%、晚餐30%的比例计算出各餐需要摄入的三种产能营养素的数量。

早餐：　　碳水化合物 360 g×30%=108 g

脂肪 67 g×30%=20 g

蛋白质 90 g×30%=27 g

午餐：　　碳水化合物 360 g×40%=144 g

脂肪 67 g×40%=27 g

蛋白质 90 g×40%=36 g

晚餐：　　碳水化合物 360 g×30%=108 g

脂肪 67 g×30%=20 g

蛋白质 90 g×30%=27 g

4. 确定主副食品种和数量

根据三种产能营养素的每日每餐计算得到的数量，查《中国食物成分表》就可以确定主食和副食的品种和数量。

1）主副食品种

一般主副食的品种应根据饮食习惯、市场供应情况和营养知识要求等来确定，应综合考虑。选择原则以干湿结合、荤素结合、粗细结合、品种多样、避免重复为宜。为使计算过程便于理解，特将主食和副食的品种简化，以下为某男性选择的品种。

早餐　　牛奶、馒头

午餐、晚餐主食　　米饭

午餐副食　　草鱼、菜心

晚餐副食　　猪里脊、小白菜

2）主食数量

在食谱编制过程中，一般以碳水化合物的需要量来确定主食数量。如果选择的主食品种包括两种或两种以上，需要进一步确定每一种主食提供碳水化合物的比例。每一种主食提供碳水化合物比例是根据食谱制定者的工作经验和用餐对象的饮食习惯、饮食量等确定的。主食需要量的计算公式如下：

$$各餐主食需要量=\frac{各餐碳水化合物的需要量\times品种的供应比例}{食物中碳水化合物的含量}$$

在本例中，某男性所需主食数量确定为：

早餐需要摄入碳水化合物的量为 108 g，以馒头为主食，查《中国食物成分表》可知馒头的碳水化合物含量为 47%，则馒头需要量为 108 g÷47% = 230 g。

午餐需要摄入碳水化合物的量为 144 g，以米饭为主食，查《中国食物成分表》可知米饭的碳水化合物含量为 25.9%，则米饭需要量为 144 g÷25.9% = 556 g。

晚餐需要摄入碳水化合物的量为 108 g，以米饭为主食，查《中国食物成分表》可知米饭的碳水化合物含量为 25.9%，则米饭需要量为 108 g÷25.9% = 417 g。

3）副食数量

一般需要由副食提供的蛋白质量来确定副食数量。由于蔬菜和水果类食物中蛋白质不仅含量低，且吸收利用率差，因而在计算过程中往往忽略不计。而优质蛋白质的来源有动物性食物、奶制品及豆制品，依次计算出主食提供的蛋白质量、各餐副食提供的蛋白质量，最终确定副食数量，具体计算公式如下：

$$主食提供的蛋白质量=主食量\times主食的蛋白质含量$$

$$各餐副食提供的蛋白质量=各餐蛋白质需要量-各餐主食提供蛋白质的量$$

$$各餐副食数量=\frac{各餐副食提供的蛋白质量\times品种的供应比例}{食物中蛋白质的含量}$$

在本例中，某男性所需副食数量确定如下。

早餐：

查《中国食物成分表》可知馒头的蛋白质含量为 7.0%，则馒头提供的蛋白质量为 230 g×7.0%=16 g；

需要摄入蛋白质量为 27 g，需要牛奶提供的蛋白质为 27 g－16 g=11 g；

查《中国食物成分表》可知牛奶的蛋白质含量为 3.0%，则牛奶需要量为 11 g÷3.0% = 367 g。

午餐：

查《中国食物成分表》可知米饭的蛋白质含量为 2.6%，则米饭提供的蛋白质量为 556 g×2.6%=14.5 g；

需要摄入蛋白质量为 36 g，需要草鱼提供的蛋白质为 36 g－14.5 g=21.5 g；

查《中国食物成分表》可知草鱼的蛋白质含量为 16.6%，则草鱼需要量为 21.5 g÷16.6% = 130 g。

晚餐：

查《中国食物成分表》可知米饭的蛋白质含量为 2.6%，则米饭提供的蛋白质量为 417 g×2.6%=10.8 g；

需要摄入蛋白质量为 27 g，需要猪里脊提供的蛋白质为 27 g－10.8 g=16.2 g；

查《中国食物成分表》可知猪里脊的蛋白质含量为 20.3％，则猪里脊需要量为 16.2 g÷20.3％ ＝ 80 g。

需要注意的是，如果选择的主食和副食品种包括两种或两种以上，需要确定每一种主食提供碳水化合物的比例、副食提供蛋白质的比例，由此计算每一种主食和副食的数量。例如，如果某男性午餐以草鱼和豆腐干为副食，确定草鱼和豆腐干提供的优质蛋白质的比例各为50％，则草鱼的需要量为 21.5 g×50％÷16.6％ ＝ 65 g；查《中国食物成分表》可知豆腐干的蛋白质含量为 15.8％，则豆腐干需要量为 21.5 g×50％÷15.8％ ＝ 68 g。

5. 初步设计食谱

实际应用中食物并不能按照“g”为单位进行加工烹饪和购买，因此在初步设计食谱时，食物的数量可用日常加工或出售的单位进行近似确定，从而增强食谱的可操作性及应用性。在本例中，为某男性初步设计的食谱见表 7-1。

表 7-1　某男性一日食谱

餐　次	食物名称	原　料	数量/g
早餐	馒头		200
	牛奶		350
午餐	米饭		550
	清蒸鱼	草鱼	150
	蒜蓉菜心	菜心	250
晚餐	米饭		400
	小白菜炒肉	猪里脊	50
		小白菜	250

6. 食谱的评价及调整

参照《中国食物成分表》初步核算该食谱提供的能量和各种营养素的含量，与 DRIs 进行比较，相差在 10％上下，可认为合乎要求，否则要增减或更换食品的种类或数量。制定食谱时，不必严格要求每份营养餐食谱的能量和各类营养素均与 DRIs 保持一致。一般情况下，每天的能量、蛋白质、脂肪和碳水化合物的量的出入不应该很大，其他营养素以一周为单位进行计算、评价即可。

根据食谱的制订原则，食谱的评价应该包括以下几个方面：食谱中所含五大类食物是否齐全，是否做到了食物种类多样化；各类食物的量是否充足；全天能量和营养素摄入是否适宜；三餐能量摄入分配是否合理，早餐是否保证了能量和蛋白质的供应；优质蛋白质占总蛋白质的比例是否恰当；三种产能营养素（蛋白质、脂肪、碳水化合物）的供能比例是否适宜。

评价食谱的过程：首先按类别将食物归类排序，并列出每种食物的数量；从《中国食物成分表》中查出每 100 g 食物所含营养素的量，算出每种食物所含营养素的量。

食物中某种营养素含量＝食物量(g)×可食部分比例×食物中营养素百分比含量

将所用食物中的各种营养素分别累计相加，计算出一日食谱中三种能量营养素及其他营养素的量；将计算结果与 DRIs 中同年龄同性别人群比较，进行评价；根据蛋白质、脂肪、碳水化合物的能量折算系数，分别计算出这三种营养素提供的能量及占总能量的比例；计算出动物性及豆类蛋白质占总蛋白的比例;计算三餐提供能量的比例;营养餐的制作;食谱的总结、归档管理。

(二)食品交换法

20 世纪 50 年代美国首先采用食品交换法,是为给糖尿病人提供丰富而多样化的膳食,由美国糖尿病协会和美国公共卫生协会提出的一项膳食计划,它不仅给糖尿病病人,还给低血糖病人和希望减轻体重的人提供了一种理想的饮食控制模式。通过对食物交换份数的内容进行修改,这一模式还可用于需要控制钠、钾或其他营养素的病人。很多国家纷纷效仿,但设计内容各有不同。在中国目前没有统一的食品交换法的标准,各个单位的食品交换份数的设计内容亦存在差异。此法比较粗略,方法简单,同类食品可互换,便于用餐者根据自己的情况进行食物选择。但各交换单位内的营养价值并不完全相同。实际应用中,可将计算法与食物交换法结合使用。

食物交换法是根据不同能量需要,按蛋白质、脂肪和碳水化合物的比例,计算出各类食物的交换份数,并按每份食物等值交换选择,再将这些食物分配到一日三餐中,即得到营养食谱。

1. 食物分类

根据膳食指南,按食物所含营养素的特点将常用食物划分为五大类。

第一类:谷类及薯类。谷类包括米、面、杂粮;薯类包括马铃薯、甘薯、木薯等。谷类和薯类主要提供碳水化合物、蛋白质、膳食纤维、B 族维生素。

第二类:动物性食物。动物性食物包括肉、禽、鱼、奶、蛋等,主要提供蛋白质、脂肪、矿物质、维生素 A 和 B 族维生素。

第三类:豆类及豆制品。豆类及豆制品包括大豆及其他干豆类,主要提供蛋白质、脂肪、膳食纤维、矿物质和 B 族维生素。

第四类:蔬菜水果类。蔬菜水果类包括鲜豆、根茎、叶菜、茄果等,主要提供膳食纤维、矿物质、维生素 C 和胡萝卜素。

第五类:纯能量食物。纯能量食物包括动植物油、淀粉、食用糖和酒类,主要提供能量。植物油还可提供维生素 E 和必需脂肪酸。

2. 各类食物的每单位食物交换代量表

这是将常用食物按其所含营养素量的近似值归类,计算出每类食物每份所含的营养素值和食物质量,然后将每类食物的内容列入表格供交换使用。

1) 谷类及薯类交换代量

谷类及薯类交换代量见表 7-2。每份食物大约可提供能量 756 kJ、蛋白质 4 g、碳水化合物 15 g。

表 7-2 谷类及薯类交换代量

食 物	质量/g	食 物	质量/g
面粉	50	挂面	50
大米	50	面包	75
玉米面	50	干粉丝(皮、条)	40
小米	50	土豆	250
高粱米	50	凉粉	750

2）蔬菜水果类交换代量

蔬菜水果类交换代量见表 7-3。每份蔬菜水果大约可提供能量 336 kJ、蛋白质 5 g、碳水化合物 15 g。

表 7-3　蔬菜水果类交换代量

食物（食部）	质量/g	食物（食部）	质量/g
大白菜、油菜、圆白菜、韭菜、菠菜等	500～750	蒜苗	200
芹菜、莴笋、雪里蕻、空心菜等	500～750	豇豆	250
西葫芦、西红柿、茄子、苦瓜、冬瓜、南瓜等	500～750	豌豆	100
菜花、绿豆芽、茭白、蘑菇等	500～750	水浸海带	50
柿子椒、倭瓜、萝卜等	350	胡萝卜	200
李子、葡萄、香蕉、苹果、桃、橙子、橘子等	200～250		

3）动物性食物交换代量

动物性食物交换代量见表 7-4。每份食物大约可提供能量 378 kJ、蛋白质 10 g、脂肪 5 g、碳水化合物 2 g。

表 7-4　动物性食物交换代量

食物（食部）	质量/g	食物（食部）	质量/g
瘦猪肉	50	肥瘦羊肉	25
瘦羊肉	50	肥瘦牛肉	25
瘦牛肉	50	鸡蛋（1 个）	50
鱼虾	50	酸奶	200
禽肉	50	牛奶	250
肥瘦猪肉	25	奶粉	30

4）豆类交换代量

豆类食物交换代量见表 7-5。每份豆类大约可提供能量 188 kJ、蛋白质 5 g、碳水化合物 3 g。

表 7-5　豆类食物交换代量

食物（食部）	质量/g	食物（食部）	质量/g
豆浆	125	熏干	25
豆腐（南）	70	腐竹	5
豆腐（北）	42	千张	14
油豆腐	20	豆腐皮	10
豆腐干	25	豆腐丝	25

5）纯能量食物代量

纯能量食物交换代量见表 7-6。每份食物大约可提供能量 188 kJ、脂肪 5 g。

表 7-6 纯能量食物交换代量

食　物	质量/g
菜籽油	5
豆油、花生油、棉籽油、芝麻油	5
牛油、羊油、猪油	5

3. 膳食安排

按照中国居民平衡膳食宝塔上标出的数量安排每日膳食。膳食宝塔建议了各类食物每日的进食范围。根据个人年龄、性别、身高、体重、劳动强度及季节等情况适当调整食物的摄入量。平衡膳食宝塔建议不同能量膳食的各类食物参考摄入量见表 7-7。

表 7-7 平衡膳食宝塔建议不同能量膳食的各类食物参考摄入量 (单位:g/d)

食　物	低能量(约 75 MJ)	中等能量(约 10.03 MJ)	高能量(约 11.7 MJ)
谷类	300	400	500
蔬菜	400	450	500
水果	100	150	200
肉禽	50	75	100
蛋类	25	40	50
鱼虾	50	50	50
豆类及制品	50	50	50
奶类及制品	100	100	100
油脂	25	25	25

4. 确定食物交换份数

根据不同能量的各种食物需要量,参考食物交换代量表,确定不同能量供给量的食物交换份数。

(三) 计算机食谱编制法

计算机食谱编制法是使用一系列营养软件,利用食物成分数据库进行膳食营养素含量的计算、膳食营养结构分析、食谱编制等。

随着现在科学技术的飞速发展,电子计算机已广泛应用于各个领域。许多单位相继研发出一系列的营养软件系统。营养软件系统一般按照用途可分为个人膳食营养素计算与评价系统、营养咨询系统、个人营养配餐系统、幼儿园配餐系统、人体营养状况的评价与营养不良筛查系统、健康档案的建立与管理系统等。

【本章小结】

本章主要介绍了营养配餐的定义和依据、食谱编制的原则和方法,以及食谱的评价调整,营养配餐与食谱编制是两个不可分割的过程。

营养配餐是运用营养学基础知识为各类人群日常饮食做指导的一项重要内容，是营养理论和实践相结合的综合过程。其理论依据包括了中国居民膳食营养素参考摄入量(DRIs)、中国居民膳食指南和平衡膳食宝塔 、食物成分表、营养平衡理论及合理加工烹饪。

食谱编制是有计划地、合理地搭配膳食，指导人们健康科学地生活。计算法是食谱编制最早采用的一种方法，也是食物交换法、计算机法的基础。食物交换法简单方便，只需根据表格查找相应能量水平就可获得全天各类食物的交换份数，然后按照同类等值互换原则即可编制食谱。随着计算机技术的广泛应用，应用专业软件编制食谱可提高效率、简化步骤，是一种有发展前途的方法。

【思考与练习】

1. 简述营养配餐的理论依据。
2. 食谱编制有哪些基本原则？
3. 成年男性张某，身高 170 cm，体重 70 kg，公司职员，无糖尿病史，血脂水平正常，请用计算法为其设计一日食谱。
4. 从哪些方面进行食谱评价？

【实训】

食谱评价及调整

【实训目的】

通过实训，使学生掌握食谱评价的方法，重要的是理解食谱编制所运用的理论依据，回顾不同食物营养价值的特点，真正做到学以致用，能为各类人群日常饮食做科学指导。

【实训内容】

某女性 25 岁，身高 165 cm，体重 60 kg，公司职员，身体健康，无病史，一天食谱见表 7-8。以 5～6 人为小组展开讨论，按下列提示完成表格并进行食谱评价。

表 7-8　某女性一天食谱

餐　次	饭菜名称	食物名称	食物数量/g
早餐	面包	面粉	100
	牛奶		250
	苹果		200
午餐	米饭	大米	150
	芹菜炒牛肉	芹菜	50
		牛肉	35
	豆腐炖鲤鱼	豆腐	50
		鲤鱼	50
	炒生菜	生菜	150

续表

餐　次	饭菜名称	食物名称	食物数量/g
晚餐	米饭	大米	100
	辣椒炒猪肉	猪肉	65
		辣椒	150
	西红柿胡萝卜鸡蛋汤	西红柿	100
		胡萝卜	50
		鸡蛋	25
全日	烹调油	花生油	25

1. 按照表 7-9 提示，计算食谱所供能量和主要营养素的摄入量与中国居民膳食营养素参考摄入量进行比较。

表 7-9　各餐食物数量及营养素的量(每 100 g 计)

食物名称	重量/g	能量/kJ	蛋白质/g	脂肪/g	碳水化合物/g	钙/mg	铁/mg
面粉		1436	11.2	1.5	71.5	31	3.5
米饭		477	2.5	0.2	25.6	6	0.3
牛奶		226	3.0	3.2	3.4	104	0.3
豆腐		339	8.1	3.7	3.8	164	1.9
猪肉		1653	13.2	37	2.4	6	1.6
牛肉		795	18.1	13	0	8	3.2
鲤鱼		456	17.6	10.1	0.5	50	1
鸡蛋		653	12.8	11	1.3	44	2.3
生菜		54	1.3	0.3	1.3	34	0.9
辣椒		96	1.4	0.3	3.7	15	0.7
西红柿		80	0.9	0.2	3.5	10	0.4
芹菜		59	0.8	0.1	2.5	48	0.8
胡萝卜		155	1	0.2	1.1	32	1
苹果		218	0.2	0.2	12.3	4	0.6
花生油		3763	0	99.9	0	5.3	3.5

2. 计算一天食谱中食物蛋白质来源比，完成表 7-10。

表 7-10　食物蛋白质来源比

食物类别	每类食物蛋白质重量/g	百分比/(%)
谷类和薯类		
动物性食物		

续表

食 物 类 别	每类食物蛋白质重量/g	百分比/(%)
豆类及其制品		
其他		
合计		

3. 计算每日碳水化合物、脂肪、蛋白质的能量比，完成表 7-11。

表 7-11　每日碳水化合物、脂肪、蛋白质的能量比

营　养　素	摄入量/g	热能/kJ	百分比/(%)
蛋白质			
脂肪			
糖类			
合计			

4. 计算每日三餐能量分配，完成表 7-12。

表 7-12　三餐能量分配

餐　　别	各餐热能/kJ	百分比/(%)
早餐		
中餐		
晚餐		
合计		

5. 根据以上计算结果，对该女性一日食谱进行评价。

第八章　膳食营养与疾病

知识目标

- 掌握常见慢性病的概念及危害；
- 理解常见慢性病的发病机制；
- 理解常见慢性病与饮食的关系；
- 了解食疗慢性病的机理和各种疾病患者应该注意的饮食；
- 了解不同慢性病患者饮食中的宜忌食物。

能力目标

- 能根据病人的具体情况做出适当的饮食指导；
- 能够通过日常的饮食来预防各种疾病的发生。

随着社会的发展和人们生活水平的提高，人们的物质条件得到了极大的改善，膳食结构出现了巨大的变化，同时一些所谓的“富贵病”与日俱增。根据一些相关的研究报道，这些所谓的“富贵病”，如糖尿病、高血压、肥胖等，都和我们的饮食有着不可分割的联系。如果我们能够合理安排饮食，这些“富贵病”是可以预防的。对已经患病的患者，也可以通过食疗，慢慢摆脱疾病的困扰。本章主要从膳食的角度对营养和各种疾病之间的关系，包括疾病的根源、疾病的食疗及疾病的饮食预防等方面来阐述。

第一节　膳食营养与糖尿病

一、糖尿病概述

（一）糖尿病定义

根据中国糖尿病防治指南，糖尿病是一组以血浆葡萄糖（简称血糖）水平升高为特征的代谢性疾病群。引起血糖升高的病理生理机制是胰岛素分泌缺陷及（或）胰岛素作用缺陷。血糖明显升高时可出现多尿、多饮、体重减轻，有时尚可伴多食及视物模糊。糖尿病可危及生命的急性并发症为酮症酸中毒及非酮症性高渗综合征。

糖尿病导致的残疾、病死率仅次于癌症和心血管疾病，为危害人类健康的第三大顽症，它与肥胖、高血压、高血脂共同构成影响人类健康的四大危险因素。

（二）糖尿病的分类

1985 年，世界卫生组织将糖尿病分为Ⅰ型糖尿病和Ⅱ型糖尿病。

Ⅰ型糖尿病，又称胰岛素依赖型糖尿病。患者体内胰腺产生胰岛素的 β 细胞已经彻底损坏，从而完全失去了生产胰岛素的功能。患者属于胰岛素绝对缺乏，从发病开始就必须使用胰岛素治疗，并且终身使用。此类患者多见于儿童和青少年，人数在我国占糖尿病患者总数的5%～10%，多有糖尿病家族史。

Ⅱ型糖尿病，又称非胰岛素依赖型糖尿病。患者体内产生胰岛素的能力并非完全丧失，但胰岛素的作用却大打折扣，因此患者体内的胰岛素是一种相对缺乏，在医学上称之为胰岛素抵抗，此类患者占糖尿病患者总数的90%以上。

此外，妊娠期妇女在妊娠后期有时也会患糖尿病，占妊娠妇女的2%～3%，大部分患者在分娩后很快恢复正常，此后，成为糖尿病的高危人群；还有某些内分泌疾病、药物等引起的糖尿病和内分泌伴发的糖尿病，国内少见。

（三）糖尿病的危害

糖尿病是对人类健康有严重威胁，对社会发展有重大影响的疾病。糖尿病并发症发生率高，造成组织器官损毁，具有致残致死性，危害严重。其中急性并发症可引起酮症酸中毒、非酮症性高渗综合征及乳酸性酸中毒，其中酮症酸中毒、非酮症性高渗综合征较为常见，乳酸性酸中毒的发生率不高，但病死率很高。

慢性并发症糖尿病患者，长期血糖升高可致器官组织损害，引起脏器功能障碍以致功能衰竭。慢性并发症中，视网膜病变可导致视力丧失；肾病变可导致肾功能衰竭；周围神经病变可导致下肢溃疡、坏疽、截肢和关节病变的危险；自主神经病变可引起胃肠道、泌尿生殖系统及心血管等症状与性功能障碍；周围血管及心脑血管并发症明显增加，并常合并有高血压、脂代谢异常。如不进行积极防治，糖尿病患者的生活质量会降低，寿命会缩短，病死率增高。

（四）发病机制及影响因素

1. 发病机制

1）Ⅰ型糖尿病发病机制

其发病机制还不十分清楚，目前认为，可由于胰岛β细胞组织内兴奋胰岛素分泌及合成的信号在传递过程中的功能缺陷，亦可由于自身免疫、感染、化学毒物等因素导致胰岛β细胞破坏，数量减少，所以，其发病机制可能与基因遗传因素、环境因素及自身免疫力有关。

2）Ⅱ型糖尿病发病机制

胰岛素作用不足，可由周围组织中复杂的胰岛素作用信号传递通道中的任何缺陷引起。胰岛素分泌及作用不足的后果是糖、脂肪及蛋白质等物质代谢紊乱。依赖胰岛素的周围组织（肌肉、肝及脂肪组织）的糖利用障碍，以及肝糖原异生增加导致血糖升高、脂肪组织的脂肪酸氧化分解增加、肝酮体形成增加及合成三酰甘油增加；肌肉蛋白质分解速率超过合成速率以致负氮平衡。这些代谢紊乱是糖尿病及其并发症、伴发病发生的病理生理基础。

2. 影响因素

根据糖尿病的发病机制，糖尿病是由内因（即胰岛素内分泌不足）和外因（膳食中的糖、脂肪、蛋白质等代谢紊乱）相互作用的结果。目前的研究主要集中在营养物质代谢过程对胰岛素分泌的影响上，特别是集中在碳水化合物和脂肪的代谢上。

1）碳水化合物

糖尿病的代谢紊乱的主要标志是高血糖，并可引起全身的代谢紊乱。一次性摄入大量碳水化合物膳食，血清葡萄糖浓度迅速上升，胰岛素分泌增加，促进葡萄糖的氧化分解，从而可维持血糖浓度的相对平衡。持续性摄入较高水平的碳水化合物膳食,血清葡萄糖一直处于较高水平,胰岛素分泌长期处于较高状态,胰岛素的分泌细胞因疲劳而使其结构和功能造成损害,久而久之就导致了糖尿病的发生。

2) 脂肪

脂肪的氧化分解需要葡萄糖分解的中间代谢产物,导致葡萄糖没有彻底氧化分解,使血糖水平增加,胰岛素分泌增加。此外,脂肪的分解也需要一定量胰岛素的参与,从而使胰腺的负担增加,胰岛素的分泌相对不足,导致糖尿病发生。

二、糖尿病的食疗

糖尿病本身就是不十分明确的慢性代谢病,所以其治疗应该是综合性的,除了胰岛素注射的药物治疗外,患者应该更多关注饮食和运动等非药物治疗。

食疗的目标是使患者的血糖降低,最好能维持血糖、血脂在正常水平,并争取达到理想体重和营养状况,防治各种并发症的出现。而患者的病情、饮食习惯和行为特征是不同的,因此对糖尿病患者进行食疗时,应有效控制总能量的摄入,维持三大营养素(碳水化合物、脂肪、蛋白质)的相对均衡,食物尽量多样化,同时注意微量元素的摄入,在此基础上制定合理的膳食结构、合理的餐次分配的个性化方案,并持之以恒。

(一) 能量

在日常膳食中,应避免摄入高碳水化合物和高脂肪等不平衡膳食,避免能量过剩引起肥胖。

总能量的摄入应根据患者的标准体重、生理条件、劳动强度、工作性质而定,对正常体重患者,能量摄入以维持或略低于理想体重为宜。超重或肥胖者,则应降低能量的摄入,使体重降至正常范围。儿童、乳母、孕妇营养不良和消瘦者则应适当增加能量摄入,满足正常的生理需求。

(二) 碳水化合物

20 世纪 30 年代,人们误认为糖尿病与饮食中的糖过多有关,因此降低了碳水化合物的摄入,而患者为了满足正常的生理需求,大量摄入脂类,其结果是血糖水平暂时下降,但引发了脂肪代谢紊乱而引起的更严重的后果,如高血压、高血脂、心血管疾病和酮酸中毒。动物试验表明,高碳水化合物膳食者比高脂肪膳食者对胰岛素更为敏感,胰岛素受体增多,可促进细胞内葡萄糖代谢,有利于糖尿病患者的恢复。当然,高碳水化合物的摄入,可能会引发血糖升高而出现危险,但有研究表明,在高碳水化合物低脂膳食时,摄入较多的膳食纤维,可有效控制血糖的升高,同时降低血脂水平。有研究表明,Ⅱ型糖尿病的发生率与膳食碳水化合物摄入呈负相关。美国夏威夷的日本移民的Ⅱ型糖尿病的患病率比日本广岛的日本人高出 1 倍多,这两组人群的膳食总能量摄入相似,但夏威夷的日本移民的复合碳水化合物的摄入比广岛日本人少 1/3,而脂肪摄入则高出 1 倍多。高碳水化合物膳食可以降低糖尿病的发生。膳食纤维的摄入可改善血清血糖的水平,是降低Ⅱ型糖尿病的主要方法。所以,目前认为碳水化合物的摄入应占总能量的 55%～65%,同时配合高膳食纤维饮食,这种饮食方法适合糖尿病患者。

在饮食上,糖尿病患者应倾向于高碳水化合物和高纤维膳食,一方面对胰岛素分泌细胞产生刺激,使其保持旺盛的分泌状态;另一方面避免持续摄入过多的单糖和双糖等纯糖制品,防止损害胰岛素分泌细胞。

（三）脂肪

为防止由于高脂引起的并发症，糖尿病患者应控制脂肪的摄入。如果糖尿病患者血脂和体重都正常，可按照正常人的饮食指导，脂肪摄入占总能量的20%～25%，最高不超过30%。其中饱和脂肪酸低于10%，多不饱和脂肪酸虽然可以降低血脂和防止动脉粥样硬化，但过多则易在体内氧化，对机体产生不利影响，所以也应控制在10%以内。对体重超重或肥胖者，应通过降低脂肪的摄入来降低体重，低脂膳食加上适量的运动，效果更加明显。糖尿病患者的胆固醇摄入控制在300 mg/d以下，对同时患有高脂症的患者，应控制在200 mg/d。

（四）蛋白质

糖尿病患者的胰岛素分泌不足，进入细胞的氨基酸减少，使蛋白质合成减少和蛋白质的分解增加，出现负氮平衡，因此，应保证蛋白质的摄入。但长期高蛋白膳食对糖尿病患者也无益，蛋白质分解可产生丙氨酸、亮氨酸和异亮氨酸等氨基酸，丙氨酸在肝脏中可转化为葡萄糖，亮氨酸和异亮氨酸在肝脏中可转化为酮，增加酮血症和酮酸中毒的危险。一般蛋白质的摄入量占总能量的12%～20%，其中应有1/3以上为优质蛋白质。肾损害的病人，其蛋白质摄入量只能占总能量的10%，其中一半以上应为优质蛋白质。

（五）膳食纤维

根据流行病学和临床研究报告结果，多吃膳食纤维可使餐后血糖反应降低；高纤维膳食可增加组织对胰岛素的敏感性，增加组织中胰岛素受体数，刺激葡萄糖的利用，减少肝的葡萄糖输出，缩短食物在肠道的通过时间，减慢葡萄糖的吸收。因此适当增加膳食纤维的摄入，可降低餐后血糖和胆固醇的水平。

（六）维生素和矿物质

糖尿病患者由于限制饮食，体内物质代谢相对旺盛，极易导致维生素和矿物质的缺乏，因此，在膳食中应适当补充相应的维生素，如维生素A、维生素C、维生素E和部分B族维生素等；在保证正常的矿物质供应量的基础上，应适当增加钾、钙、镁、锌等矿物元素的供应。糖尿病患者可通过绿叶蔬菜、水果、粗粮等补充B族维生素和维生素C，适量动物性食物来补充脂溶性维生素；可通过动物肝、粗粮、豆类、肉类等食物供给充足的矿物质。

（七）其他

糖尿病患者应控制饮酒。酒精为纯能量食物，饮酒使正常饮食的总能量增多，不利于病情的控制，因此糖尿病患者不宜饮酒。此外，适量运动可促进肌肉组织对葡萄糖的摄取和利用，降低血糖水平，有利于改善糖尿病患者的病情。有研究表明，经常喝咖啡或茶可以显著降低患Ⅱ型糖尿病的风险。

【相关链接】

糖尿病患者的食疗原则

1. 每日摄入热量计算好。对肥胖的病人供给能量适当偏低，而对偏瘦的病人则应适当偏高,保持适宜体重。

2. 三大营养素比例适当。一般糖尿病患者每人每日饮食中三大营养素的比例:蛋白质为12%～20%,脂肪为20%～25%,碳水化合物为60%～70%(不要直接供应糖类食物)。对蛋白质而言,应根据肾功能选择不同类别的蛋白质,肾功能正常者,可选择谷、豆类食物为其蛋白质来源,既有利于营养吸收,又可防止血脂升高;肾功能衰竭者,可选用乳、蛋类食物供给蛋白质,它的生理价值高,产生肌酐、尿素、尿酸等物质的数量少(肌酐、尿素、尿酸代谢后都由肾小球滤过排除,所以增加了肾脏的负担),有利于保护肾功能。脂肪的供给应以植物油为主,保证必需脂肪酸的需要量。碳水化合物的摄入量应充足,否则不利于保护肾功能,久则影响细胞功能和胰岛素受体的敏感度。

3. 主副食应稳定。每日每餐中主副食含量应基本固定,不要随意增减,可通过食物互换来变换食物的种类。

4. 限制胆固醇食品的摄入。含胆固醇高的食品对糖尿病肥胖者危害大,限制摄入可有效控制血浆胆固醇。

5. 糖果、烟、酒须禁忌。

6. 生活有规律。定时定量有规律的饮食、服药、运动和工作对糖尿病患者尤为重要,特殊情况如出差、会议等也应按规定选择食物。

7. 糖尿病患者应加强对糖尿病知识的学习。糖尿病患者应在专科医生指导下努力学习糖尿病及其并发症的知识,结合自己的病情、生活习惯和经济条件制订适合自己的膳食方案,不断实践和修正,必要时可请教医生。

三、糖尿病患者的饮食宜忌

据前所述,糖尿病病人宜吃各种新鲜清淡的蔬菜及豆制品,宜吃低脂饮食,尤其宜食用植物类油脂;宜吃动物性蛋白和豆类蛋白等蛋白类食品。应避免食用纯糖类、酒类和过多的脂肪等食物。

(一) 糖尿病患者常见的适宜食物

1. 蔬菜类

苦瓜中含有一种类似胰岛素样的物质,具有与胰岛素同样的功能,有明显的降低血糖的作用;芹菜是含糖量极低而膳食纤维含量较高的蔬菜;洋葱所含挥发油可降低血糖。所以苦瓜、芹菜、洋葱等都是适宜糖尿病患者食用的蔬菜。此外,菠菜、西红柿、荠菜、莲藕、山药、冬瓜、黄瓜等也是糖尿病患者蔬菜的良好选择。

2. 大型真菌类

蘑菇含有丰富的蛋白质、多种维生素、膳食纤维等,蘑菇还具有抗菌、降血糖的作用;草菇含有丰富的膳食纤维,可延缓碳水化合物的吸收;木耳属于低脂食品,含丰富的蛋白质、维生素,还含有功能性多糖,是糖尿病患者适宜的食物。

3. 奶类、豆类

奶类和豆类食物中含有丰富的蛋白质、各种维生素和矿物质,是糖尿病患者日常膳食中必不可少的食物,如牛奶、羊奶、马奶、豆奶、豆腐等。

4. 畜禽、水产

畜禽、水产类食物中含有丰富的高质量蛋白质,而水产品中蚌肉、鳖肉等也是低脂、低碳水化合物食物，非常适合糖尿病患者食用。

除此之外，燕麦、茶叶、芝麻、米醋、槐花等也是糖尿病患者的良好食物。

（二）糖尿病患者的禁忌饮食

1. 食用糖类

食用糖类包括白糖、红糖、饴糖、冰糖、蜂蜜及各种糖制品，它们的主要成分为双糖物质，是糖尿病患者禁忌的食物。

2. 水果类

西瓜、葡萄、甘蔗、杧果、香蕉、桃子、梨、荔枝等水果中含有丰富的葡萄糖、果糖、蔗糖等成分，不适宜糖尿病人食用。

3. 鱼油类

有研究表明，糖尿病患者补充鱼肝油使葡萄糖合成增加，使血糖和糖基化血红蛋白的水平上升，使病情恶化，因此糖尿病患者不宜多食。

此外，酒类为纯能量食物，糯米食品含糖量高，不适宜糖尿病患者食用。

【相关链接】

糖尿病患者的常见食疗食谱

1. 山药连子粥

取山药 50 g 水煎取汁，加莲子 10 g、粳米 50 g 煮成稀粥食用，可代替主食，且可长期服用。适用于一般糖尿病患者。

2. 南瓜汤

取南瓜 150 g、鲜山药 100 g。洗净切片，煮汤，可代替主食。适用于糖尿病消渴善饥者。

3. 天冬枸杞粥

取天门冬 60 g、枸杞子 15 g、粳米 50 g，加水煮粥，分 1～2 次食用。适用于一般糖尿病患者。

4. 玉竹乌梅茶

取玉竹、北沙参、石斛麦冬各 9 g，大乌梅 5 枚洗净煎汤，去渣留汁，代茶饮，可间断服用。适用于糖尿病、未获炽盛、伤筋口干盛者。

第二节　膳食营养与肥胖

一、肥胖概述

（一）肥胖的定义

肥胖是指人体中脂肪积聚过多，导致体重的异常增加，常表现为脂肪细胞体积增大和（或）分布不均匀。一般体重超过了相应身高标准体重的 20%以上时便可认定为肥胖。

虽然肥胖常表现为体重超过标准体重，但超重不一定全部为肥胖。机体肌肉组织和骨骼如果特别发达，体重也可以超过标准体重达到肥胖的重量，此时则不是肥胖（此种情况常见于运动员）。肥胖一定是机体的脂肪组织增加，导致脂肪组织所占机体重量比例的增加。

(二) 肥胖的分类

肥胖有多种不同的分类方式,根据发生的原因将其分为单纯性肥胖和病理性肥胖(也称继发性肥胖);根据肥胖发生的起始年龄和脂肪组织的特点分为体质性肥胖和获得性肥胖。

1. 单纯性肥胖

单纯性肥胖主要是由营养过度引起的肥胖,这类病人没有内分泌紊乱、外伤和其他障碍性疾病,是各类肥胖中最常见的一种,大多数肥胖属于此种类型。

2. 病理性肥胖

病理性肥胖是由内分泌紊乱或其他疾病、外伤等引起的内分泌障碍导致脂肪代谢的正常机制受损而继发产生的肥胖。此类肥胖比较少见,占肥胖病的5%以下,而肥胖只是这类患者的重要症状之一,同时还会有其他各种各样的临床表现,如皮质醇增多症、甲状腺功能减退症、性腺功能减退、肾上腺皮质功能亢进等。

3. 体质性肥胖

体质性肥胖一般是由于年幼时喂养过度,从出生后半岁左右开始肥胖,持续到成年期。通常有肥胖的家族史,脂肪细胞增大,脂肪呈全身分布。

4. 获得性肥胖

获得性肥胖是由饮食过度或遗传因素引起的,以周边肥胖为主,脂肪细胞单纯肥大而无增生。控制饮食和增加运动量对减缓此种肥胖效果良好。

另外,还有药物引起的肥胖。有些药物在有效地治疗某种疾病的同时,还有使患者身体肥胖的副作用。如应用肾上腺皮质激素类药物治疗过敏性疾病、风湿病、类风湿病、哮喘病等,也能使患者产生性功能障碍及肥胖。这类肥胖患者占肥胖病的2%左右。就一般情况而言,停止使用这些药物后,肥胖情况可自行改善。

(三) 肥胖的危害

在成人和儿童中,超重和肥胖会带来很多不良的心理、社会后果和生理方面的影响。

1. 心理、社会后果

不同社会和不同种族的人,他们所推崇的体型不同,大多数国家和地区的人推崇瘦体型,在这一集体性审美倾向的刺激下,肥胖者可能有极大的心理压力。有调查研究表明,肥胖的成人或青少年,特别是女性,其自信心会下降,进而影响生活质量。

2. 慢性病危害

肥胖是心血管疾病和Ⅱ型糖尿病的危险因素,与体重正常者相比,肥胖者更易发生高血压、糖尿病、心血管疾病。肥胖者周围动脉阻力增加,从而使血压升高。肥胖常引起功能损害,肥胖者由于体重过大的负担而引起一些组织的器质性损害而感到痛苦。肥胖者增加了心脏工作的负担,据报道,肥胖可引起心肌疾病并伴有充血性心力衰竭。肥胖患者常发生低氧血症,肥胖者打鼾是呼吸不畅的表现。国内外研究发现,肥胖与内分泌有关的一些癌症和胃肠道癌症的发病率呈正相关,尤其是绝经后女性肥胖者的乳腺癌、子宫癌和结肠癌增加。

此外,肥胖的儿童能量过剩,常常造成钙和锌的缺乏,不利于儿童的体力和智力的生长发育。有人对肥胖儿童进行韦氏儿童智力量表(美国心理学家韦克斯勒编制的一组用个别施测的方法评估6岁到16岁儿童智力水平的智力测验工具)和行为评定量表的综合实验,发现肥胖儿童行为商数明显低于对照组。

（四）肥胖的发病机制及影响因素

1. 遗传

遗传因素表现在两个方面：一方面是遗传因素起决定作用，从而导致一种罕见的畸形肥胖；另一方面是遗传物质和环境相互作用而导致的肥胖，其中遗传因素占 40%～70%，环境因素占 30%～60%。有学者对肥胖患者家族史进行了调查，发现家族中有肥胖病史者占 34.3%。

2. 内分泌失调

肥胖与内分泌功能密切相关，内分泌异常往往伴有继发性肥胖症，如体内胰岛素分泌增多、垂体前叶功能低下、甲状腺功能减退、性腺功能减退等。脑炎、脑外伤、脑肿瘤或因长期注射某种激素，也常继发引起肥胖。

3. 饮食

人们的饮食习惯及饮食质量对肥胖的发生也有一定的影响。不恰当地追求高糖、高脂肪、高蛋白饮食，特别是过多地摄入动物内脏和动物脂肪，以及喜好吃零食、经常大量饮啤酒等，往往容易引起肥胖。另外，一项在香港的研究结果表明，不吃早餐的儿童肥胖率为 24.4%，而吃早餐的儿童肥胖率为 15.4%。科学家分析，不吃早餐会使其在午饭和晚饭时摄入超过一日总量的食物，从而导致肥胖。慢慢进食时，传入大脑摄食中枢的信号使大脑做出相应的调节，产生饱腹感而减少摄食。周恩来总理曾经提出，学生的吃饭时间不得低于 15 分钟，也是这个道理。

4. 精神因素

俗话说，心宽体胖。心情好、休息好、无忧无虑的人，常常食欲良好，吃得香，吃得多。借酒浇愁，喝酒要下酒菜，这样喝得多，吃得也多，也可使热量大大增加而导致肥胖。

5. 运动少

现代社会由于交通工具的发达，以及家务劳动的机械化、电气化，体力活动大为减少，使得能量的供给超过了需要，导致能量供给与消耗的失衡，常会引起肥胖。一些重体力劳动者由于工种更换，成为轻体力劳动者，或是运动员终止其从事的体育运动，在这种情况下，如不相应地调整饮食，就会造成营养物质过剩、体内脂肪堆积，从而发生肥胖。

6. 生理因素

男子到中年以后和女性到了绝经期后，由于各种生理功能减退、体力活动减少，而饮食未相应减量，往往容易造成体内脂肪的堆积而发胖。一些妇女在妊娠、哺乳期间营养较好，产后又未能及时多参加体力劳动或身体锻炼，也会造成肥胖。

7. 环境

在寒冷的环境里为御寒而大量进食，也会造成肥胖。在工作中或家务劳动中与食物接触机会较多，因而有更多的进食及品尝各种食物的机会，就容易发生肥胖，如厨师、家庭主妇。

二、肥胖的控制

肥胖是一种易发现的、明显的而又复杂的代谢失调症，它可能影响患者正常的生理机能，从而导致更加严重的疾病，如糖尿病、高血压、高血脂等，因此我们应该及早发现并控制体重的增加。如果已经肥胖，则应制订有效的体重控制方案，尽量将体重降到正常范围内。

(一) 制定合适的目标

根据对个体的全面分析,包括对其肥胖的程度、相关的危害因素、已有疾病、社会和个人状况,以及导致体重增加的因素(如是否有家族史,是否吸烟)的了解,制定一个切实可行的目标。对超重者,如无其他疾病因素,则重点应放到改变饮食、运动和生活方式上,维持体重的稳定或略微下降,而如果有其他并发症时,则应积极减肥。

(二) 为目标制订计划并严格执行

一般的减肥往往采取饮食控制和增加体力活动的综合方法。对严重肥胖者,则应考虑药物的辅助治疗。

(三) 饮食控制

减肥的总原则是达到能量的负平衡,即通过减少总能量的摄入和增加总能量的消耗,促进脂肪的分解,从而达到减肥的目的。因此,减肥者在饮食上应采用低能量、低脂肪、富含复合碳水化合物的蔬菜水果为主,配以适量粮食和动物性食物的膳食模式,控制总能量的摄入量,实现减肥的目标。具体包括以下几个方面的内容。

1. 控制总能量的摄入

因人而异,科学合理,在保证营养均衡膳食的前提下,应限制每日摄入的总能量,保证其他营养素的正常供给,并长期坚持。

2. 进餐次数

减肥者应定时、定量进餐,根据自己身体的情况决定餐次。如果每天正常工作,则可选择一日三餐,同时做到三餐饮食的均衡。有些人生活规律性不强,或者减肥过程中饥饿感较强,在保证总能量不增加的情况下采用少量多餐的方法,可取得较好的效果。

3. 食物选择

在保证正常的身体生理需要的基础上,尽量选择能量密度低的食物,即选择的食物体积较大而所含的能量相对较低。如1 g 脂肪能提供36.66 kJ 的热量,而1 g 蛋白质和1 g 碳水化合物则只能提供16.7 kJ 的热量。水果和蔬菜富含人体必需的维生素和矿物质,体积大而能量密度低,能给人以饱腹感而不致摄入过多的能量。富含淀粉的谷类食物摄入量应适当减少,但它们对降低血脂和预防癌症有一定的好处,同时给人提供多种矿物质和维生素,所以在降低其摄入时,不应该降低供能的比例。此外,由于总能量摄入的减少导致总的食物摄入量减少,所以应适当增加一些优质蛋白质的摄入以满足人体对必需氨基酸的需要。对食物的加工应尽量避免用油炸的方法,可采用煮、煨、炖、烤等烹调方法。

4. 三餐能量分配

早餐吃好,午餐吃饱,晚餐吃少,这种分配的原则较为适宜。

5. 食品应美味可口

切忌单调无味,能量不高的美味佳肴更有利于减肥。

(四) 体力活动和锻炼

根据2007年中国居民膳食指南,我们每天都应该进行适量的低强度的体力活动,而肥胖者进行体力活动,可显著增加体脂的消耗,同时使一部分能量转变为肌肉组织,对达到能量的负平衡和改善体质有显著的促进作用。

三、减肥误区

1. 肥胖代表生长发育良好

很多家长有这样一种观念：孩子虽然胖点，但正说明孩子营养好，有利于孩子的生长发育。其实这种观念是错误的。

儿童肥胖可以给生长发育带来一系列问题：小儿早期发胖会使开始行走的时间推迟；体重超标，容易造成钙缺乏，容易发生罗圈腿、扁平足等畸形；早期发胖可使生长加速，特别是骨头的生长变快，导致骨年龄提前，从而容易造成骨头发育过早停止，较早地停止了身高的生长，最终身高不理想。

2. 急速减肥，立竿见影

在利益的驱动下，不法商家打出了各种各样的快速减肥的广告。而某些肥胖者因急于求成，对这些广告信以为真，花费了大量的金钱，但得到的是快速减肥后的快速反弹，并且使以后的减肥变得更加困难。

3. 有些人喝凉水都长胖

有些人经常说的一句话是："没办法，我这是天生的，喝口凉水都长胖。"肥胖有一定的遗传性，但更多的是遗传了家庭中的不良习惯，摄取高脂肪、吃得过多，动得太少，导致肥胖。从营养学的角度来分析，水中不含有任何能量物质，不可能使人长胖，长胖的根本原因还是日常的饮食习惯不好。

4. 吃得越少越能减肥

摄入的能量要适合人体所需，不能随意减少，身体需要吃东西来补充能量，能量不足会导致低血糖，严重时会引起大脑细胞损害。世界卫生组织提出健康减肥三原则：不腹泻、不节食、不乏力。违背这三原则中的任何一项都有害身体健康，因此，我们不能单纯通过节食来减肥。

5. 少吃主食，多吃副食能减肥

很多减肥者误认为主食是肥胖的罪魁祸首，于是毫不客气地减少了主食的摄入，转而进食大量的副食，结果越减肥越胖。事实上，科学地控制总能量摄入才是较好的途径。

第三节 膳食营养与高血压

一、高血压概述

（一）高血压的定义

高血压病是指在静息状态下动脉收缩压和（或）舒张压增高（≥140/90 mmHg），常伴有脂肪和糖代谢紊乱，以及心、脑、肾和视网膜等器官功能性或器质性改变，以器官重塑为特征的全身性疾病。休息 5 分钟及以上，2 次及以上非同日测得的血压≥140/90 mmHg，可诊断为高血压。该病是一种心血管疾病，在发达国家和不发达国家都较为普遍，其根本原因是血管中的血液因其他物质的增多（如血脂、血糖增加）变得黏稠，如果要满足身体各器官和组织的正常供血，则必须增大血管中血的压力才可以完成，从而导致了高血压。因此，高血压和糖尿病、高血脂属于同源性疾病，一般考虑通过药物或膳食降低血管中血脂、血糖的稠度达到降低血压的目的。

在2002年世界卫生组织公布的《世界十大威胁》中,高血压排第六位,每年致710万人死亡,占全球死亡总人数的13%。在我国,1958—1959年,高血压患病率在年龄15岁以上的人群中抽样调查结果为5.11%;1979—1980年,患病率上升为11.88%。我国20世纪50—70年代,每年新发高血压100余万人;到了20世纪80—90年代,每年新发高血压300余万人。年龄越小,发病率增幅越大,其中25~49岁年龄组,上升幅度显著高于其他年龄组。目前,我国人群中,高血压患者已逾1亿,涉及几千万个家庭,平均4个家庭就有1个高血压患者,高血压已成为我国一个重大的社会问题。

(二) 高血压的分类

目前,把高血压分为原发性高血压和继发性高血压两大类。我们通常所说的高血压是原发性高血压,占整个高血压患者的90%以上,5%左右的高血压患者属于继发性高血压。

1. 原发性高血压

原发性高血压即高血压病,发病机制尚未完全查明。一般在排除继发性高血压后,基本上归为此类。目前认为是在一定的遗传背景下多种后天环境因素作用使正常血压调节机制失偿所致。原发性高血压的病因为各种原因(如血液黏稠度增高、精神因素导致的全身小动脉收缩等)导致的重要脏器如脑、心、肾的血供相对和(或)绝对不足,为了满足以上脏器尤其是肾脏的血供,从而引发血压调节机制的强行调节,导致血压升高。

2. 继发性高血压

继发性高血压是指继发于其他疾病或原因的高血压。血压升高仅是这些疾病的一个临床表现。如果早期确定诊断、去除原发病,部分高血压患者可因此而得到根治。大多继发性高血压单凭临床症状、体征和一般实验室检查常难检出,所以在诊断时常配合其他的一些检验项目如24小时尿儿茶酚胺、同位素肾图和超声扫描等测定结果来判定。

(三) 高血压的危害

高血压对人体最大的危害来自它所引发的并发症,最常见也是最严重的有以下六种。

1. 冠心病

长期的高血压可促进动脉粥样硬化的形成和发展。冠状动脉粥样硬化会阻塞或使血管腔变狭窄,或者因冠状动脉功能性改变而导致心肌缺血缺氧、坏死而引起冠心病。

2. 脑血管病

脑血管病包含脑出血、脑血栓、脑梗死、短暂性脑缺血发作。脑血管意外又称中风,其病势凶猛,且致死率极高,即使不致死,大多数也会致残,是急性脑血管病中最凶猛的一种。

3. 高血压心脏病

高血压心脏病是高血压长期得不到控制的一个必然趋势,最后可能会因心脏肥大、心律失常、心力衰竭而影响生命安全。

4. 高血压脑病

高血压脑病主要发生在重症高血压患者中。临床上以脑病的症状和体征为特点,表现为弥漫性严重头痛、呕吐、意识障碍、精神错乱,严重的甚至会昏迷和抽搐。

5. 慢性肾功能衰竭

高血压对肾脏的损害是一个严重的并发症,其中高血压合并肾功能衰竭约占10%。高血压与肾脏损害可以相互影响,形成恶性循环。一方面,高血压引起肾脏损伤;另一方面,肾脏损伤会加重高血压病。

6. 高血压危象

高血压危象发生时，会出现头痛、烦躁、眩晕、恶心、呕吐、心悸、气急，以及视力模糊等严重的症状。

（四）高血压的影响因素

高血压的影响因素很多，具体来讲，主要有以下几个方面。

1. 遗传

临床调查表明，高血压是多基因遗传，在同一个家庭高血压病患者集中出现，主要是因为他们有遗传因素存在。由于该因素的患者分为两种：一种是具有高血压病主基因，随年龄的增长必定发生高血压；另一种具有高血压病副基因，这类人群在没有其他高血压诱发病因素参与时不发病。就目前科技水平，很难断定高血压是属于哪一类。

2. 体重

体重和高血压有较强的相关性，肥胖患者由于体重增加，体内血液容量也随着增加，心脏需要加大压力才可以把血液运送致身体各个部分，导致高血压产生。有资料表明，超重和肥胖者高血压患病率比体重正常者高 2～3 倍。

3. 膳食结构

膳食结构和习惯在一定程度上决定了人的身体健康程度。高糖、高脂膳食必定导致体重的增加，低钾、低镁膳食则对控制血压不利，而高盐膳食则由于钠离子的潴留而使血压升高。流行病学调查结果表明，高盐膳食和高血压发病率呈正相关，居住在北极的因纽特人摄盐量较低，仅为 2～3 g/d，几乎无高血压病的发生，我国广东等地食盐量为 10 g/d 左右，高血压发病率为 10%，我国东北等地食盐量为 17 g/d 左右，高血压发病率为 20%，日本北海道食盐量 26 g/d 左右，高血压发病率为 40%。

4. 吸烟

吸烟不仅使血压升高，还能因增加热量而增加体重，吸烟可加速动脉粥样硬化，引起血压升高。

5. 其他

从事高度紧张的职业，如电话员、会计、统计人员等，高血压患病率较高；有些药物如激素、避孕药等可刺激血压升高；天热时血压稍有降低，天冷时血压微高；强光、强声、冷刺激等外界环境的变化都可使血压升高。

二、高血压的食疗

对高血压患者而言，控制体重是重要措施。在饮食上，应改变膳食结构，具体应做到以下几点。

1. 限制膳食中的钠盐

30%～50%的高血压患者对钠盐敏感，限盐前血压越高，降压效果越明显。正常情况下，人体每天膳食食盐 2～3 g 就可满足机体的正常需要，世界卫生组织建议，每人每天食盐量不要超过 6 g，可有效控制高血压的发生。

2. 增加钾的摄入

钠离子存在细胞外液，钾离子存在细胞内液，可很好地对抗钠离子的不利影响，因此高血压患者应多食含钾较多的食物。

3. 减少或限制高脂食品的摄入

高脂食品是导致肥胖的主要原因,而肥胖易引起高血压,所以,高血压患者应限制高脂食品的摄入,应以清淡饮食为主。

4. 增加优质蛋白的比例

由于饮食清淡,蛋白质的摄入量降低,为了保证身体的正常需要,应适当补充优质蛋白质的摄入,如豆制品、鱼肉等。

三、高血压患者的饮食宜忌

据前所述,高血压病人大多肥胖,因此宜清淡饮食,忌高脂、高盐膳食。

(一) 高血压病人适宜的食物

(1) 豆腐。豆腐富含蛋白质、植物性脂肪,有降低血脂和防止动脉粥样硬化的作用,对体质肥胖和高脂血症患者适宜。

(2) 土豆。土豆含糖类和蛋白质,可供给人体较多的营养物质,同时产生的热量少,可避免过多的能量摄入和储存。

(3) 绿茶。绿茶中含有多种对人体有益的成分,其中茶多酚在各种茶叶中含量较高。茶多酚可促进维生素C的吸收,维生素C可促进胆固醇的代谢,降低血脂,并增加血管壁的韧性,改善血管功能,所以,常饮绿茶可起到降压的作用。

(4) 番茄。番茄中含有丰富的蛋白质、脂肪、糖类三大营养素,以及钙、磷、铁等矿物质和B族维生素和维生素C。实验表明,食用番茄可降低实验动物的胆固醇和血压。

(5) 其他。海带具有利水降压的作用,芹菜有降低血压、血脂和软化血管的作用,苹果、黄瓜、山楂、大枣、南瓜等水果、蔬菜都是高血压患者适合食用的食物。

(二) 高血压病人禁忌的食物

高血压病人应该少食和不食以下食物。

(1) 各种动物油脂:鸡油、牛油、羊油、奶油等都含有饱和脂肪酸。

(2) 油炸类食物:油条、油饼、炸薯条等油脂含量较高。

(3) 高糖食物:果脯、蜜饯等食物。

(4) 腌制类食物:腌制萝卜条、腌制橄榄菜、咸蛋等。

另外,高血压病人应尽量少饮酒或不饮酒,还应戒烟。

【相关链接】

高血压患者的常见食疗食谱

1. 鲜芹菜汁

鲜芹菜连叶250 g洗净,捣烂榨汁,取汁饮服,每日两剂。适于高血压、高血脂患者服用。

2. 菊楂决明饮

取菊花3 g,生山楂片15 g,决明子15 g(捣碎),以沸水冲泡约半小时后,加入冰糖,每日饮用数次。本品有清肝火、平肝明目、降血压的作用,适于一般高血压患者,肝阳上亢者服用。

3. 黑木耳豆腐汤

取 10 g 黑木耳用温水发泡，去杂质后洗净，取 30 g 胡萝卜、水发香菇 150 g，洗净切成小丁。先在烧锅中加入鲜汤一碗，把上述食材倒入，加姜、葱、盐，烧沸后加入 250 g 切成小块的嫩豆腐，用湿淀粉勾稀芡，淋麻油食用。本品能益中气、通便，又可软化血管、降血压、降血脂，老年人经常服用，可预防和治疗高血压和高脂血症。

第四节　膳食营养与其他疾病

一、膳食营养与痛风

（一）痛风的定义及致病原因

痛风是由于嘌呤代谢紊乱或尿酸排泄障碍导致血尿酸增高的一组异质性疾病。临床表现为高尿酸血症、急性关节炎反复发作、慢性关节炎和关节畸形等症状。

痛风的生化标志是高尿酸血症，其致病的原因归纳为遗传因素和环境因素。

遗传因素：痛风具有家族性发病倾向，15％～25％的痛风患者有痛风家族史。痛风患者近亲中有 15％～25％患高尿酸血症。

环境因素：如饮食、酒精可使嘌呤合成原料增加、核酸转换增加，以及肾脏尿酸排出较少等均可导致高尿酸血症和痛风。

（二）痛风患者的膳食宜忌

由前所知，高嘌呤易导致痛风的发病，因此，痛风患者应减少或禁止高嘌呤食物的摄入，而摄入含嘌呤量较低的食物。

高嘌呤食物：畜禽内脏（牛肝、牛肾、脑）、鱼贝类（鲢鱼、海鳗、凤尾鱼、草虾）、蔬菜类（芦笋、紫菜、草菇）、肉汁、鸡精等。

低嘌呤食物：谷类（精米、米粉、面条、玉米等）、蔬菜类（白菜、苋菜、芹菜、韭菜、苦瓜等）、根茎类（马铃薯、芋头等）、各种水果、乳类、蛋类、植物油、动物油等。

二、膳食营养与癌症

（一）癌症的定义及致病因素

肿瘤是机体在内外致癌因素的作用下，细胞失去控制的异常增生而形成的异生物。其生长与周围组织不同，表现为结构、功能、代谢异常。肿瘤分为良性肿瘤和恶性肿瘤，凡起源于上皮细胞的恶性肿瘤称之为癌，占恶性肿瘤的 90％以上，因此，我们习惯把恶性肿瘤认为是癌。

癌症的形成和发展机理现在还不是很明确，但其发病与环境因素、遗传因素、精神心理因素等多种因素有关，饮食习惯与癌症发病也有一定的关系。

习惯于高脂肪饮食的人群，结肠癌、乳腺癌、直肠癌等的发病率较高；习惯于高胆固醇饮食的人群，易得肺癌、膀胱癌及胰腺癌；口腔癌、喉癌、肝癌等往往与大量饮酒有关；习惯高碳水化合物、低蛋白质饮食的人群，胃癌较容易发生。

(二) 癌症患者的饮食宜忌

根据不同的癌症症状,适宜饮食不尽相同,一般癌症患者适宜以下饮食。

(1) 茶叶。茶叶含有丰富的儿茶素及维生素 A、C 等抗氧化剂,因此有防癌功效,这些防癌成分绿茶含量最多,其次是乌龙茶,红茶最少。

(2) 牛奶和酸奶。牛奶含钙和维生素 D,在肠道内能与致癌物质相结合,清除其有害作用。酸奶能抑制肿瘤细胞的生长。

(3) 蜂蜜和蜂乳。蜂蜜能促进新陈代谢,增强机体的抵抗力,提高造血功能和组织修复的作用。近年来发现蜂乳含有特殊的蜂乳酸,对防治恶性肿瘤有效。

(4) 花粉食品。花粉食品的功效是提高智力,促进发育,补血,增加耐力,延缓衰老,具有激素样作用,增强抗病能力等。

(5) 蔬菜。新鲜蔬菜如胡萝卜、萝卜、瓠果、茄子、甘蓝等,含有干扰素诱导物,能刺激细胞产生干扰素。这种物质可以增强患者对疾病和癌瘤的抵抗力。但它易受加热的影响而被破坏,因此以上食物以生吃为好。许多研究证实大蒜具有防癌、抗癌作用,大蒜中的脂溶性、挥发性油能激活巨噬细胞,提高机体的抗癌能力;还含有一种含硫化合物,也具有杀灭肿瘤细胞的作用。葱头也能抗癌,可能是含有谷胱甘肽及多种维生素的缘故,对淋巴瘤、膀胱癌、肺癌和皮肤癌等均有防御作用。

(6) 海产品。海产品可用作恶性肿瘤患者的食品。海藻类有效成分主要是多糖物质和海藻酸钠。海藻酸钠能与放射性锶结合后排出体外。常吃海带、紫菜等食品对身体有益。鲨鱼的软骨能抑制肿瘤生长,鱼翅有抑制肿瘤向周围浸染的能力。鱼类中含有丰富的硒、锌、钙、碘等无机盐类,对抗癌也是有益的。

(7) 真菌食品。灵芝中含有多糖物质和干扰素诱导剂,能抑制肿瘤。香菇对胃癌、食管癌、肺癌、宫颈癌有一定的疗效。金针菇也具有同样的功效,对肿瘤有抑制作用。猴头菇对胃癌有疗效,可延长患者的生存期,提高免疫力。银耳对癌瘤有抑制作用。近年发现茯苓中90%的β-茯苓聚糖可增强免疫功能,有抗癌的作用。

(8) 果品。杏仁可提高机体的免疫功能,抑制细胞癌变。它对口腔干燥等症状有缓解作用,但口腔有炎症、溃疡及鼻出血的患者不宜食用。乌梅也有抗癌作用,枣能抑制肿瘤细胞生长。无花果的提取物可抑制胃癌、咽喉癌、宫颈癌、膀胱癌等。苹果中含果胶多,可与放射性元素结合,促使其排出。木瓜能阻止癌瘤扩散、发展。

(9) 其他。山芋中提取类固醇物质能抑制乳腺癌的发展。玉米粉能抑制肿瘤生长,减轻抗癌药物的副作用。薏苡仁中的多糖体和薏苡脂能增强机体免疫功能及抑制肿瘤细胞的作用。

癌症患者没有特别需要禁忌的食物,但应该注意健康的饮食结构,同时根据自己的病情,适当调整自己的饮食。总体而言,癌症患者应禁止吸烟,禁止或少量饮酒,减少脂肪和肉类的摄入,降低食盐的摄入量,控制食品添加剂在安全限量水平以下,不吃烧焦的食物等。

【本章小结】

现代社会中常见慢性病主要包括糖尿病、肥胖、高血压、痛风等,本章主要从膳食的角度对饮食营养和这些慢性疾病之间的关系进行了阐述。通过对疾病的发病机制的解析、疾病的影响因素,找出饮食营养与疾病之间的关系,应用饮食进行干预,达到对疾病的预防和控制的目的。

【思考与练习】

1. 什么是糖尿病？试述它的发病机制。
2. 糖尿病患者应从哪些方面来治疗和控制病情？
3. 糖尿病患者的食疗原则有哪些？
4. 肥胖分为哪几类？肥胖对人体有什么样的危害？
5. 我们应怎样预防和控制肥胖？
6. 什么是高血压？影响高血压的因素有哪些？是如何影响的？

【实训】

混合食物血糖生成指数和血糖负荷的计算

【工作准备】

1. 混合膳食：可包括3～5种食物，记录每种食物的来源、质量、比例等。以一餐膳食为例，包括一杯牛乳(200 mL)、半个馒头(50 g)、一碗面条(150 g)。

2. 相关资料：食物血糖生成指数(GI)图(见图8-1)、食物成分表等。

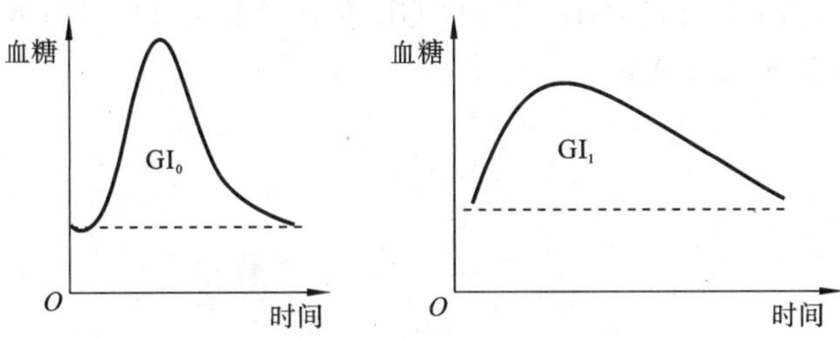

图8-1　食物血糖生成指数(GI)图

3. 工具准备：计算器等。

【工作程序】

程序1　查阅食物碳水化合物的含量。

查出膳食中每种食物的碳水化合物含量和膳食纤维含量，将碳水化合物含量减去膳食纤维含量，获得可利用碳水化合物含量 A，见表8-1。

程序2　计算各配料中碳水化合物的质量比。

根据混合膳食中每种食物的质量(B)，见表8-1，计算每种食物提供的碳水化合物量，以及混合膳食中的碳水化合物总量($\sum C$)，各种食物提供碳水化合物占一餐总的质量百分比 $D = C \div \sum C \times 100\%$，填入表8-1中。

表8-1　混合食物碳水化合物含量及质量

食　　物	可利用碳水化合物含量 A/(g/100g)	食用量 B/g	C	D
馒头	47	50		

续表

食　　物	可利用碳水化合物含量 A/(g/100g)	食用量 B/g	C	D
牛乳	3.4	200		
面条	24.3	150		

程序 3　计算混合膳食 GI。

查阅资料，按照食物分类、名称、加工方法、来源尽可能匹配的原则查找并记录每种食物 GI 值，见表 8-2。

表 8-2　混合膳食血糖生成指数计算

食　　物	食物 GI	D	对一餐 GI 的贡献
馒头	88		
牛乳	27.6		
面条	37		

程序 4　计算 GL。

GL＝食物 GI×摄入该食物的实际可利用碳水化合物含量(g)

GL 分级与评价：高 GL 食物，GL＞20；中 GL 食物，GL 为 11～19；低 GL 食物，GL＜10。

程序 5　进行评价和提出建议。

第九章　食品污染及预防

知识目标

- 理解食品污染的概念；
- 掌握各种食品污染的来源与预防措施；
- 理解食物中毒的概念；
- 理解食物中毒的原因与特点；
- 掌握各种食物中毒的原因和预防措施；
- 理解食物中毒事故处理的程序。

能力目标

- 能运用食品污染相关知识解决食品污染的预防和控制；
- 能处理食物中毒事故。

第一节　食品污染及预防概述

食品能供给我们所需要的各种营养物质。正常的食品本身一般不含有毒、有害物质或有毒、有害物质含量极少，但食品在生长、收获、宰杀、加工、储藏、运输、烹调、销售过程中，一些有毒、有害的物质会进入食品中，使食品受到污染，而食品污染正是造成食品有害作用的主要原因。

一、食品污染的概念与分类

食品受到有害物质的侵袭，造成食品安全性、营养性和感官性状发生改变的过程，称为食品污染。随着科学技术的不断发展，各种化学物质的不断产生和应用，有害物质的种类和来源也越来越繁杂，防止食品污染是食品卫生工作的重要任务。

食品中可能出现的有害因素称为食品污染物。按污染物的性质可将其分为下列三类。

1. 生物性污染

生物性污染主要包括微生物及其毒素，主要有细菌及细菌毒素、霉菌及霉菌毒素等；病毒对食品的污染也正引起重视。寄生虫及其虫卵，如囊虫、绦虫、蛔虫、肝吸虫、肺吸虫、姜片虫等寄生虫，通过患者、病畜的粪便或经过环境转化，最后通过污染食品造成危害。

2. 化学性污染

食品化学性污染来源复杂、种类繁多，主要有工业排放的废物和各种来源的有害金属，各种农药、化肥等化学物质施用后残留在食品中，食品容器、包装材料中的化学毒物污染，选用不当、用量过多或质量不纯的食品添加剂污染，食品储存不当、烹调不合理及腐败变质中产生的有害物质等。

3. 物理性污染

物理性污染主要来源于复杂的多种非化学性的杂物，虽然有的污染物可能并不威胁消费者的健康，但是严重影响了食品应有的感官性状或营养价值，食品质量得不到保证，主要有来自食品产、储、运、销的污染物，食品的掺假、使假，食品的放射性污染等。

二、食品污染的主要危害

食品被污染后，降低了卫生质量，损害人体健康。食品污染的主要危害有以下几点。

1. 影响食品的感官性状

食品被污染后色、香、味、形等发生变化，有的甚至腐败变质，失去食用价值。

2. 引起传染病及寄生虫病

食品被致病菌、病毒、寄生虫和虫卵污染，可引起各种肠道传染病及寄生虫病，如伤寒、细菌性痢疾、病毒性肝炎、蛔虫病、肝吸虫病等。

3. 造成急性食品中毒

食品被细菌、真菌，以及各种有毒、有害物质污染，可引起食品中毒。

4. 引起机体的慢性危害

长期摄入含少量化学毒物的食品，可对机体造成各种慢性损害，如水俣病等。

5. 远期损害

食品中的一些污染物，有致畸、致突变和致癌作用。例如，黄曲霉毒素、N-亚硝基化合物、多环芳烃类、砷等均可致癌；少数食品中的污染物如甲基汞，可致胎儿畸形。

三、食品污染的预防与控制

预防食品污染必须采取综合措施，主要有以下几点。

(1) 制定、颁发和执行食品卫生标准和卫生法规。制定有关食品容器、包装材料的卫生要求和标准。制定食品运输卫生条例，以保证食品在运输过程中不受污染和因受潮而变质。

(2) 加强禽畜防疫、检疫和肉品检验工作。

(3) 制定防止污染和霉变的加工管理条例和执行有关卫生标准。制定贯彻农药安全使用的措施和法规，提供更多高效、低毒、低残留农药以取代高毒、高残留农药(有机氯、有机汞等)。

(4) 加强工业废弃物的治理。

(5) 加强食品检验和食品卫生监督工作。

第二节　食品生物性污染及预防

生物性污染是由生物有机体对人类或环境造成的不良影响。生物性污染与其他污染的不同之处是它的污染物是活的生物，能够逐步适应新的环境，不断增殖并占据优势，从而危害其他生物的生存和人类的生活。

食品的生物性污染包括微生物、寄生虫、昆虫及病毒的污染。微生物污染主要有细菌与细菌毒素、霉菌与霉菌毒素。出现在食品中的细菌除包括可引起食物中毒、人畜共患传染病等的致病菌外，还包括能引起食品腐败变质，也可作为食品受到污染标志的非致病菌。寄生虫和虫卵主要是通过患者、病畜的粪便，间接通过水体或土壤污染食品或直接污染食品。昆虫污染主要包括粮食中的甲虫、螨类、蛾类，以及动物食品和发酵食品中的蝇、蛆等。病毒污染主要包括肝炎病毒、脊髓灰质炎病毒和口蹄疫病毒，其他病毒不易在食品上繁殖。

肉、鱼、蛋和奶等动物性食品易被致病菌及其毒素污染，导致食用者发生细菌性食品中毒和人畜共患的传染病。致病菌主要来自患者、带菌者和病畜、病禽等。致病菌及其毒素可通过空气、土壤、水、食具、患者的手或排泄物污染食品。被致病菌及其毒素污染的食品，特别是动物性食品，如食用前未经必要的加热处理，会引起沙门氏菌或金黄色葡萄球菌毒素等细菌性食品中毒。食用被污染的食品还可引起炭疽、结核病和布氏杆菌病（波状热）等传染病。

霉菌广泛分布于自然界。受霉菌污染的农作物、空气、土壤和容器等都可使食品受到污染。部分霉菌菌株在适宜条件下，能产生有毒代谢产物，即霉菌毒素。如黄曲霉毒素和单端孢霉毒素，对人畜都有很强的毒性。一次大量摄入被霉菌及其毒素污染的食品，会造成食品中毒；长期摄入少量受污染的食品也会引起慢性病或癌症。有些霉菌毒素还能从动物或人体转入乳汁中，损害饮奶者的健康。

微生物含有可分解各种有机物的酶类。这些微生物污染食品后，在适宜条件下大量生长繁殖，食品中的蛋白质、脂肪和糖类，可在各种酶的作用下分解，使食品感官性状恶化，营养价值降低，甚至腐败变质。

一、食品腐败变质

食品在生产、加工、储藏、运输、销售、烹调等各个环节都容易受到微生物的污染，从而导致食品的腐败变质，失去食用价值。

（一）食品腐败变质的原因

1. 食品本身的组成和性质

动植物食品本身含有蛋白质、脂肪、糖类、维生素、矿物质、水分和各种酶类，在适宜温度下酶类活动增强，使食品发生各种改变。这些作用可引起食品组成成分分解，加速食品的腐败变质。酶类可分为胞外酶和胞内酶两大类，胞外酶是指分泌到细胞外发挥作用的酶。如人和动物的消化液中，以及某些细菌所分泌的水解淀粉、脂肪和蛋白质的酶。胞内酶就是在细胞内起作用的酶，能将已吸收到细胞内的简单物质进行分解，产生的代谢产物使食品具有不良的气味和味道。

2. 环境因素

无论是食品自身的性质变化还是微生物引起的变化，导致食品的腐败变质都与环境条件密切相关。食品中由于含有一些不稳定的物质而发生变化，如不饱和脂肪酸会发生酸败、自动氧化，这些变化与环境中的氧、光照等因素有关。食品和食品原料由于机械性损伤等导致食品的组织或细胞被破坏，如所处环境条件（温度、湿度、pH 值、空气）适宜，更易被微生物作用而加速腐败变质。

3. 微生物的作用

在食品腐败变质中起主要作用的是微生物，有细菌、酵母菌和真菌，一般情况下细菌比真菌和酵母菌占优势。

(二) 食品腐败变质的化学过程与鉴定指标

食品腐败变质实质是食品中的营养成分的分解过程，其程度常因食品种类、微生物的种类和数量及其他条件的影响而异。

1. 食品中蛋白质的分解

1) 蛋白质的分解

以蛋白质分解为腐败变质特性的食品主要有肉、鱼、禽、蛋和大豆制品。蛋白质在微生物酶的作用下，分解为氨基酸，再在细菌酶的作用下，氨基酸通过脱羧基、脱氨基、脱硫作用形成多种腐败产物。

组氨酸、酪氨酸、赖氨酸、鸟氨酸在脱羧酶作用下分解为组胺、酪胺、尸胺、腐胺(后两者有恶臭)。色氨酸可同时脱羧、脱氨基形成吲哚及甲基吲哚，均有恶臭味。含硫氨基酸脱硫产生硫化氢(恶臭)。

2) 挥发性碱基总氮

在细菌脱氨基酶的作用下，氨基酸脱去氨基而生成氨，脱下的氨基与甲基构成一甲胺、二甲胺、三甲胺。挥发性碱基总氮是指食品水浸液在碱性条件下能与水蒸气一起蒸馏出来的总氮量。主要指氨与一甲胺、二甲胺、三甲胺均具有挥发性和碱性。挥发性碱基总氮与食品腐败变质程度之间有明确的对应关系。

3) 食品腐败鉴定指标

食品的腐败变质鉴定指标一般是从感官、物理、化学和微生物四个方面确定其适宜指标。

(1) 感官指标。以蛋白质为主的食品目前仍以感官指标最为敏感可靠，特别是通过嗅觉可以判定极轻微的腐败变质。蛋白质的分解产物如氨、硫化氢、甲基吲哚等均能产生异味。人的嗅觉刺激阈，在空气中的浓度(mol/L)为：氨 2.14×10^{-8}，三甲胺 5.01×10^{-9}，硫化氢 1.91×10^{-10}，粪臭素 1.29×10^{-11}。

(2) 物理指标。根据蛋白质分解时小分子物质增多这一现象，先后研究有食品浸出物量、浸出液电导率、折光率、冰点下降、黏度上升及 pH 值改变等变化。

(3) 化学指标。目前认为与食品腐败变质程度符合率较高的化学指标有三个，均为根据蛋白质分解产物的定量测定。一是挥发性盐基总氮，二是二甲胺与三甲胺，三是 K 值。挥发性盐基总氮：食品水浸液在碱性条件下能与水蒸气一起蒸馏出来的总氮量，即在此条件下能形成氨的含氮物二甲胺与三甲胺，均是季胺类含氮物经微生物的还原作用产生的。K 值：是指 ATP 分解的低级产物肌苷(HxR)和次黄嘌呤(Hx)占 ATP 系列分解产物 ATP＋ADP＋AMP＋IMP＋ HxR ＋Hx 的百分比(ATP 顺次分解过程中，根据终末产物多少来判定鱼体新鲜程度)，主要适用于鉴定鱼类早期腐败。$K\leqslant20\%$ 表明鱼体新鲜，$K\geqslant40\%$ 表明鱼体开始腐败。

(4) 微生物指标。评价食品腐败变质的微生物指标主要有菌落总数，大肠菌群和致病菌。细菌总数，是食品的一般卫生指标；大肠杆菌，是食品被粪便污染的指标，致病菌是可引起人体致病的微生物。根据食品种类不同，菌落总数和大肠菌群的卫生标准也不同，在食品中不得检出致病菌。

2. 食品中脂肪的酸败

食品中脂肪的酸败程度，受脂肪本身的饱和程度、紫外线、氧、水分、天然抗氧化成分，以及铜、铁、镍等金属离子的存在及食品中微生物的解脂酶等多种因素的影响。油脂酸败使油脂发生腐败变质，油脂酸败的原因有两个：一是油脂水解的过程，即由动植物油组织的残渣和衍生物产生的酶引起的水解；二是油脂在空气、水、阳光等作用下发生的化学变化，包括水解过程和不饱和脂肪酸的自动氧化。由于食用油脂含水量较低，小于0.1%，衍生物繁殖困难，因此，食用油脂发生酸败的主要原因是脂肪的自动氧化和油脂的含水量。消费者会发现动物脂肪比植物脂肪更容易酸败，这主要是动物脂肪含水量高的缘故。水分不仅是脂肪发生水解反应的媒介，而且为衍生物生长所必需，水分含量高，衍生物的生长加快，从而产生大量的酶，可催化脂肪的分解，大大加速了脂肪的酸败。正常情况下，食用油脂含水量低，衍生物不能大量繁殖，不会造成油脂的酸败。

3. 食品中碳水化合物的分解

以碳水化合物为主的分解，通常称为发酵或酵解。易发生发酵或酵解的食品主要包括粮食、蔬菜、水果和糖类及其制品。这类食品在细菌、真菌和酵母所产生的相应酶作用下发酵或酵解，生成双糖、单糖、有机酸、醇、羧酸、醛、酮、二氧化碳和水。当食品发生以上变化时，食品的酸度升高，并带有甜味、醇类气味等。

（三）食品腐败变质的控制措施（食品保藏）

1. 加强外部环境管理

食品加工场所必须符合卫生要求，及时清除废物、垃圾等。生产车间、设备、工具等要经常严格按有关卫生制度进行清洗、消毒。食品生产操作人员要持体检合格证上岗。在食品加工、储藏和运输过程中尽可能减少微生物的污染，选用合格的食品原料，采用科学卫生的处理方法进行分割、整理、清洗。原料如不能及时消化，应采用合理的方式加以储藏，避免微生物大量繁殖。运输车辆应做到专车专用，并有防尘保温装置，定期清洗、消毒。

2. 低温冷藏保鲜

食品储藏于低温环境可以大大抑制微生物的生长繁殖，从而保持食品的新鲜度，延长食品的保质期。但要根据不同食品的物理性状和理化性质，以及食用方法对食品的要求，确定不同食品的保藏温度。另外应注意的是，在低温保藏环境中仍有部分耐低温微生物的生长，因此低温保藏的食品不能绝对杜绝腐败变质的发生。

3. 气调储藏保鲜

气调储藏主要是针对果蔬类鲜活食品的一种储藏方式，指在适宜低温条件下，把果蔬置于一个相对密闭的储藏环境中，调节储藏环境中的氧气、二氧化碳和氮气等气体成分的比例，并将其稳定在一定的浓度范围内，根据不同果蔬的要求调控适宜的温度、湿度，以及低氧和高二氧化碳气体环境，并排除乙烯等有害气体，抑制果蔬的呼吸作用和微生物的活动，达到食品保鲜的一种方法。

4. 热加工

热加工是将食品经过高温处理杀灭大部分微生物后，再进行储藏的加工方式。这是常用的最为有效的控制微生物引起的食品腐败变质的方法，如蒸煮、烘烤、油炸等，还有将牛奶、饮料等进行消毒的巴氏灭菌、罐头生产中的高温灭菌等都属于这一类。这类方法不一定能杀死食品中的全部微生物，但可以杀死绝大部分不产生芽孢的微生物，尤其是不产芽孢的致病菌。

5. 辐照处理

将食品经过X射线、γ射线、电子射线照射后再储藏。食品表面所附着的微生物经过这些射线照射后，其新陈代谢、生长繁殖等生命活动受到抑制或破坏而导致死亡。这些射线穿透力强,不仅可以杀死食品表面的微生物和昆虫等其他生物,而且可以杀死内部的各种有害生物。由于射线不产生热量,因此不会破坏食品的营养成分,以及色、香、味等。

6. 发酵或腌渍

许多微生物的生长繁殖在酸性条件下受到抑制,甚至被杀死。因此,将新鲜蔬菜和牛奶等进行乳酸菌发酵,不仅可以产生特有的风味,而且可以明显地延长其保藏期,如四川、贵州、江西等地的泡菜,东北地区的酸菜,内蒙古、西藏等牧区的干酪、酸奶等,都属于这类食品。利用盐、糖、蜜等腌渍新鲜食品,大大提高了食品和环境的渗透压,使微生物难以生存,甚至死亡,这是常用而十分有效的方法。新鲜鱼、肉、蛋、禽类,以及一些水果、蔬菜等都可利用此法制成腌制品和蜜饯食品。

7. 干燥加工

微生物的生长繁殖需要足够的水分,许多微生物实际上生存于表面水膜之中。因此,将食品进行干燥,减少食品中水的含量,提高食品渗透压,则可抑制微生物的生长繁殖,这也是从古至今都在使用的延长食品保藏期的方法。干燥方法有自然干燥和人工干燥等不同手段,如晒干、晾干、风干、常压干燥、真空干燥、冷冻干燥、喷雾干燥、微波干燥等。

8. 添加食品防腐剂

在食品储藏前或加工过程中,加入一定剂量的可抑制或杀死微生物的食品防腐剂,可有效延长食品的保藏期,这是目前常用的方法,在食品储藏加工中具有重要意义。在使用防腐剂时,可根据不同食品的要求,优先选用天然防腐剂,如茶多酚、抗坏血酸、蜂胶、壳聚糖等。化学合成防腐剂的抑菌效果相对要好些,但要特别注意严格执行国家有关食品添加剂的使用标准,不能超范围或超量使用,否则会对消费者身体产生危害。

二、细菌性污染及其防治

食品细菌是指常在食品中存在的细菌,包括致病菌、条件致病菌和非致病菌。自然界的细菌种类繁多,但由于食品理化性质、所处环境条件及加工处理等因素的限制,在食品中存在的细菌只是自然界细菌的一小部分。非致病菌一般不引起人类疾病,但其中一部分为腐败菌,与食品腐败变质有密切关系。食品有无非致病菌是评价食品卫生质量的重要指标。

(一) 食品细菌污染的来源

食品原料本身的污染:食品原料品种多、来源广,细菌污染的程度因不同的品种和来源而异。

食品加工过程中的污染:食品在生产加工过程中,原料对成品所造成的交叉污染和车间卫生、加工设施、从业人员个人卫生等不良状况都能造成食品的污染。

食品储存、运输、销售中的污染:食品从加工、出厂到销售,因为储存条件、运输过程都有可能造成细菌污染,尤其是包装封口破损的食品。

(二) 食品细菌污染指标及其卫生学意义

评价食品卫生质量的细菌污染指标常用菌落总数和大肠菌群表示。

1. 菌落总数

食品中的菌落总数是指被检测样品单位重量(g)、单位容积(mL)、单位表面积(cm^2)在严格规定的条件下(培养基、pH 值、温度、时间)计算出培养所生长的细菌菌落总数,并不考虑食品中细菌的种类和个数。

食品卫生学意义：用于判断食品清洁状态和预测食品的耐保藏性的标志。食品中细菌菌落总数越多，食品腐败变质的速度就越快。

2. 大肠菌群

大肠菌群是一组来自人和温血动物肠道（粪便）、在 35～37 ℃下能发酵乳糖产酸产气、需氧或兼性厌氧的革兰氏阴性无芽孢杆菌，包括肠肝菌科的埃希菌属（典型肠杆菌属）、柠檬酸杆菌属、肠杆菌属和克雷伯菌属（后三者为非典型肠杆菌属）。菌属及来源：食品中大肠菌群的数量一般用相当于 100 g 或 100 mL 食品中的可能数来表示，简称大肠菌群最近似数。大肠菌群用作食品卫生质量鉴定指标。

食品卫生学意义：大肠菌群一般直接或间接来自人与温血动物粪便。食品中如果检出大肠菌群，其卫生学意义：一是表示食品曾受到人与温血动物粪便的污染；二是作为肠道致病菌污染食品的指示菌。因为大肠菌群与肠道致病菌来源相同，且在一般条件下大肠菌群在外界生存时间与主要肠道致病菌是一致的。

3. 致病菌

此类细菌随食物进入人体后可引起食源性疾病。常见的如沙门菌、志贺菌、副溶血性弧菌、致病性大肠杆菌、金黄色葡萄球菌等。与菌落总数和大肠菌群的卫生学意义不同，致病菌与疾病直接有关，因此一般规定在食品中不允许含有此类细菌。

三、霉菌与霉菌素污染及其预防

（一）概述

霉菌是真菌的一部分。真菌是指有细胞壁，不含叶绿素，无根、茎、叶，以寄生或腐生方式生存，能进行有性或无性繁殖的一类生物。霉菌是菌丝体比较发达而又没有子实体的那一部分真菌。与食品卫生关系密切的霉菌大部分属于半知菌纲中曲霉菌属、青霉菌属和镰刀霉菌属。

1. 霉菌的产毒条件

霉菌产毒需要一定的条件，影响霉菌产毒的条件主要是食品基质中的水分、环境中的温度和湿度及空气的流通情况。

1）水分和湿度

霉菌的繁殖需要一定的水分活性。因此食品中的水分含量少（溶质浓度大），pH 值越小，水分活度越小，即自由运动的水分子较少，能提供给微生物利用的水分少，不利于微生物的生长与繁殖，有利于防止食品的腐败变质。

2）温度

大部分霉菌在 28～30 ℃都能生长。10 ℃以下和 30 ℃以上时生长明显减弱，在 0 ℃几乎不生长，但个别的霉菌可能耐受低温。一般霉菌产毒的温度，略低于最适宜温度。

3）基质

霉菌的营养来源主要是糖和少量氮、矿物质，因此极易在含糖的饼干、面包、粮食等类食品上生长。

2. 主要产毒霉菌

霉菌产毒只限于产毒霉菌，而产毒霉菌中也只有一部分毒株产毒。目前，已知具有产毒株的霉菌主要有曲霉菌属，黄曲霉、赭曲霉、杂色曲霉、烟曲霉、构巢曲霉和寄生曲霉等；青霉菌属，岛青霉、桔青霉、黄绿青霉、扩张青霉、圆弧青霉和荨麻青霉等；镰刀菌属，犁孢镰刀菌、拟枝孢镰刀菌、三线镰刀菌、雪腐镰刀菌、粉红镰刀菌、禾谷镰刀菌等；其他菌属中还有绿色木霉、漆斑菌属、黑色葡萄状穗霉等。产毒霉菌所产生的霉菌毒素没有严格的专一性，即一种霉菌或毒株可产生几种不同的毒素，而一种毒素也可由几种霉菌产生。如黄曲霉毒素可由黄曲霉、寄生曲霉产生，岛青霉可产生黄天精、红天精、岛青霉毒素及环氯素等。

3. 霉菌污染食品的评定和食品卫生学意义

霉菌污染食品主要从两个方面进行评定。①霉菌污染度，即单位重量或容积的食品污染霉菌的量，一般以 cfu/g 计。我国已制定了一些食品中霉菌菌落总数的国家标准。②食品中霉菌菌相的构成。

卫生学意义包括两点。①霉菌污染食品可降低食品的食用价值，甚至不能食用。每年全世界平均至少有 2%的粮食因为霉变而不能食用。②霉菌如果在食品或饲料中产毒可引起人畜霉菌毒素中毒。

4. 霉菌毒素

目前已知的霉菌毒素有 200 多种。与食品卫生关系密切的有黄曲霉毒素、赭曲霉毒素、杂色曲霉素、烟曲霉震颤素、单端孢霉烯化合物、玉米赤霉烯酮、伏马菌素，以及展青霉素、桔青霉素、黄绿青霉素等。

(二) 黄曲霉毒素(AF)

1. 黄曲霉毒素的化学结构和理化性质

黄曲霉毒素是一类结构类似的化合物。目前，已经分离鉴定出 20 多种，主要为 AFB 和 AFG 两大类。从结构上彼此十分相似，含 C、H、O 三种元素，都是二氢呋喃氧杂萘邻酮的衍生物，即结构中含有一个双呋喃环，一个氧杂萘邻酮(又叫香豆素)。其结构与毒性和致癌性有关，凡双呋喃环末端有双键者毒性较强，并有致癌性。在食品检测中以 AFB_1 为污染指标。

黄曲霉毒素在紫外光的照射下能发出特殊的荧光，因此一般根据荧光颜色、Rf 值、结构来进行鉴定和命名。黄曲霉毒素耐热，一般的烹调加工很难将其破坏，在 280 ℃时，才发生裂解，毒性被破坏。黄曲霉毒素在中性和酸性环境中稳定，在 pH 值为 9～10 的氢氧化钠强碱性环境中能迅速分解，形成香豆素钠盐。黄曲霉毒素能溶于氯仿和甲烷，而不溶于水、正己烷、石油醚及乙醚中。现国内检测 AFB_1 采用薄层层析法。

2. 产毒的条件

黄曲霉毒素是由黄曲霉和寄生曲霉产生的。寄生曲霉的所有菌株几乎都能产生黄曲霉毒素，并不是所有黄曲霉的菌株都能产生黄曲霉毒素。黄曲霉产毒的必要条件为湿度 80%～90%，温度 25～30 ℃，氧气 1%。此外，天然基质培养基(玉米、大米和花生粉)比人工合成培养基产毒量高。

3. 对食品的污染

一般来说，国内长江以南地区黄曲霉毒素污染要比北方地区严重，主要污染的食品为花生、花生油和玉米，大米、小麦、面粉污染较轻，豆类很少受到污染。而在世界范围内，一般高温高湿地区(热带和亚热带地区)食品受黄曲霉毒素污染较重。

4. 黄曲霉毒素的急性毒性、慢性毒性和致癌性

1）急性毒性

黄曲霉毒素为一剧毒物，其毒性为氰化钾的 10 倍。对鱼、鸡、鸭、大鼠、豚鼠、兔、猫、狗、猪、牛、猴及人均有强烈的毒性。雏鸭的急性中毒肝脏病变具有一定的特征，可作为生物鉴定方法。一次大量口服后，可出现：①肝实质细胞坏死；②胆管上皮增生；③肝脏脂肪浸润，脂质消失延迟；④肝脏出血。国内外亦有黄曲霉毒素引起人急性中毒的报道。

2）慢性毒性

长期小剂量摄入黄曲霉毒素可造成慢性损害，慢性损害比急性中毒更值得重视。其主要表现是动物生长障碍，肝脏出现亚急性或慢性损伤。其他症状如食物利用率下降、体重减轻、生长发育迟缓、雌性不育或产仔少。

3）致癌性

黄曲霉毒素可诱发多种动物发生癌症。黄曲霉毒素与人类肝癌发生的关系：AFT 对动物有强烈的致癌性，并可引起人急性中毒。从肝癌流行病学研究发现，凡食物中黄曲霉毒素污染严重和人类实际摄入量比较高的地区，原发性肝癌发病率高。

5. 黄曲霉毒素的代谢和生化作用

AFB_1 进入机体后，需在体内代谢（活化），才能由前致癌物变成终致癌物。黄曲霉毒素在体内的代谢主要是在肝脏微粒体酶作用下进行脱甲基、羟化和环氧化反应。双呋喃环末端双键的环氧化反应，形成 AFB_1-2，3-环氧化物，与黄曲霉毒素的毒性、致癌性、致突变性都有关系。

黄曲霉毒素如不连续摄入，一般不在体内蓄积。一次摄入后，约一周经呼吸、尿、粪等将大部分排出。

6. 预防措施

预防黄曲霉毒素危害人类健康的主要措施是加强对食品的防霉，其次是去毒，并严格执行最高允许量标准。

（三）杂色曲霉毒素（ST）

杂色曲霉毒素是一类结构近似的化合物，目前已有十多种确定结构。结构中基本有两个呋喃环，与 AFT 结构近似。生物体可经多部位吸收 ST，并可诱发不同部位癌变。其双呋喃环末端双键的环氧化与致癌性有关。

在生物体内转运可能有两条途径：一是与血清蛋白结合后随血液循环到达实质器官；二是被巨噬细胞转运到靶器官。ST 引起的致死病变主要在肝脏。

（四）镰刀菌毒素

镰刀菌毒素种类较多，从食品卫生的角度（与食品可能有关）来分，主要有单端孢霉烯族化合物、玉米赤霉烯酮、丁烯酸内酯、伏马菌素等毒素。

单端孢霉烯族化合物是一组主要由镰刀菌的某些菌种所产生的生物活性和化学结构相似的有毒代谢产物。目前，已知从谷物和饲料中天然存在的单端孢霉烯族化合物主要有 T-2 毒素、二乙酰镳草镰刀菌烯醇、雪腐镰刀菌烯醇和脱氧雪腐镰刀菌烯醇。其基本化学结构是倍半萜烯。

因在 C-12、C-13 位上可形成环氧基，故又称为 12、13-环氧单端孢霉烯族化合物，此种 12、

13-环氧基是其毒性的化学结构基础。

该化合物化学性能非常稳定,一般能溶于中等极性的有机溶剂,微溶于水。在实验室条件下长期储存不变,在烹调过程中不易破坏。

毒性的共同特点为较强的细胞毒性、免疫抑制、致畸作用,有的有弱致癌性。急性毒性也强,可使人和动物产生呕吐,当浓度在 0.1～10 mg/kg 时即可诱发动物呕吐。单端孢霉烯族化合物除了共同毒性外,不同的化合物还有其独特的毒性。

玉米赤霉烯酮,主要有禾谷镰刀菌、黄色镰刀菌、木贼镰刀菌等,是一类结构相似、具有二羟基苯酸的内酯化合物,主要作用于生殖系统,具有类雌激素作用,猪对该毒素最敏感。玉米赤霉烯酮主要污染玉米,也可污染小麦、大麦、燕麦和大米等粮食作物。

伏马菌素(FB)是最近受到发达国家极大关注的一种霉菌毒素,由串珠镰刀菌产生,是一类不同的多氢醇和丙三羧酸的双酯化合物。从伏马菌素中分离出两种结构相似的有毒物质,分别被命名为伏马菌素 B_1(FB_1)和伏马菌素 B_2(FB_2),食物中以 FB_1 为主。可引起马的脑白质软化症、羊的肾病变、狒狒心脏血栓,抑制鸡的免疫系统,加重猪和猴的肝脏毒性、猪的肺水肿,还可以引起动物实验性的肝癌,是一种完全致癌剂。FB_1 与神经鞘氨醇和二氢鞘氨醇的结构极为相似,是神经鞘脂类生物合成的抑制剂,能阻断神经鞘氨醇的合成。神经鞘氨醇为细胞调控因子,从而影响 DNA 的合成。

FB_1 对食品污染的情况在世界范围内普遍存在,主要污染玉米及玉米制品。FB_1 为水溶性霉菌毒素,对热稳定,不易被蒸煮破坏。控制农作物在生长、收获和储存过程中的霉菌污染仍然是至关重要的。

第三节　食品化学性污染及预防

一、工业污染对食品的污染

工业污染主要是指工业、交通运输业所产生的三废(废水、废气、废渣)对环境的污染。三废对人体造成的危害主要取决于自身的性质和含量。对人体危害较大的工业污染物有汞、镉、铅、砷、铬等重金属。

(一) 汞对食品的污染

汞对食品的污染主要是通过环境引起的,日本的“水俣病”就是汞污染鱼贝类造成的。环境中的微生物可以使毒性低的无机汞转变成毒性高的甲基汞,鱼类吸收甲基汞的速度很快,通过食物链引起生物富集,在体内蓄积不易排出。相对而言植物不易富集汞,甲基汞的含量相对也低。

甲基汞主要侵犯神经系统,特别是中枢神经,损害最严重的是小脑和大脑,甲基汞在体内易与巯基结合,干扰蛋白质和酶的生化功能。甲基汞中毒可有急性、亚急性、慢性和潜在性中毒四个类型。

(二) 镉对食品的污染

镉在一般环境中含量较低,但可以通过食物链的富集,使食品中的镉含量急剧升高。日本发生的“痛痛病”就是因为环境污染使粮食中的镉含量明显增加,对人体造成以骨骼系统病变为主的疾病。

镉以食品为主要途径进入人体，其中毒主要表现为肾脏、骨骼和消化器官的损害，镉使骨钙析出，从尿排出体外，从而引起骨质疏松，造成多发性病理骨折，关节重度疼痛。镉可引起急性中毒和慢性中毒，经动物实验证实有致癌、致畸作用。

（三）铅对食品的污染

铅是日常生活和工业生产中广泛使用的金属。食品加工设备、食品容器、包装材料，以及食品添加剂等均含有铅，铅制食品容器在很多地区仍在使用，农村依然普遍使用铅壶盛装米酒。铅及铅盐主要损害神经系统、造血器官和肾脏。临床表现为食欲不振、胃肠炎、口腔金属味、失眠、头昏、关节肌肉酸痛、便秘或腹泻、贫血等。铅可干扰卟啉代谢造成血红蛋白合成障碍，对免疫系统也有一定的影响。

（四）二噁英污染及其预防

氯代二苯并-对-二噁英（PCDDs）通称为二噁英（PCDD/Fs），且均为氯代含氧三环芳烃类化合物，并有200余种同系物。卤代芳烃化合物，如多氯联苯、氯代二苯醚等理化性质和毒性与二噁英相似，亦称二噁英类似物。2,3,7,8-四氯二苯-对-二噁英（TCDD）是目前此类化合物中毒性和致癌性最大的物质，且化学性质极稳定，在环境中难以降解，亦可经食物链富集而导致肝毒性、免疫毒性、生殖毒性、发育毒性、致畸性甚至极强的致癌性。控制环境中二噁英的污染是预防二噁英化合物污染食品及对人类健康产生危害的根本措施。

1. 环境和食品中二噁英的来源

垃圾焚烧可产生一定量的二噁英，尤其是在燃烧不完全时，以及含大量聚氯乙烯塑料的垃圾焚烧时可产生大量的二噁英。例如医院的塑料注射器焚烧。此外，各级医院的废弃物和污水、木材燃烧、汽车尾气、含多氯联苯的设备，以及环境中光化学反应和生物化学反应等均可产生二噁英。二噁英对理化因素和生物降解有较强的抵抗作用，且挥发性很低，可长期存在于环境中。

食品中的二噁英主要来自环境的污染，尤其是经过生物链的富集作用后，可在动物性食品中达到较高浓度。二噁英的水溶性很差但脂溶性很强，可蓄积于一切动植物体内的脂肪组织中，并经食物链富集而由人们摄食进入机体组织，造成各组织器官毒性直至癌变的发生。英国、德国、瑞士、瑞典、荷兰、新西兰、加拿大、美国等100余个国家对牛奶、肉、鱼、蛋类食物的检测结果表明：样品中均检出不同量的二噁英。此外，食品包装材料中二噁英污染物的迁移，亦可造成食物的二噁英污染。

2. 毒性和致癌性

1）一般毒性

二噁英大多具有较强的急性毒性。急性中毒主要表现为体重极度减轻，并伴有肌肉和脂肪组织的急剧减少（亦称废物综合征），其可通过影响下丘脑和脑垂体而使进食量减少。此外，皮肤接触或全身染毒大量二噁英类物质，可致氯痤疮，表现为皮肤过度角化和色素沉着。

2）肝毒性

二噁英的大量毒理学试验表明：二噁英对动物不同程度的肝损伤作用，主要表现为肝细胞变性坏死，胞浆内脂滴和滑面内质网增多，微粒体酶及转氨酶活性增强，单核细胞浸润等造成对肝的损伤极其严重并导致死亡。

3）免疫毒性

美国、英国、德国及中国等几十个国家的研究表明：二噁英类化合物对体液免疫和细胞免疫均有极强的抑制作用，在非致死剂量时即可致实验动物胸腺严重萎缩，并可抑制抗体的生成而降低机体免疫力。

4）生殖毒性

二噁英类化合物属环境内分泌干扰物，具有明显的抗雌激素作用而引起周期的改变和生殖功能异常，甚至不育。研究表明：人类对二噁英类化合物 TCDD 的抗雄激素作用比动物更敏感。

5）多发毒性和致畸性

TCDD 对多种动物有致畸性，可致机体组织发生腭裂和肾盂积水等畸形。TCDD 对睾丸发育影响最大，亦可使精子数量明显减少或致全部精子死亡，甚至造成性行为异常。

6）致癌性

TCDD 对多种动物有极强的致癌性。研究表明：尤以啮齿类动物最为敏感，试验对大、小鼠的最低致癌剂量为 10 μg/kg。大量的流行病学研究同时表明：二噁英的接触与人类某些肿瘤的发生直接有关。国际癌症研究机构(IARC)已将 TCDD 确定为作用极强的致癌物质。

3. 预防二噁英对饲料污染的措施

(1) 严格执行和实施我国 1996 年 4 月 1 日发布的《中华人民共和国固体废物污染环境防治法》。减少化学和家庭废弃物。禁止焚烧固体垃圾和作物秸秆。加强对垃圾填埋场的监管。

(2) 建立、健全和完善现有饲料监督机构，定期对国内及进出口饲料，尤其是饲用动物骨粉和动物下脚料制成的蛋白类饲料的管理和监测，一旦发现被二噁英污染或可能污染的饲料应当立即销毁或封存。应当加强对畜牧养殖场和肉、禽、蛋等加工品的监测和管理，必须防止二噁英对饲料仓库、运输车皮及包装材料等的污染。

(3) 禁止使用 2000 年年底由联合国持久性有机污染物(POP)协议签署国参加制定的"十二种污染物"，即八种杀虫剂(艾氏剂、异狄氏剂、毒杀芬、氯丹、狄氏剂、七氯、灭蚁灵和滴滴涕)、六氯苯、多氯联苯、二氧芑和呋喃等工业化合物及其副产品。应当减少生产和使用含氯化学农药、除草剂、杀虫剂、杀菌剂、防霉剂和消毒液。在饲料和牧草生产中提倡及推广施用生物农药和有机微肥，开发抗虫基因的饲料作物，是"绿色饲料"之路。

(4) 严格管理和严厉打击"油耗子"从酒家、宾馆、食堂等下水道和畜禽加工副产品下脚料中加工回收的油脂重新进入食用或饲用市场，坚决禁止饲养和销售"垃圾猪"，坚决堵住二噁英等有毒物质通过食物链污染人畜的污染源。

(5) 参照世界卫生组织、ECEH 和 IPCS 确定的 TDI1 pg/kg～4pg/kg 及 USEPA 的最低安全剂量 0.006 pg/kg 的标准，抓紧制定二噁英在不同饲料中的国家限量标准和检测方法。

(6) 加强对二噁英及其类似物的危险性评估和危险性管理方面的研究。加强对预防二噁英污染方面的知识宣传，以及提高对二噁英污染中毒的自我保护意识。

【阅读材料】

日本痛痛病——镉米中毒事件

痛痛病又称疼痛病、骨痛病，是 1950 年发生在日本富山县的世界最早的镉中毒事件。镉中毒导致骨骼软化(骨质疏松症)及肾功能衰竭。病名来自患者由于关节和脊骨极度疼痛而发出的叫喊声。事件中矿业公司被成功起诉。痛痛病是日本四大公害病之一。

痛痛病是因富山县的采矿活动而导致的镉中毒。在该区域采金最早可追溯到710年，有规律地采银则始于1589年，而不久后铅、铜和锌的开采活动也开始了。日俄战争和第一次世界大战对原料需求上升，以及使用由欧洲引进的新采矿技术，令三井金属矿业经营的神冈矿山跃升为居世界首位的矿场之一。第二次世界大战战前其产量进一步上升。从1910年直到1945年，矿务活动大量排放镉，导致神通川及其支流的污染严重，疾病发生在1912年。神通川主要用于稻田的灌溉，也是作为食用水和洗涤用水的重要来源，以及从事渔业活动的场所等。由于镉中毒，河里的鱼类开始死亡，而用河水灌溉的禾稻生长得并不理想。镉和其他重金属沉积在河底及河水里。用这条河水灌溉稻田，禾稻便吸收所有的重金属，尤以镉为甚。人食用受污染的稻米后，镉便积聚在人体内。当地人向三井金属矿业投诉污染。三井金属矿业于是兴建了一个水坞来储存排出河流前的采矿废水，但这是亡羊补牢的措施——很多人已经得病。当时疾病起因仍然不明，一直到1946年还被认为只是一种地区性疾病，或者是一种病菌。寻找病因的医学检验始于20世纪40年代。起初推测是上游的铅矿造成的铅中毒。直至1955年，镉才被荻野升医生及其同事怀疑是致病的原因。荻野升医生创造了“痛痛病”一词。1961年开始对富山县的痛痛病进行调查，原因是三井金属矿业的神冈矿山引起镉污染、受影响最严重的是矿山下游30公里的地区，厚生劳动省于1968年对由镉中毒引发的“痛痛病”的病征发表了声明。

在减少了供水里的镉含量后，发病者的数量减少了。1946年以后没有发现新的发病者。可是，尽管病情最严重的患者位于富山县，但日本政府还发现了在五个其他县的患者。

二、化学农药对食品的污染

农药的污染已成为严重的公害之一。目前，农药的残留原因主要是喷洒农药对农作物的直接污染；粮库、食品库使用氧化苦参碱等农药熏蒸，可使食品残留农药；农药厂废水未经处理随便排放，可污染农作物及水产品；禽、畜产品中的农药可来自饮料和畜舍的杀虫剂；许多农作物能从污染的环境中吸收农药；食品在包装、运输中遭受的农药污染等。农药污染会引起人体的急性、慢性中毒。

（一）农药残留

1. 相关定义

农药是指用于预防、消灭或控制危害农业、林业的病、虫、草和其他有害生物，以及有目的地调节植物、昆虫生长的化学合成或来源于生物、其他一种天然物质或几种天然物质的混合物及其制剂。

使用农药会造成对环境的污染和对食品的污染，故称之为环境农药残留或食品农药残留。

2. 农药的分类

1）生物性农药

生物性农药由微生物、昆虫等生物体及其他代谢物制成，这类农药主要考虑对生态的影响。我国目前使用此类农药较少。

2）化学性农药

我国主要使用化学性农药，依防治对象不同可分为：杀虫剂，有机氯农药、有机磷农药、氨基甲酸酯类、拟除虫菊酯类；杀菌剂，有机砷、有机汞、苯吡咪唑类；除草剂。此外，熏蒸剂、植物生长调节剂等也包括在内。使用最多的是杀虫剂、杀菌剂和除草剂。

3. 使用农药的利与弊

使用农药的利与弊有以下几点:①防治病虫害,增产丰收;②控制人畜共患传染病;③对环境和食品造成污染,引起对人类健康的危害,如急性中毒、慢性中毒,以及致癌、致畸、致突变等,并恶化环境,影响生态平衡。

(二) 农药污染食品的途径

农药污染食品有以下途径。①施用农药对农作物的直接污染。②农作物从污染的环境中吸收农药。喷洒的农药40%～60%降落在地面污染土壤,集中在耕作层,由植物的根部吸收至组织内部,其吸收的多少与土壤中的残留量有关,与植物种类有关(块茎、豆类吸收多);工业"三废"的排放污染环境,植物从环境中吸收。③食物链污染食品。水体污染通过食物链和生物富集作用污染水产品等;饲料受农药污染而致肉、蛋、奶的污染;某些农药对某些组织器官具有亲和力,如脂溶性农药(有机氯农药等)造成蓄积作用。④其他来源。熏蒸、食品包装及运输过程中食品与农药混放等造成食品的农药污染。另外,误食也是农药污染的途径之一。

(三) 常用农药的残留及毒性

1. 有机磷农药

有机氯农药禁用后,有机磷农药(敌敌畏、乐果、敌百虫、马拉硫磷等杀虫剂)取而代之,成为我国使用量最大的农药。有机磷农药一般用于生长期短、病虫害多的蔬菜,如青菜、小白菜、黄瓜、西红柿、甘蓝、茄子等。

1) 有机磷农药的特点

防治对象多,应用范围广,环境中不残留,降解快(一般为几周到几个月),牲畜体内一般不积累,因而残毒低。有机磷农药是用于防治植物病、虫、害的含有机磷的一类化合物。但有不少品种对人、畜的急性毒性很强,在使用时特别要注意安全。近年来,高效低毒的品种发展很快,逐步取代了一些高毒品种,使用上更安全有效。

2) 有机磷农药的毒性

有机磷农药的毒性为神经毒。它经皮肤、黏膜、消化道、呼吸道吸收后,很快分布于全身各脏器,以肝中浓度最高,肌肉和脑中最少。它主要抑制人脑中乙酰胆碱酯酶的活性,使乙酰胆碱不能水解而过量蓄积,使神经过度兴奋,引起神经系统中毒。

有些品种可经转化而增毒,如1605氧化后毒性增加,敌百虫在碱性溶液中转化为敌敌畏而毒性更大。

(1) 潜伏期。潜伏期长短依农药品种及浓度、吸收途径及机体状况而异。一般经皮肤吸收多在2～6 h发病,经呼吸道吸入或口服后多在10 min至2 h发病。

(2) 发病症状。不管是通过皮肤、呼吸道、消化道哪一种方式吸收,中毒的表现基本相似,但首发症状可有所不同。如经皮肤吸收为主时,常先出现多汗、流涎、烦躁不安等;经口中毒时,常先出现恶心、呕吐、腹痛等症状;经呼吸道吸入引起中毒时,视物模糊及呼吸困难等症状可较快发生。

3）有机磷农药的去除方法

（1）浸泡去除法。有机磷杀虫剂难溶于水，此种方法仅能除去部分污染的农药。但水洗是清除蔬菜瓜果上其他污物和去除残留农药的基本方法。浸泡去除法主要用于叶类蔬菜，如菠菜、金针菜、韭菜花、生菜、小白菜等。一般先用水冲洗掉表面污物，然后用清水浸泡，浸泡不少于 10 min。果蔬清洗剂可促进农药的溶出，所以浸泡时可加入少量果蔬清洗剂。浸泡后要用清水冲洗2～3遍。

（2）碱性水去除法。大多数有机磷类杀虫剂在碱性环境下，可迅速分解。一般在 500 mL 清水中加入食用碱 5～10 g 配制成碱水，将初步冲洗后的水果蔬菜置入碱水中，根据菜量多少配足碱水，浸泡 5～15 min 后用清水冲洗水果蔬菜，重复洗涤 3 次左右效果更好。

（3）储存去除法。有机磷农药在环境中可随时间的推移而缓慢地分解为对人体无害的物质。所以对易于保存的瓜果蔬菜可通过一定时间的存放，减少农药残留量。此法适用于苹果、猕猴桃、冬瓜等不易腐烂的瓜果蔬菜。一般存放 15 d 以上。注意，不要立即食用新采摘的未削皮的水果。

2. 拟除虫菊酯类

这是模拟天然除虫菊酯的化学结构而人工合成的除虫剂，具有高效、低毒、低残留、用量少的特点，对人畜较为安全，而且是迄今药效最高的杀虫剂成分之一。

1）拟除虫菊酯类毒性

拟除虫菊酯类农药可经呼吸道、消化道和皮肤进入体内。生产性中毒常发生于田间施药时，个人防护不当，农药污染衣物及皮肤引起。长时间皮肤吸收、口服可引起中毒。这类农药是一种神经毒剂，作用于神经膜，可改变神经膜的通透性，干扰神经传导而产生中毒。但是这类农药在哺乳类肝酶的作用下能水解和氧化，且大部分代谢物可迅速排出体外。中毒潜伏期短，经口中毒则大多在 10 min 至 1 h 出现中毒症状。

经皮吸收中毒首发症状多为皮肤黏膜刺激症状，体、面污染区感觉异常，包括麻木、烧灼感、瘙痒、针刺及蚁行感等，常有面红、流泪和结膜充血，用热水洗后不舒服感觉会加重。部分病例局部有红色丘疹样皮损。眼内污染立即引起眼痛、畏光、流泪、眼睑红肿和眼球结膜充血。呼吸道刺激有打喷嚏、流涕、咳嗽和咽充血等症状。全身中毒症状相对较轻，多为头昏、头痛、乏力、肉跳（肌肉震颤）及恶心、呕吐等一般神经和消化道中毒症状。但严重者也有流涎、肌肉抽动，甚至抽搐，伴意识障碍和昏迷。个别病例有变态反应，包括过敏性皮炎、类花粉热哮喘，甚至类似过敏性休克等。

2）拟除虫菊酯类农药的去除方法

浸泡、清洗可清除农作物表面大多数拟除虫菊酯农药，用洗涤剂洗涤效果更好。阳光可使拟除虫菊酯类农药降解，在保证农作物不受损害的情况下，适当地曝晒有助于拟除虫菊酯类农药的去除。在阳光下，农作物中有机氯、有机汞农药残留也会下降。

3. 氨基甲酸酯类

氨基甲酸酯杀虫剂属于植物源杀虫剂，是高效、高选择性、低毒、低残留的新型农药，不伤害天敌，易被土壤微生物分解，对人的毒性比有机磷农药更低。西维因是此类农药的代表。

氨基甲酸酯类农药可经呼吸道、消化道及皮肤、黏膜进入体内，主要分布在肝、肾、脂肪和肌肉组织中。它在体内代谢迅速，经水解、氧化和结合等代谢产物随尿排出，24 h 一般可排出摄入量的 70%～80%。经皮肤和黏膜吸收量少而慢。在农田喷药及生产制造过程的包装工序中，皮肤污染的机会很多，应特别加以注意。

1）氨基甲酸酯类毒性

氨基甲酸酯类农药毒性作用机理与有机磷农药相似，也为神经毒。主要是抑制胆碱酯酶活性，使酶活性中心丝氨酸的羟基被氨基甲酰化，因而失去酶对乙酰胆碱的水解能力。氨基甲酸酯类农药不需经代谢活化，即可直接与胆碱酯酶形成疏松的复合体。由于氨基甲酸酯类农药与胆碱酯酶结合是可逆的，且在机体内很快被水解，胆碱酯酶活性较易恢复，故其毒性作用较有机磷农药中毒为轻。

(1) 轻度中毒。出现毒蕈碱样症状，头昏、头痛、乏力、恶心、呕吐、流涎、多汗及瞳孔缩小，血液胆碱酯酶活性轻度受抑制，病程较短，复原较快。

(2) 重度中毒。氨基甲酸酯类农药重度中毒出现肌肉震颤、昏迷、大小便失禁等。大量经口中毒严重时可发生肺水肿、脑水肿、昏迷和呼吸抑制。中毒后不发生迟发性周围神经病。

2）氨基甲酸酯类农药去除方法

瓜果蔬菜食用前用清水浸泡 1 h 左右，可破坏残留的农药。随着温度升高，氨基甲酸酯类杀虫剂分解加快，也可通过加热去除部分农药。此种方法常用于芹菜、菠菜、小白菜、圆白菜、青椒、菜花、豆角等，方法是先用清水将表面污物洗净，放入沸水中 2～5 min 捞出，然后用清水冲洗 1～2 遍。

4. 有机氯农药

有机氯农药主要分为以苯为原料和以环戊二烯为原料两大类。最早使用的有机氯农药是以苯为原料，包括应用最广的杀虫剂 DDT 和六六六及 DDT 的类似物甲氧 DDT、乙滴涕，杀螨剂如三氯杀螨砜、三氯杀螨醇、杀螨酯等。

1）有机氯农药毒性

从 20 世纪 40 年代开始，DDT、六六六两种农药广泛用于防治作物、森林和牲畜的害虫。稍后出现的环戊二烯类杀虫剂由于药效稳定持久，防治面广，在许多国家也得到较多的应用。后来发现这些农药残留毒性，对它们的使用才进行了控制。

六六六、DDT 等农药我国早已禁用，但至今仍有违规使用的情况，尤其林丹、七〇五四、毒杀芬、氯丹等仍被继续使用。有机氯农药为脂溶性化合物，由于挥发性小，非常稳定，不易水解和降解，在土壤中不可能大量地向地下层渗漏流失，而能较多地被吸附在土壤颗粒上，一般情况下有机氯农药中的六六六在土壤中消失时间需 6 年半，DDT 在土壤环境中消失时间约需 10 年。

有机氯农药从食物链底层开始，从水体中经浮游生物吸食，鱼虾吃浮游生物，最终进入水鸟、人体，其富集可提高到 800 万倍。果蔬及粮、谷、薯、茶、烟草都可残留有机氯，禽、鱼、蛋、奶等动物性食物污染率高于植物性食物，而且不会因其储藏、加工、烹调而减少，很容易进入人体积蓄，危害包括中毒和致癌两种情况。

因有机氯农药的氯苯结构较为稳定，不易为生物体内酶系降解，所以积存在动、植物体内的有机氯农药分子消失缓慢，能在肝、肾、心脏等组织中蓄积，由于这类农药脂溶性大，所以在脂肪中蓄积最多。蓄积的残留农药也能通过母乳排出，或转入卵蛋等组织，影响子代。因此各国对有机氯农药在食品中的残留有严格规定，德国、日本、美国等国家不允许在食品中检测出环戊二烯类杀虫剂。

我国于 20 世纪 60 年代开始禁止在蔬菜、茶叶、烟草等作物上施用 DDT、六六六，在一般作物上也注意控制使用。我国 1983 年停止生产有机氯农药，1984 年停止使用。有机氯农药的化学性质稳定，在外环境中还会有较长时间的影响。

2) 有机氯农药的去除方法

有机氯不溶于水,各种食品原料不能通过水洗去除有机氯农药。

在粮食中,有机氯农药主要残留在粮皮上,所以粮食碾磨,可去除部分有机氯农药;水果经削皮后,能去除大部分残留农药;蔬菜加热烹调也能去除一部分有机氯农药。果蔬清洗时,用臭氧水清洗,达不到预期效果;可用 90 ℃水漂烫使酶失活防止褐变,可去除大部分有机氯农药。

(四) 食品储藏和加工过程对农药残留量的影响

1. 储藏

不同的农药、不同的食物、不同的储藏温度使农药残留量的降低程度不同。食品在储藏过程中,农药可能缓慢降低,但也有部分农药渗透至食品内部,如谷类、蔬菜、瓜果等。

2. 加工

不同加工方式可以不同程度地降低农药残留量,如洗涤、去壳、水果去皮、粉碎、混合、搅拌、精制(油脂精炼、粮谷精加工等)、发酵、烹调、罐装等不同加工方式可以有助于部分或者全部去除农药残留。

(五) 控制食品中农药残留量的措施

1. 加强农药生产和经营管理

为了预防农药对施药人员和广大消费者健康造成危害及保护环境,许多国家实行农药登记制度。如美国采取强制性法规,由联邦政府环保局负责登记和审批农药。我国于 1982 年颁布《农药登记规定》,1995 年颁发了《农药管理条例》,对农药生产、使用、经营的环节进行监管,并相应制定了《农药登记毒理学试验方法》(GB 15670—1995)(现已作废,2018 年修订)和《食品安全性毒理学评价程序》(GB 15193.1—2003)该标准已作废,现实行《食品安全国家标准 食品安全性毒理学评价程序》(GB 15193.1—2014)。

2. 安全合理使用农药

1) 执行国家规定,严禁使用高毒、高残留农药

在农药使用中,有的农民缺乏安全观念,错误地认为毒性高,效果就好,把国家严禁在果蔬及食用植物上使用的农药用于这些作物,从而造成人畜中毒的恶果。因此使用农药一定要严格遵守国家颁发的《农药安全使用规定》《农药安全使用标准》《农药合理使用准则》等规定,严禁剧毒、高毒、高残留农药在蔬菜、瓜果上使用,更不可随意扩大使用范围和改变使用方法。

2) 注意安全间隔期采收

农药的安全间隔期是指农作物最后一次施药距收获的时间,这是减少农产品中的农药残留,防止残毒的重要环节之一,是保障消费者身体健康的重要手段。因此要严格按照国家规定的安全间隔期收获,尤其是瓜果菜类,以防止人畜食后中毒。一般白菜、油菜等叶果菜类使用杀虫剂如菊酯类农药,安全间隔期应不少于 7 d,杀菌剂安全间隔期不少于 5 d。

3. 制定和严格执行食品中农药残留限量标准,加强食品中农药监测

我国 1996 年已颁布了 79 种农药在各类食品中的残留标准,33 个食品中农药残留限量国家标准和 24 个相应的农药检测方法。

4. 制定合适的政策,开发新品种

1995 年 11 月 15 日农业部(现改名为农业农村部)、卫生部(现更名为国家卫生和计划生育委员会)、国内贸易部、国家环境保护局、国家工商行政管理局联合发出通知,要求:①蔬菜生

产基地必须无公害、无污染;②加强蔬菜区农药管理,严禁在城郊确定的蔬菜基地销售高毒、高残留农药;③蔬菜生产禁止使用高毒、高残留农药;④禁止受污染的有毒有害蔬菜进入市场;⑤开发高效、低毒、低残留农药品种,实行综合治理等。

三、亚硝基化合物对食品的污染

(一) N-亚硝基化合物的分类、结构特点及理化性质

N-亚硝基化合物按其结构可分为两大类,即N-亚硝胺和N-亚硝酰胺。

1. N-亚硝胺

N-亚硝基化合物的前体物硝酸盐、亚硝酸盐和胺类,广泛地存在于人类的生活环境之中,它们可以通过化学或者生物学的途径合成多种多样的N-亚硝基化合物。

N-亚硝胺的化学性质稳定,分子量的大小决定其状态和溶解性质,除低分子量的二甲基亚硝胺为油状和水溶、脂溶性外,其他的N-亚硝胺均为固态和脂溶性。通常情况下不易水解,在中性和碱性环境中较稳定,但在特定条件下可发生水解,形成氢键和加成反应、转亚硝基、还原、氧化及光化学反应等,在哺乳动物体内可转化为具有致癌作用的活性代谢物。

2. N-亚硝酰胺

N-亚硝酰胺化学性质活泼,在酸性或碱性环境中均不稳定,弱碱性条件下经水解可生成具有致癌作用的烷化重氮烷,属终末致癌物。

(二) N-亚硝基化合物的前体来源

1. 蔬菜中的硝酸盐和亚硝酸盐

硝酸盐和亚硝酸盐广泛存在于环境中,是自然界最普遍的含氮物。各种蔬菜中几乎都含有亚硝酸盐。它们中含量排序为:根菜类>薯芋类>绿叶菜类>白菜类>葱蒜类>豆类>瓜类>茄果类>食用菌。

2. 鱼、肉等食物中的硝酸盐、亚硝酸盐

(1) 鱼、肉等动物性食品腌制过程中需要加入硝酸盐和亚硝酸盐,硝酸盐可被还原为亚硝酸盐。亚硝酸盐可起到抑菌、防腐和发色的作用。

(2) 在食品工业中,亚硝酸盐作为防腐剂和发色剂,主要是肉类罐头如午餐肉,其用量应按国家食品卫生标准,如过量会造成对食品的污染。

3. 胺类物质

含氮的有机胺类物质是N-亚硝基化合物的前体物质之一,广泛存在于环境中,特别是人类的食物中,如伯胺、仲胺、叔胺、季胺、烷基脲、某些氨基酸(脯氨酸、羟脯氨酸、色氨酸等)、肌酸、精素、磷脂,以及氨基甲酸酯类农药均可参与N-亚硝胺的合成。另外,胆碱、卵磷脂亚硝化后可参与亚硝胺合成。

新鲜猪肉中肌酸含量可达300~600 mg/100 g,经亚硝化后可形成亚硝基肌酸。食物中的胺类含量与其新鲜程度有关,也与加工、储存方法有关,特别是动物性食品中二甲胺的含量可因新鲜度降低、加工、储存等而增加。精胺广泛存在于食品中。其他植物性食品如玉米、小麦、黄豆、红薯干、面包等二甲胺的含量在2~5 mg/kg。药物如土霉素、氨基吡啉等均可参与亚硝胺合成。

由此可见,N-亚硝基化合物的前体物质硝酸盐、亚硝酸盐及胺类物质广泛存在于人类的食物中,这些前体物质在合适的条件下均可产生亚硝胺。

(三) 食品中的亚硝胺及亚硝胺在体内的合成

亚硝胺在天然食品中一般很少存在，主要是在人类的生产、烹调等过程中形成的。

1. 鱼、肉制品中的亚硝胺

鱼、肉制品中的亚硝胺主要来源于食品加工及烹调过程。如腌制咸鱼、咸肉、香肠等是以发色、防腐等为目的，向食品中加入硝酸盐可以使硝酸盐转变为亚硝酸盐，最后形成亚硝胺，特别是腌制后的动物性食品经过油煎、烟熏、烘烤等过程，就是亚硝胺形成的过程。

2. 乳制品中的亚硝胺

乳制品中的亚硝胺主要指经过高温等工艺处理的制品(如奶酪、奶粉等)中含有的亚硝胺，其亚硝胺的含量很低，只有 0.5～5.2 μg/kg。

3. 蔬果中的亚硝胺

其主要是因为长期存放，不新鲜，使硝酸根离子变成亚硝酸根离子，加之不新鲜的蔬果，其蛋白质分解可生成亚硝胺，所以我们强调要吃新鲜的蔬菜、水果，不仅是营养素的问题，更为重要的还有卫生的问题。

4. 啤酒中的亚硝胺

其主要原因是啤酒的原料(大麦芽)的干燥方法(直接或间接)，直火加热使空气中产生的氮氧化物与麦芽中的大麦碱和芦竹碱反应生成 N-二甲基亚硝胺转入啤酒中。直火产生的二甲基亚硝胺比间接加热多。据调查，啤酒中亚硝胺的阳性检出率和超标率均高，因此引起世界各国卫生部门的重视，所以一些国家都订有卫生标准。我国的卫生标准规定啤酒中亚硝胺含量不高于 5 μg/kg。

5. 霉变食品中存在亚硝胺

实验证明，将某些霉菌菌株接种到含有一定量亚硝酸盐、硝酸盐的玉米面中，可使玉米中 NO_2^- 和胺类增加，在合适的条件下合成亚硝胺。

流行病学调查证明，霉变食品中含有亚硝胺。在我国食管癌高发区(河南林县)，这里的人有常年吃霉变食品的习惯，如霉变红苕渣、玉米面等，这些食品发酵后其中的硝酸根离子转变成亚硝酸根离子，蛋白质分解生成胺类物质。据调查，当地粮食中亚硝胺的阳性率为 23.3%～33.3%，且前体物质含量也高。从当地人喜欢吃的酸菜中分离出的霉菌培养物具有促亚硝胺合成及致癌作用。所以，霉变食品是不能吃的，要改变不良饮食习惯。

6. 主要合成场所和影响因素

亚硝胺主要合成场所和影响因素有以下几点。①进入体内前体物质的量。②与 pH 值有关：正常人胃中的 pH 值为 1～4。如果食物中同时进入亚硝酸根离子、硝酸根离子及胺类或含氮物质，此时最适合亚硝胺的形成。胃酸缺乏的人硝基还原菌活性很高，有利于硝酸根离子转变成亚硝酸根离子，使得胃中亚硝酸根离子增加，因此有利于亚硝胺的合成。③SCN^-(还原剂)：主要存在于口腔中，食物经口腔咀嚼时，在 SCN^- 的作用下，促进亚硝基化或亚硝基作用，因此，经常保持口腔卫生十分重要。另外，尿路感染也利于形成亚硝胺。

(四) N-亚硝基化合物的遗传毒性

1. 致癌作用

N-亚硝基化合物是一类强致癌物，在生物体内吸收快，半衰期为 0～4 h。无论其结构、性质、投入的方式(方法)和频度及量的多少，都可使动物体内发生各种肿瘤。对温血动物可以通过胎盘、乳汁传给后代，致使子代致癌。动物在胚胎期对 N-亚硝酰胺的致癌作用敏感性明显高于出生后或成年,所以提示人类的某些癌症(肿瘤)可能是胚胎期或生命早期接触致癌物的结果。N-亚硝基化合物致癌发生的特异性器官和致癌能力取决于其化学结构、动物种属、性别、年龄、给予途径、剂量大小等。

癌症是否与N-亚硝基化合物有关,对流行病学调查资料的分析表明可能有关。如我国河南省林县,为食管癌高发区;日本的胃癌多,咸鱼含胺类高,腌菜有较多的硝酸盐、亚硝酸盐;智利人胃癌多,农业大量施氮肥,造成土壤污染。

N-亚硝胺和N-亚硝酰胺两者致癌机理不完全相同,其机理还不十分清楚。致癌机理:亚硝胺由于性质较稳定,因此不会对组织和器官发生直接的致突变作用,需要在体内经肝微粒体酶P450的作用,使与氨氮相连的α碳原子上的氢被氧化,形成羟基,再进一步分解并异构化,生成具有高度活性的致癌剂——烷基偶氮羟基化物。N-亚硝酰胺由于性质活泼,在生理条件下经水解作用生成烷基偶氮羟基化物。

有人认为其致癌作用是该产物能使DNA或RNA中的鸟嘌呤N7位、O6位烷基化,致使DNA和RNA复制错误,使正常的细胞发展成癌细胞(改变了细胞的遗传性),蛋白质合成受干扰,致使细胞受破坏发生突变。

2. 致畸作用

动物试验证明N-亚硝酰胺可使仔鼠的某些器官及部位发生畸形,如眼、脑、肋骨、脊柱等畸形,且有剂量效应,而亚硝胺作用很弱。

3. 致突变作用

N-亚硝酰胺是一类直接致突变物,能使细菌、真菌、果蝇和哺乳类动物细胞发生突变,而亚硝胺则需体内活化后才具有致突变性。

(五) 预防N-亚硝基化合物危害的措施

1. 防止食品的微生物污染

其主要是霉菌及某些细菌的污染,促进亚硝化和亚硝胺的合成。

2. 改进食品加工及烹调方法

改进食品加工及烹调方法主要有如下几种。

(1) 严格按卫生标准执行,控制发色剂的使用。我国规定在肉罐头中硝酸盐的使用量小于0.5 g/kg ,亚硝酸盐的使用量小于0.15 g/kg。肉罐头中的残留量小于0.05 g/kg,肉制品的残留量小于0.03 g/kg。

(2) 熏制、腌制、泡制食品原料应新鲜。

(3) 向食品中添加维生素C。

3. 增加维生素C摄入量,以阻断亚硝胺合成

提倡多吃新鲜蔬果,尽量不吃或少吃酸菜、泡菜,对预防N-亚硝酰胺危害人体健康有积极的作用和意义。

4. 寻找天然物质阻断亚硝胺合成,指导合理膳食,防止体内形成亚硝胺

这些天然物质中应含有维生素C、维生素E、多酚类、脂类(多不饱和脂肪酸),以及其他一些活性物质(还原物质)。现在已知的天然食物有豆类及其制品、乳制品、茶、咖啡、槟榔、某些蔬菜(大蒜、大葱、萝卜、十字花科类等)、野菜、野果(猕猴桃、刺梨、沙棘等)。

有研究证明,将二甲基亚硝胺的前体物质——亚硝酸盐和氨基吡啉在体外模拟胃液条件以一定浓度组成一个反应系统,分别以桃汁和维生素C溶液进行比较,发现桃汁阻断亚硝胺

合成的作用优于同浓度的维生素C溶液，这说明桃汁不仅具备维生素C的作用，而且含有其他活性物质。沙棘汁在pH值为4左右能有效阻断亚硝胺合成，并优于维生素C。体外模拟人胃液条件，对N-亚硝基吗啉合成阻断，还有一些研究也能证明其阻断作用。大蒜和大蒜素可抑制胃内硝酸盐还原菌，降低胃内的亚硝酸盐含量，减少生成亚硝胺。此外，茶叶中茶多酚、儿茶酚等酚类物质具有抗癌、抑癌的作用等。

5. 肥料中增加微量元素含量

微量元素有固定土壤中氮的作用，防止植物体内氮的聚集，同时能增加植物体内维生素C的含量。我国河南省林县1974—1975年在50多个大队推广钼肥，粮食、蔬菜中的NO_3^-、NO_2^-含量减少了18%～49%，蔬菜中维生素C增加了25%，粮食增产15%～20%。

6. 制定人体每日容许摄入量ADI，开展食品中亚硝胺的监测

我国国家标准《食品安全国家标准　食品中污染物限量》(GB 2762—2017)对一些食品中N-二甲基亚硝胺的限量指标如表9-1所示。

表9-1　食品中N-二甲基亚硝胺的限量指标

食品类别(名称)	限量/(μg/kg)
肉及肉制品	
肉制品(肉类罐头除外)	3.0
熟肉干制品	3.0
水产动物及其制品	
水产制品(水产品罐头除外)	4.0
干制水产品	4.0

7. 其他

对易腐食品低温保存，减少产生前体物质；不吃腐烂变质的蔬菜和存放过久的熟菜。光解破坏食品中亚硝胺。注意口腔卫生，减少唾液中的SCN^-。

四、多环芳族化合物污染及其预防

多环芳族化合物是食品化学污染物中一类具有诱癌作用的化合物，它包括多环芳烃和杂环胺等。多环芳族化合物是指两个以上的苯环稠合在一起，并存在于六碳环中，杂有五碳环的一系列芳烃化合物及其衍生物。

多环芳烃是煤炭、石油及木炭等不完全燃烧或工业中利用这些燃料进行热加工处理时产生的一类化合物。目前已发现200多种，其中很多具有致癌性，在人类的生产生活环境中广泛存在，其中苯并芘简称B(a)P，是一种强致癌物。

杂环胺是从烹调食品蛋白质的碱性部分中提取的主要成分，为带杂环的伯胺。经高温，特别是190℃以上，蛋白质食物中的色氨酸、谷氨酸等发生裂解而产生杂环胺。

(一) 苯并芘

1. 结构与性质

B(a)P由5个苯环构成，性质稳定，熔点178℃，沸点310～312℃，脂溶性，微溶于水，易发生光氧化作用，与氮氧化物发生硝基化，在苯溶液中呈现蓝色或紫色荧光。

2. 致癌性与致突变性

B(a)P致癌性是肯定的，在许多短期致突变实验中为阳性，故它是间接致突变物。如污染

物致突变性检测试验及其他细菌突变、DNA 修复、姐妹染色单体交换、染色体畸变等实验中呈现阳性反应,人组织培养中发现有组织毒性作用等。

流行病学调查表明,B(a)P 含量与癌症发病率有关。有些国家和地区居民喜欢吃熏制食品,特别是熏肉制品,因此,癌症发病率高,特别是胃癌。用熏肉喂大鼠,可诱发恶性肿瘤。

B(a)P 在体内吸收快,很快进入血液并分布全身,通过混合功能氧化酶系中的芳烃羟化酶作用,代谢活化为多环芳烃环氧化酶与 DNA、RNA 和蛋白质大分子结合而呈现致癌作用,成为终末致癌物。如果进一步代谢,一部分 B(a)P 形成羟基化合物,最后与葡萄糖醛酸、谷胱甘肽、硫酸结合从尿中排出。

3. B(a)P 对食品的污染

受地区、品种、生产加工、烹调方法、储存,以及污染源距离等的影响,其中烘烤和熏制食品为最主要的 B(a)P 污染食品。B(a)P 的主要来源:①食品在熏制、烘烤时直接接触而受污染(燃料的燃烧);②烹调加工时食品成分的变化(热解、热聚);③植物从环境中吸收(土壤、水等);④食品加工过程的污染(机油、包装材料等);⑤水体污染后通过生物蓄积、食物链进入人体;⑥动植物自身少量合成等。

4. 防止 B(a)P 污染及危害的措施

1) 减少污染

减少 B(a)P 污染的方法有以下几种:①加强环境治理,加强环境污染物的监测、管理,做到工业"三废"合理排放或处理后排放;②改变食品的烹调加工过程及方法;③不在柏油路上晒粮食、晒油的种子,防止沥青污染;④在机械化生产中防止润滑油污染食品。

2) 去毒

去毒的方法有以下几种:①精加工,减少 B(a)P 含量,小麦去麸后可降低 40%~60%的 B(a)P;②油脂,可用吸附法,如活性炭吸附 B(a)P;③利用日照或紫外光照破坏其结构,降低 B(a)P 的含量。

3) 食品中最高允许含量标准

我国对熏烤食品如叉烧、羊肉串、火腿、板鸭、烟熏鱼(淡水鱼、海鱼)、熏猪肉、香肠、熏牛肉、熏鸡、熏马肉等要求 B(a)P 含量≤5 μg/kg,植物油中 B(a)P 含量≤10 μg/kg。根据水体无害化水平(0.03 μg/L)分析估计一个人 40 年中从食物中摄入的总量为 80 000 μg 就有可能致癌。因此,每人每日的进食量应小于 10 μg,以摄取食物 1 kg 计算即食物中 B(a)P 含量应小于 10 μg。

(二) 杂环胺化合物

杂环胺化合物是蛋白质食物(动物食品)在高温(>190 ℃)使蛋白质中色氨酸、谷氨酸发生裂解而产生的。

1. 杂环胺化合物的危害

近年来对杂环胺的研究表明杂环胺对啮齿类动物均具有不同程度的致癌性,活化后则具有致突变性。杂环胺环上的氨基在体内代谢成 N-羟基化合物,是致癌、致突变的活性物质。

有人对杂环胺接触的安全性评价方面做过比较,在正常家用温度对肉类进行充分烹调(但勿变焦、变糊)也可产生致突变物。对不同烹调方法进行比较时,发现对肉进行油炸、煨炖及微波烹调产生致突变物的水平高,而肌酸、肌苷存在的肌肉组织中检出量高,说明杂环胺与肌酸、肌苷有关,故在鱼、肉、鸡中能检出,而植物性食品(豆制品)中未检出。

2. 预防杂环胺危害的措施

预防杂环胺危害的措施有以下几种：①改进烹调方法，特别是加热的温度、时间，避免煎、炸、烤的烹调方法；②尽量少吃油炸、煎、烧烤肉类食品；③增加蔬菜、水果的摄入，膳食纤维能吸附杂环胺，并降低其生物活性，而且蔬果中的很多成分能抑制和破坏其致突变性；④建立和完善杂环胺的检测方法，开展食物中杂环胺含量的监测，尽早制定食品中允许的含量标准。

五、食品容器包装袋材料的食品卫生

食品在生产加工、储存、运输、销售过程中，可能接触各种容器具及包装材料、设备等。在接触过程中很可能将一些有害物质转移至食品中，造成对食品的污染，危害人体健康。因此，注意食品容器、包装材料及设备的卫生质量，防止有害物质进入食品，对保障人民健康是十分重要的。

我国传统使用的包装材料和容器具种类很多，各有其卫生的问题，但现在使用最多而且较为普遍的是塑料。

（一）塑料的分类与基本卫生要求

塑料是一种新兴的工业材料，可制成各种包装材料，有塑料膜、容器具、餐具、罐头包装或食品工业用管道或其他食品用具。

塑料包装袋具有牢固、轻便、不透水、易于封闭，同时具有耐酸、耐水、耐油等特点，而且光洁、美观、透明，所以是一种理想的食品包装材料。

塑料是由大量小分子的单位通过共价键合成的化合物，相对分子质量为 10 000～100 000，属于高分子化合物。其中单纯由高分子聚合物构成的称为树脂，而加入添加剂以后就是塑料。常用塑料制品有以下几种。

1. 聚乙烯(PE)和聚丙烯(PP)

由于这两种塑料都是 H 饱和的聚烯烃，它们和其他元素的相容性很差，故能够加入其中的添加剂包括色料的种类很少，因而薄膜的固体成形品都很难印刷上鲜艳的图案。毒性也较低，其对大鼠 LD_{50} 都大于最大可能灌胃量，属于低毒级物质。

高压聚乙烯质地柔软，多制成薄膜，其特点是具透气性、不耐高温、耐油性亦差。低压聚乙烯坚硬、耐高温，可以煮沸消毒。聚丙烯透明度好，耐热，具有防潮性(其透气性差)，常用于制成薄膜、编织袋和食品周转箱等。两种单体沸点较低而易于挥发，一般无残留。

2. 聚苯乙烯(PS)

聚苯乙烯也属于聚烯烃，但由于在每个乙烯单元中含有一个苯核，因而相对密度较大，碳、氢比例为 1∶1，燃烧时冒黑烟。聚苯乙烯塑料有透明聚苯乙烯和泡沫聚苯乙烯两个品种(后者在加工中加入发泡剂制成，如快餐饭盒)。

由于属于 H 饱和烃，因而相容性差，可使用的添加剂种类很少，其卫生问题主要是单体苯乙烯及甲苯、乙苯和异丙苯等。当在一定剂量时，则具毒性。如苯乙烯每千克体重摄入量每天达到 400 mg 可致肝肾重量减轻，抑制动物的繁殖能力。

以聚苯乙烯容器储存牛奶、肉汁、糖液及酱油等可产生异味；储放发酵奶饮料后，可能有极少量苯乙烯移入饮料，其移入量与储存温度、时间成正比。

3. 聚氯乙烯(PVC)

聚氯乙烯是氯乙烯的聚合物。聚氯乙烯塑料的相容性比较好，可以加入多种塑料添加剂。

聚氯乙烯在安全性上存在的主要问题是:①未参与聚合的游离的氯乙烯单体;②含有多种塑料添加剂;③热解产物。

氯乙烯可在体内与DNA结合而引起毒性作用,主要作用于神经、骨髓系统和肝脏,也被证实是一种致癌物质,因而许多国家均规定了聚氯乙烯及其制品中氯乙烯含量控制水平。

聚氯乙烯透明度较高,但易老化和分解,一般用于制作薄膜(大部分为工业用)、盛装液体用瓶,硬聚氯乙烯可制作管道。

(二)橡胶的食品卫生

橡胶也是高分子化合物,有天然橡胶和合成橡胶两种。天然橡胶是以异戊二烯为主要成分的不饱和态的直链高分子化合物,在体内不被酶分解,也不被吸收,因此可被认为是无毒的。但因工艺需要,常加入各种添加剂。合成橡胶是高分子聚合物,因此,可能存在着未聚合的单体及添加剂的卫生问题。

橡胶中的毒性物质主要来源有两个方面:橡胶胶乳及其单体和添加剂。

1. 橡胶胶乳及其单体

合成橡胶单体因橡胶种类不同而异,大多是由二烯类单体聚合而成的。丁橡胶和丁二橡胶的单体为丁二烯、异戊二烯,有麻醉作用,但尚未发现有慢性毒性作用。苯乙烯-丁二橡胶蒸气有刺激性,但小剂量也未发现有慢性毒性作用。丁腈橡胶(丁二烯-丙烯腈)耐热性和耐油性较好,但其单体丙烯腈有较强毒性,也可引起流血并有致畸作用。美国已将其溶出限量由0.3 mg/kg降至0.05 mg/kg。氯丁二烯橡胶的单体1,3-二氯丁二烯,有报告可致肺癌和皮肤癌,但有争论。硅橡胶的毒性较小,可用于食品工业,也可作为人体内脏器使用。

2. 添加剂

主要的添加剂有硫化促进剂、防老化剂和填充剂。

1) 硫化促进剂

硫化促进剂促进橡胶硫化作用,以提高其硬度、耐热度和耐浸泡性。无机促进剂有氧化锌、氧化镁、氧化钙等,均较安全。氧化铅因对人体有毒性作用应禁止用于食具。有机促进剂多属于醛胺类,如六亚甲基四胺(乌洛托品,又名促进剂H)能分解出甲醛。硫脲类中乙撑硫脲有致癌作用,已被禁用。秋兰姆类的烷基秋兰姆硫化物中,烷基分子愈大,安全性愈高,如双五烯秋兰姆较为安全。二硫化四甲基秋兰姆与锌结合对人体有害。架桥剂中过氧化二苯甲酰的分解产物二氯苯甲酸毒性较大,不宜用作食品工业橡胶添加剂。

2) 防老化剂

防老化剂为使橡胶对热稳定,提高耐热性、耐酸性、耐臭氧性,以及耐曲折龟裂性等而使用。防老化剂不宜采用芳胺类而宜用酚类,因前者衍生物及其化合物具有明显的毒性。如β-萘胺可致膀胱癌已被禁用,N,N′-二苯基对苯二胺在人体内可转变成β-萘胺。酚类化合物也应限制制品中游离酚的含量。

3) 填充剂

填充剂主要有两种,即炭黑和氧化锌。炭黑提取物在Ames试验中,被证实有明显的致突变作用,故要求其纯度应高,并限制其B(a)P含量,或将其提取至最低限度。

由于某些添加剂具有毒性,或对试验动物具有致癌作用,故除上述添加剂以外,我国规定α-巯基咪唑啉、α-硫醇基苯并噻唑(促进剂M)、二硫化二苯并噻唑(促进剂DM)、乙苯-β-萘胺(防老化剂J)、对苯二胺类、苯乙烯代苯酚、防老剂124等不得在食品用橡胶制品中使用。

(三) 陶瓷、搪瓷及其他包装材料的污染问题

陶瓷、搪瓷二者都是以釉药涂于素烧胎(陶瓷)或金属坯(搪瓷)上经 800～900 ℃高温炉搪结而成。其卫生问题主要是由釉彩引起，釉的彩色大多数为无机金属颜料，如硫化镉、氧化铬、硝酸锰。上釉彩工艺有三种，其中釉上彩及彩粉中的有害金属易于移入食品中，而釉下彩则不易移入。其卫生标准以 4%醋酸液浸泡后，溶于浸泡液中的铅与镉量，应分别低于7.0 mg/L、0.5 mg/L。

搪瓷食具容器的卫生问题同样是釉料中重金属移入食品中带来的危害，常见的铅、镉、锑的溶出量(4%醋酸浸泡)分别应低于 1.0 mg/L、0.5 mg/L 与 0.7 mg/L。

(四) 包装纸污染问题

包装纸污染主要包括四个方面：荧光增白剂，废品纸的化学污染和微生物污染，浸蜡包装纸中多环芳烃，彩色或印刷图案中油墨的污染等。这些包装材料都必须加以严格控制管理。我国(1990 年)规定：食品包装用原纸，不得采用社会回收废纸做原料，禁止添加荧光增白剂等有害助剂；食品包装用原纸的印刷油墨、颜料应符合食品卫生要求，油墨、颜料不得印刷在接触食品面；食品包装用石蜡应采用食品级石蜡，不得使用工业级石蜡。

第四节　食品的物理性污染及预防

食品的物理性污染主要来源于非化学性的杂物，这种污染影响了食品应有的感官性状或营养价值，食品质量得不到保证，主要包括以下两种污染：一是来自食品的杂物污染；二是食品的放射性污染。

食品放射性污染对人体的危害主要是摄入污染食品后，放射性物质对人体内各种组织、器官和细胞产生的低剂量长期内照射效应，主要表现是对免疫系统、生殖系统的损伤和致癌、致畸、致突变作用。

一、食品的杂物污染及其预防

1. 污染来源

1) 食品在生产、储存、运输、销售等过程中意外发生污染

如粮食收割时混入的草籽、液体食品容器池中的杂物、食品运销过程中的灰尘及苍蝇等。

2) 掺杂使假

如粮食中掺入的沙石、肉中注入的水、奶粉中掺入大量的糖等。

2. 预防措施

1) GMP 生产

食品生产过程严格按照良好操作规范(GMP)进行操作，车间卫生条件要达到以下要求：车间面积与生产相适应，布局合理，排水畅通；车间地面用防滑、坚固、不透水、耐腐蚀的材料修建，且平坦、无积水，并保持清洁；车间出口及与外界相连的排水、通风处装有防鼠、防蝇、防虫设施。

2) 改进工艺

对食品的生产加工各环节采用新工艺、新技术、新设备，淘汰老工艺、老设备、老技术，有效改善食品的卫生状况。

3) 制定食品卫生标准

我国已制定完成食品卫生标准 400 余项，基本覆盖了食品从原料、添加剂到产品中涉及健

康危害的各种卫生安全指标,也覆盖了食品生产经营各个环节的卫生要求。

近年来,根据《中华人民共和国食品卫生法》、国务院《关于进一步加强食品安全工作的决定》和国务院食品安全整治工作的统一部署,卫生部继续完善我国食品卫生标准体系,积极参与国际食品法典标准的制定工作。

中国食品卫生标准体系是与国际接轨的。食品卫生标准包括基础标准(《食品添加剂使用卫生标准》应用指南、《食品安全国家标准　食品中真菌毒素限量》、《食品安全国家标准　食品中污染物限量》、《食品安全国家标准　食品中农药最大残留限量》、《食品安全国家标准　食品营养强化剂使用标准》、产品标准(《粮食卫生标准的分析方法》、《食用植物油卫生标准的分析方法》、《酱油卫生标准》等)、生产企业卫生规范(《保健食品良好生产规范》、《食品安全国家标准　乳制品良好生产规范》、《食品安全国家标准　饮料生产卫生规范》等)、检验方法和诊断技术标准(《食品卫生检验方法(理化部分)》等)。

4) 打击掺杂使假

各有关部门职能部门工商行政、技术监督、商检等主管部门,要不定期对食品生产、收购、储运、经销等各环节进行检查。对掺杂使假单位的主管人员和直接责任人员,以及支持、包庇、纵容掺杂使假行为的领导人与责任者给予行政处分;对情节严重构成犯罪的要及时移送公安、司法机关依法查办。

二、电离辐射的单位和天然放射性本底

(一) 电离辐射的单位

电离辐射包括 α 射线、β 射线和 γ 射线等。电离辐射国际制单位是 SI。另外,表 9-2 所示电离辐射的单位又有吸收剂量、剂量当量、放射性活度之分。

表 9-2　电离辐射单位

	SI 单位
吸收剂量	Gy(gray,戈瑞)
剂量当量	Sv(sievert,希沃特)
放射性活度	Bq(becquerel,贝可勒尔)

(二) 天然放射性本底

由于生物体和其所处的外环境之间固有的物质交换过程,在绝大多数动植物性食品中都不同程度地含有天然放射性物质,亦即食品的放射性本底,因此,地球上所有生物都存在着天然放射性核素。天然放射性核素有两个来源,一是来自宇宙射线,它作用于大气层中的稳定性元素的原子核而产生放射性核素,这些核素有 ^{14}C、^{3}H、^{35}S 等;二是来自地球的辐射,这部分核素有铀系、钍系、锕系元素及 ^{40}K、^{87}Rb 等。

三、环境中人为的放射性核素污染及其向食品中的转移

(一) 环境中人为的放射性核素污染

1. 核爆炸

地面核爆炸的放射性污染具有近区污染重、范围大、作用时间长等特点。放射性落下灰对

不同农作物的外污染是不同的，并且很易被外界自然力——刮风、下雨所减弱。水洗可使叶面污染消除90%以上。放射性裂变产物可经由根部进入植物体，但数量很小，进入后主要分布在茎叶部，放射性落下灰的外照射，可使作物受损伤，影响产量。它们对食品污染的特点是放射性物质种类多，有的半衰期长，被人摄取的机会多，有的可在人体中长期蓄积，其种类有^{90}Sr、^{137}Cs等。

2. 核废物的排放

随着原子能工业和核工业的发展，放射性核素已逐渐应用到工农业、医学及科学研究中，当三废的排放不合理时，就会造成环境的放射性污染。

3. 意外核事故

意外核泄漏或地下实验造成环境污染。意外核事故是污染食品的另一途径。

（二）放射性核素向食品转移途径

环境中的放射性核素通过食物链向食品中转移，有以下三种主要途径。

1. 向水生生物体内转移

放射性核素进入水体后根据其化学性质溶于水或以悬浮状态存在，可附着于水生生物体表逐步向内渗透，或通过鱼鳃、口腔进入鱼体。浮游生物表面积较大，可吸附相当大量的放射性物质。放射性物质可从水直接进入水生植物组织内，鱼及水生动物可直接吸收，又可通过食饵摄入。低等水生生物为鱼及水生动物的主要食饵，它们通过食物链的污染具有生物富集的重要意义。

2. 向植物转移

放射性核素进入植物的途径是通过沉降物、雨水和污水将放射性核素带到植物表面，并渗透植物组织即直接污染；植物根系也可从土壤中吸收放射性核素即间接污染。放射性核素在植物表面聚集和向内转移的量与气象条件、核素理化性质、植物种类和农业生产技术等因素有关。雨水冲刷可降低植物表面污染量，叶类植物表面积大易聚集较多的放射性核素；带纤毛的籽实和带壳的产品污染量较低。放射性核素中^{131}I易被植物吸收，^{137}Cs，^{90}Sr易从叶部向内部组织转移，有些易从根系吸收，其吸收速度顺次为^{89}Sr，$^{90}Sr \geqslant {}^{131}I > {}^{140}Ba > {}^{137}Cs > {}^{106}Ru > {}^{144}Ce$，$^{90}Y > {}^{238}Pu$。土壤中的钙和钾影响$^{90}Sr$和$^{137}Cs$向植物转移。$^{90}Sr$在含钙低的砂土中比含钙高的黏土中更易进入植株，在土壤中加石灰、硫酸钙和钾肥可使^{90}Sr和^{137}Cs进入植株的量降低。土壤中加腐殖质，或当土壤中放射性核素的稳定性同位素含量增加时，均可减低植株从土壤的吸收量。放射性核素在土壤表层吸附较多，深耕可将大部分放射性核素埋入深层，使根须短的植物如水稻吸收量减少。

3. 向动物和人体转移

环境中放射性核素通过牧草、饲料、饮水等途径进入禽畜体内，储留于组织器官中，半衰期长的^{90}Sr、^{137}Cs，以及半衰期短的^{89}Sr、^{140}Ba等对动物的污染是食物链中重要的核素。这些核素还可进入奶及蛋中。这两种都是婴幼儿及病人的重要食物。环境中放射性核素通过各环节的转移最终均会到达人体，在人体内储留造成潜在的危害。

放射性核素尚可引起动物多种基因突变及染色体畸变，即使小剂量也对遗传过程发生影响。人体通过食物摄入放射性核素一般剂量较低，主要考虑慢性及远期效应。即使偶然事故也不能忽视其严重性。

(三) 人为污染食品的放射性核素

^{131}I是核爆炸早期及核反应堆运转过程中产生的主要裂变物。半衰期约8 d,对食品的长期污染较轻,但对蔬菜的污染有较大意义,人可通过摄入新鲜蔬菜而摄入大量的^{131}I。

^{90}Sr在核爆炸中大量产生,因其半衰期长(约29年),可在环境中长期存在,造成全球性沉降。^{90}Sr进入人体后大部分沉积于骨骼中,其代谢与钙相似。

^{89}Sr也是核爆炸的产物,其产量比^{90}Sr更高。^{89}Sr的半衰期约50 d,故对食品的污染相对较轻。

^{137}Cs半衰期长达30年,易被人体充分吸收。

四、食品放射性污染对人体的危害

环境中的放射性核素通过各环节的转移进入人体,并在人体内储留,造成多方面的危害。食品放射性污染对人体的危害主要是摄入污染食品后放射性物质对体内各种组织、器官和细胞产生的低剂量长期内照射效应,主要表现为对免疫系统、生殖系统的损伤和致癌、致畸、致突变作用。

1. 天然核素对人体的危害

^{226}Ra是^{238}U的子体,毒性比铀大,沉积在骨组织中,是亲骨性,属极毒性放射性核素。

2. 人工核素对人体的危害

^{131}I属于裂变元素,进入消化道可被全部吸收,并聚集于甲状腺内,其半衰期是6～8 d。如果摄入量过大可能危害甲状腺组织,可能诱发甲状腺瘤,并可通过母乳对婴儿产生危害。

^{90}Sr也是一种裂变元素,核爆炸时大量产生,广泛存在于环境中,经食物链进入人体,其半衰期为28年。^{90}Sr可经肠道吸收,吸收率为20%～40%,进入人体后主要蓄积在骨骼中,形成内照射,损害骨骼和造血器官。动物实验表明,^{90}Sr危害钙代谢,对骨骼有亲和力,排出缓慢,终生危害,引起动物患白血病、骨癌。

^{137}铯也是一种裂变元素,核爆炸时大量产生,其半衰期是30年,在体内参与钾的代谢。^{137}铯进入人体后主要分布于肌肉和软组织中,形成内照射,危害钾的代谢过程,体内无明显靶器官,分布广泛。

五、控制食品放射性污染的措施

预防食品放射性污染及其对人体危害的主要措施是加强对污染源的卫生防护和进行经常性的卫生监督。定期进行食品卫生监测,严格执行国家卫生标准,使食品中放射性物质的含量控制在允许的范围内。

(1) 加强对污染源的卫生防护。

(2) 对污染源进行经常性卫生监督,定期进行食品监测。

(3) 经常性卫生监督。定期进行食品卫生监测;严格执行国家卫生标准。

(4) 判定食品中放射性物质限量标准。

(5) 妥善保管食品。

第五节　食品中毒

一、食品中毒的概念、原因、特点和分类

（一）食品中毒的概念

食品中毒是一类最常见最典型的食源性疾患。凡是由于经口进食正常数量，“可食状态”的含有致病菌、生物性或化学性毒物，以及动植物天然毒素食品而引起的，以急性感染或中毒为主要临床特征的疾病，可以统称为食品中毒。但它不包括因摄入食品而感染的传染病、寄生虫病、人畜共患病、食品过敏等食源性疾患，以及摄入非可食状态食品和因暴饮暴食所引起的急性胃肠炎等。

（二）食品产生中毒的原因

正常情况下，一般食品并不具有毒性。食品产生毒性并引起食品中毒主要有以下几种原因。

(1) 某些致病性微生物污染食品并急剧繁殖，以致食品中存有大量活菌（如沙门氏菌属）或产生大量毒素（如金黄色葡萄球菌产生的肠毒素）。

(2) 有毒化学物质混入食品并达到能引起急性中毒的剂量（如农药的污染）。

(3) 食品本身含有毒成分（如河豚含有河豚毒素），而加工、烹调方法不当，未能将其除去。

(4) 食品在储存过程中，由于储藏条件不当而产生了有毒物质（如马铃薯发芽产生龙葵素）。

(5) 因摄入有毒成分的某些动植物（如食入毒藻的海水鱼、贝；采用有毒蜜源植物酿的蜂蜜）。这些动植物起着毒素的转移与富集作用。

(6) 某些外形与食品相似，而实际含有毒成分的植物，被作为食品而引起中毒（如毒蕈等）。

综上所述，可能使食品产生毒性的有害物质多种多样，食品被污染的途径也异常复杂。因此，应十分重视，严加预防。

（三）食品中毒的特点

食品中毒虽然原因不同、症状各异，但有其共同的特征，尤其是 10 人以上的集体性食品中毒有其鲜明的特征，其主要特点表现为以下几点。

(1) 由于没有个人与个人之间的传染过程，所以发病呈暴发性，潜伏期短，来势急剧，短时间内可能有数人发病，发病曲线呈突然上升的趋势。

(2) 中毒病人一般具有相似的临床症状，如恶心、呕吐、腹痛、腹泻等胃肠道症状。

(3) 发病与食品有关。患者在近期内都食用过同样的食品，发病范围局限在食用该类有毒食品的人群，停止食用该食品后发病很快停止，发病曲线在突然上升之后呈突然下降趋势。

(4) 食品中毒病人对健康人不具有传染性。

(5) 细菌性、有毒性植物食品中毒，多见于夏秋季；肉毒中毒，多见于冬春季。

(四) 食品中毒的分类

1. 细菌性食品中毒

细菌性食品中毒包括感染型食品中毒和毒素型食品中毒,常见的有沙门氏菌属、副溶血性弧菌、致病大肠杆菌、葡萄球菌肠毒素、肉毒梭状芽孢杆菌、变形杆菌等引起的食品中毒。

2. 非细菌性食品中毒

非细菌性食品中毒包括:①霉菌毒素与霉变食品中毒,食入含有大量霉菌毒素污染的食品而引起,如赤霉病麦、霉变甘蔗、黑斑病霉甘薯等;②化学性食品中毒,某些重金属、类金属化合物、亚硝酸盐、农药等引起的食品中毒;③有毒动植物中毒,如河豚、动物甲状腺、鱼类组胺、毒蕈、木薯、发芽马铃薯等。

二、细菌性食品中毒

(一) 沙门氏菌属食品中毒

1. 病原

沙门氏菌属食品中毒一般多由鼠伤寒沙门氏菌、肠炎沙门氏菌和猪霍乱沙门氏菌等所引起。沙门氏菌在 20～30 ℃环境下迅速繁殖,在水中可生存 2～3 周,在含盐量为 10%～15%的腌肉中可存活 2～3 个月。沙门氏菌属不耐热,在 55 ℃环境下 1 h 或在 60 ℃环境下 15～30 min 可被杀死,在 100 ℃环境下则立即死亡。

2. 流行特点

沙门氏菌属中毒是食品中毒中最常见的一种,在我国占食品中毒的第一位。猪、牛、羊等健康家畜、家禽和蛋类的带菌率较高,有宰前感染,也有宰后污染。某省 10 年统计资料:猪宰前感染沙门氏菌是比较严重的,其检出率高达 26.5%。由于带菌率高,在屠宰加工过程中,往往可造成猪肉污染,猪肉的沙门氏菌检出率为 12.5%。肉类食品从畜禽的宰杀到烹调加工的各个环节中,都可受到污染。烹调后的熟肉,如果再次受到污染,并且在较高的温度下储存,食前又不再加热,则更为危险。

沙门氏菌属食品中毒主要发生在夏秋季节,但全年都可发生,引起中毒的食品主要为动物性食品,尤其是肉类、禽类,其次是蛋类和奶类,豆制品和糕点有时也会引起中毒。

3. 发病机理

沙门氏菌随同食品进入消化道后,摄入菌量大才出现临床症状;如果摄入菌量较少,即成为无症状带菌者。但对儿童、老人和体弱者,较少量的细菌也能出现临床症状。此外,不同沙门氏菌致病力强弱有一定的差异。沙门氏菌在小肠和结肠中繁殖,然后附着于黏膜上皮细胞并侵入黏膜下组织,使肠黏膜出现炎症,抑制水和电解质的吸收,从而出现胃肠炎症状。

4. 临床表现

沙门氏菌属食品中毒的临床表现有五种类型。

(1) 胃肠炎型。前驱症状有头痛、头晕、恶心、腹痛、寒战,后出现呕吐、腹泻、发热。大便为黄色或黄绿色、带黏液和血。因呕吐、腹泻大量失水,一般急救处理是补充水分和电解质。对重症、发热和有并发症患者,可用抗生素治疗。一般 3～5 d 可恢复,病死率在 1%左右,主要是儿童和老人或体弱者治疗不及时所致。

(2) 类霍乱型。起病急、高热、呕吐、腹泻次数较多,且有严重失水现象。

(3) 类伤寒型。胃肠炎症状较轻,但有高热并出现玫瑰疹。

(4) 类感冒型。头晕、头痛、发热、全身酸痛、关节痛、咽喉炎、腹痛、腹泻等。

(5) 败血症型。寒战、高热持续 1～2 周，并发肺炎、脑膜炎、心内膜炎、肾盂肾炎等各种炎症。败血症型主要由霍乱沙门氏菌引起。

(二) 副溶血性弧菌食品中毒

1. 病原

副溶血性弧菌又称嗜盐菌，在含盐 3%～3.5%的培养基中，在 37 ℃环境下 pH 值为 7.5～8.5时生长最好，无盐时不生长。该菌不耐热，在 80 ℃环境下 1 min 或在 56 ℃环境下 5 min 可被杀灭；对酸敏感，在 2%醋酸或 50%食醋中 1 min 即可灭活，对常用消毒剂的抵抗力很弱。

副溶血性弧菌引起食品中毒，该菌不是所有菌株都能致病。日本学者用含高盐血琼脂培养基观察溶血和不溶血，此现象称为神奈川现象。结果从食品中毒来源的菌株中发现 95%是神奈川现象阳性的菌株，从海水和鱼、贝类分出的菌株 95%为阴性株，但亦发现有阴性菌株引起食品中毒。

副溶血性弧菌的血清型，日本(1981)分出 O 抗原 12 个型，K 抗原 64 个型，我国分出 26 个 O 血清型。

2. 流行特点

副溶血性弧菌广泛生存于近岸海水和鱼、贝类食品中，温热地带较多。我国华东沿海该菌的检出率为 57.4%～66.5%，尤以夏秋季较高。海产鱼、虾的带菌率平均为 45%～48%，夏季高达 90%。腌制的鱼、贝类带菌率也达 42.4%。目前，副溶血性弧菌食品中毒占细菌性食品中毒的第三位，有的沿海城市可占第一位。

副溶血性弧菌引起中毒的食品主要为海产鱼、虾、贝类，其次为肉类、家禽和咸蛋，偶尔也可由咸菜引起。

3. 中毒机制

随食品摄入大量活菌在肠道内繁殖，并侵入肠壁上皮细胞和黏膜下组织引起炎症、水肿和充血。该菌可产生肠毒素和耐热性溶血素，后者具有心脏毒性，对其他组织亦有毒，并可引起黏液血便样腹泻及肝功能障碍。

4. 临床表现

潜伏期短者为 3～5 h，一般为 14～20 h。主要症状为上腹部阵发性绞痛、腹泻，先水样便，后有时脓血便，有时有呕吐。重症者脱水，少数病人可再现意识不清，病程为 2～4 d，一般预后良好。

(三) 葡萄球菌食品中毒

1. 病原

葡萄球菌为革兰氏阳性兼性厌氧菌。产肠毒素的葡萄球菌有两种，即金黄色葡萄球菌和表皮葡萄球菌。金黄色葡萄球菌致病力最强，可引起化脓性病灶和败血症，其肠毒素能引起急性胃肠炎。葡萄球菌能在 12～45 ℃环境下生长，最适生长温度为 37 ℃；最适生长 pH 值为 7.4，但耐酸性较强，pH 值为 4.5 时也能生长；耐热性也较强，加热到 80 ℃经 30 min 方能杀死；在干燥状态下，可生存数月之久。

2. 流行特点

葡萄球菌广泛分布于自然界，如空气、土壤和水中皆可存在。其传染源主要是人和动物，如患有化脓性皮肤病和疮疖或急性呼吸道感染,以及口腔、鼻咽炎症等病人,患有乳腺炎的乳牛的奶及其制品和带有化脓性感染的屠畜肉尸等。

葡萄球菌引起中毒的食品有奶、肉、蛋、鱼类及其制品等各种动物性食品。糯米凉糕、凉粉、剩饭和米酒等也曾引起过中毒。

3. 中毒机制

葡萄球菌食品中毒是由葡萄球菌在繁殖过程中分泌到菌细胞外的肠毒素引起,肠毒素作用于迷走神经内脏分支而引起反射性呕吐,作用于肠黏膜引起充血、水肿、糜烂等炎性改变及水电解质代谢紊乱而致腹泻等,故仅摄入葡萄球菌并不会发生中毒。

4. 临床表现

葡萄球菌肠毒素中毒后,引起呕吐、腹泻等急性胃肠炎症状。病程 1~2 d,一般预后良好。

(四) 肉毒梭菌食品中毒

1. 病原

肉毒梭菌(肉毒梭状芽孢杆菌)为肉毒中毒的病原菌,该菌为厌氧性革兰氏阳性杆菌,有芽孢,在世界范围内共有 7 个型:A、B、C、D、E、F、G。在自然界分布较广,存在于土壤、江河湖海中的淤泥,动物的肠道,以及一些食品中。该菌的芽孢耐热性极强,干热 180 ℃经 5~15 min 或湿热 100 ℃经 6 h 才能灭活。我国发生的肉毒毒素中毒大多为 A、B 型,少数为 E 型所致。肉毒毒素是一种以神经毒性为主要特征的可溶性剧毒毒素(外毒素),毒素不耐热,在 80 ℃环境下 30 min 或在100 ℃环境下 10~20 min 可完全破坏,pH 值大于 7 时亦可迅速分解,暴露于日光下迅速失去活力。

2. 流行特点

引起肉毒中毒的食品主要是家庭自制的豆谷类食品,如臭豆腐、豆豉、豆酱等。这些发酵食品所用的粮食和豆类常带有肉毒梭菌芽孢,发酵过程往往密封于容器中,在 20~30 ℃环境下发酵,在厌氧菌适合的温度、水分下,污染的肉毒梭菌得以增殖和产毒。

3. 中毒机制

肉毒毒素经消化道进入血液后,主要作用于中枢神经系统颅脑神经核、神经肌肉接点及自主神经末梢,阻止神经末梢释放乙酰胆碱,而引起肌肉麻痹和神经功能不全。病理可见脑脊髓软膜充血、脑内血栓形成和脑干点状充血等。

4. 临床表现

潜伏期,短者 5~6 h,长者 8~10 d,我国中毒潜伏期一般较长,一次食入量少可形成蓄积性中毒。

中毒的主要症状先出现视力模糊、眼睑下垂,严重者瞳孔散大,有张口、伸舌困难,继而吞咽困难,呼吸麻痹。

(五) 细菌性食品中毒的诊疗原则与预防措施

1. 诊断原则

(1) 发病有明显的季节性,多见于夏秋季,肉毒毒素中毒则多见于蔬菜供应淡季。

(2) 共同发病史。往往是共同用餐者一起发病,发病范围局限于食用某种致病食品的人群。

(3) 查明中毒原因。找到引起中毒的食品及其具体原因。

(4) 临床诊断。应符合该食品中毒的临床特征。

(5) 实验诊断。进行细菌学、血清学检查和动物实验，获取实验证据。

2. 治疗原则

(1) 迅速排除毒物。对潜伏期短的中毒患者可催吐、洗胃以促进毒物排出。对肉毒毒素中毒的早期患者，可用清水或 1∶4000 高锰酸钾溶液洗胃。

(2) 对症治疗。治疗腹痛、腹泻，纠正酸中毒及补液，抢救循环衰竭和呼吸衰竭。

(3) 特殊治疗。细菌性食品中毒一般可用抗生素治疗，但对葡萄球菌肠毒素中毒者慎用。肉毒毒素中毒患者应尽早使用多价抗毒血清(A、B 与 E 型)或单价抗毒血清，并可用盐酸胍以促进神经末梢释放乙酰胆碱。

3. 预防措施

1) 防止食品污染

加强对污染来源的管理，做好家畜、家禽宰前和宰后的卫生检验，禁止病死禽畜肉上市出售。对海产品要加强管理，防止污染其他食品。

防止食品在加工、储存、运输和销售等环节的污染。食品加工场所、厨房、食堂要有防蝇、防鼠设备。食品容器、刀具等应严格做到生熟分开，并做好消毒工作，防止交叉污染。严格遵守饮食行业和炊事人员的个人卫生制度。凡患化脓性皮肤疾病和传染病者，在治愈前不得参与接触食品的工作。

2) 控制病原体繁殖及外毒素的形成

食品加工厂、饮食行业、食堂及食品商店应有冷藏设备，做到食品低温保存或放在荫凉通风处。食品中加盐量达 10%则可控制细菌繁殖和毒素形成。

3) 彻底加热杀灭病原体和破坏毒素

要彻底杀灭肉类中的病原体，烹调时肉块不应太大，要使肉块内部温度达到 80 ℃，并持续 12 min。蛋类应彻底煮熟。制作发酵食品的原料要高温灭菌，食用前还应加热处理。对可疑有葡萄球菌肠毒素污染的食品，应加热至 100 ℃经 2 h 方可食用。

三、非细菌性食品中毒

(一) 河豚中毒

河豚又名气泡鱼，是一种味道鲜美但含有剧毒的鱼类。在我国主要产于沿海及长江下游地区。

1. 毒性

河豚鱼的卵巢、肝脏、肾、血液、眼睛、腮和皮肤等均含有不同量的河豚毒素。河豚毒素是一种毒性极强的神经毒，对热稳定，需 220 ℃以上方可分解；盐腌或日晒均不能破坏，但在 pH 值为 3 以下时不稳定。

2. 中毒机制

河豚毒素可阻断神经肌肉间的传导，使随意肌进行性麻痹，对骨骼肌纤维和感觉神经有阻断作用；对心血管系统，可导致外周血管扩张及动脉压急剧降低；出现中枢神经系统兴奋性障碍，对呼吸中枢有特殊的抑制作用。

3. 临床表现

潜伏期为 0.5～3 h，早期出现手指、口唇和舌刺痛感，以及恶心、呕吐、腹痛、腹泻等胃肠道症状。然后出现以麻痹为特征的症状,如口唇、手指、四肢麻木,严重者全身麻痹瘫痪、语言障碍、呼吸困难、血压下降、昏迷,最后多死于呼吸衰竭。

4. 防治措施

目前对此尚无特效解毒剂,对患者的处理主要是尽快使毒物排出,并给予对症治疗。加强宣传教育,防止误食。对新鲜河豚统一加工处理,经鉴定合格后方准出售。

(二)毒蕈中毒

蕈又称蘑菇,属大型真菌炎,种类繁多。我国食用蕈有300余种、毒蕈80余种。常因误食而中毒,多散在发生于高温多雨季节。

1. 毒素及中毒特征

毒蕈毒素成分复杂,一种毒蕈可含多种毒素,有时多种毒蕈含同一种毒素。中毒程度与毒蕈种类、进食量、加工方法及个体差异有关。根据毒素的作用器官及中毒症状,可分为下列四种中毒类型。

(1) 胃肠炎型。毒素可能为类树脂物质、胍啶或毒蕈酸等。潜伏期为6 min至12 h。主要症状为恶心、呕吐、腹痛、腹泻等。病程短,预后良好。

(2) 神经精神型。毒素为毒蝇碱、蟾蜍素、幻觉原等。潜伏期为6～12 h,中毒特征为胃肠炎症状和神经兴奋、精神错乱、精神抑制,以多汗、脉缓、瞳孔缩小等。病程短,1～2 d可恢复,无后遗症。

(3) 溶血型。毒素为鹿花素、白毒伞的毒伞十肽。潜伏期为6～12 h。除胃肠炎症状外,可有贫血、黄疸、血尿、肝脾肿大等。严重者可致死亡。

(4) 肝肾损伤型。毒素为毒伞七肽等。潜伏期为6 h至数天,随后出现胃肠炎症状,称为胃肠炎期。以后转为假愈期,无明显临床症状,仅有乏力、食欲减退等。轻度中毒者由此进入恢复期。重度中毒者则进入肝肾损伤期,出现黄疸、肝功能异常、肝萎缩、肝昏迷,肾肿大、坏死等,此期症状严重、病死率高。若积极治疗,病人于2～3周后可进入恢复期。

2. 防治措施

对患者的处理主要是催吐、洗胃、导泻,以尽快排出毒素;根据中毒症状,合理使用药物对症处理,如肝肾损伤型可选用巯基解毒药等,溶血型可给予肾上腺皮质激素及输血等。

(三)亚硝酸盐中毒

亚硝酸盐中毒的原因多为过量食用不新鲜蔬菜、腌制不够充分的咸菜,以及放置太久的熟剩菜和苦水井的水。也可因食用过量的硝酸盐和亚硝酸盐加工过的肉类食品,或被亚硝酸盐污染的食品所致。

1. 中毒机制

亚硝酸盐进入机体后,可使红细胞中正常的低铁血红蛋白氧化成高铁血红蛋白,使之失去携氧功能,而引起组织缺氧。

2. 临床表现

潜伏期为10 min至3 h。主要临床表现为口唇、指甲,以及全身皮肤出现发绀,伴有头晕、头痛、乏力、嗜睡、恶心、呕吐、腹痛和腹泻等。严重者可有心率减慢、心律不齐、惊厥、昏迷,常因循环呼吸衰竭而亡。

3. 防治措施

对患者的处理主要是尽快洗胃、催吐和导泻；及时使用解毒剂，如1%亚甲蓝1～2 mg/kg，静脉注射；给予对症处理。

注意饮食卫生，不吃存放过久、腌制不充分的或腐烂变质的蔬菜，苦井水不做饮用水源。严格执行国家食品卫生标准，限制硝酸盐和亚硝酸盐的使用量。加强对亚硝酸盐的保管，防止误食。

（四）其他食品中毒

其他食品中毒及防治要点，见表9-3。

表9-3　其他食品中毒及防治要点

病　名	有毒成分	临床特点	急救处理	预防要点
蜡样芽孢杆菌食品中毒	杆菌，耐热型与不耐热型毒素	恶心、呕吐、头晕、腹痛，少数患者腹泻、体温不高，预后良好	氯霉素、庆大霉素、卡那霉素	含淀粉多的食品易引起中毒，对剩饭、米粉等应防止污染，食前加热
链球菌食品中毒	由甲型的B、D、H三群引起，D群多见	腹痛、腹泻、恶心、呕吐，少数患者微热。病程1～2 d，预后良好	对症处理	主要由鱼、肉、奶类食品引起，应防止食品污染，食前彻底加热
甲状腺组织中毒	猪、牛、羊甲状腺	头昏、头痛、乏力、心悸、多汗，关节、四肢肌肉痛，患者狂躁、幻觉、昏迷、抽搐或出皮疹、脱皮	对症处理	甲状腺在231～233 ℃才被破坏，因此屠宰时要认真剔除甲状腺组织
四季豆中毒	皂素、植物凝血素	恶心、呕吐、腹痛、头晕、头痛、四肢麻木，伴有中枢粒细胞增多，病程数小时至2 d，预后良好	对症处理	充分煮熟后才能食用
发芽马铃薯中毒	龙葵素	咽喉瘙痒、烧灼感，胃肠炎。重症者有溶血性黄疸，可因心脏停搏死亡	对症处理	挖去芽根，去皮水浸，炒时加醋。芽多或薯肉变绿时应禁食
桐油中毒	桐酸、异桐酸	恶心、呕吐、腹痛、腹泻、头昏、心悸、手足麻木、肝区疼痛，尿中出现蛋白、管型、红细胞	催吐、导泻、补液及对症处理	食用油与非食用油分开存放，以免误食
白果中毒	银杏酸、银杏酚	除胃肠症状外，常出现头痛、恐惧感、抽搐、惊厥，重者意识丧失，1～2 d内死亡	洗胃、灌肠和对症处理	不吃生白果或变质白果，生白果要去壳、炒熟或加水煮熟后再吃。熟白果也不能多吃，儿童尤应注意

续表

病　　名	有毒成分	临床特点	急救处理	预防要点
有毒蜂蜜中毒	各种有毒花粉	头昏、疲倦、肢体麻木、发烧、心悸、肝大、腰痛、血尿,可因循环呼吸衰竭死亡	对症处理,重点保护心、肾	蜂蜜应经检验合格方能售出,不吃有异味的蜂蜜
磷化锌中毒		喉头麻木、干渴,呼吸及呕吐物中有蒜臭味。可在1～2 d假缓解后出现血尿、蛋白尿、黄疸、肝昏迷	彻底洗胃、保肝、对症处理,禁忌油类食品	灭鼠毒饵的保管和使用应注意安全,避免误食和污染食品
赤霉病麦中毒	小麦赤霉菌产生赤霉烯酮及T-2毒素	恶心、眩晕、呕吐、腹痛、腹泻、全身乏力、颜面潮红、头痛	对症处理	防止小米、玉米等感染霉菌,分离病麦麦粒
黄变米中毒	黄绿青霉素、岛青霉素、桔青霉素	多发性神经炎、全身衰弱、麻痹、心力衰竭、肝功能障碍、肾脏中毒损害	对症处理	防止粮食霉变
霉变甘薯中毒	黑斑病霉菌、甘薯酮	轻者恶心、呕吐、腹泻并有头晕、腹泻症状;重者同时出现痉挛、嗜睡、昏迷、瞳孔放大;严重者可导致死亡	对症处理	注意储藏条件,防止霉变,霉薯禁止食用
臭米面中毒	可能为真菌毒素中毒(与串珠镰刀菌有关)	除胃肠症状外,心脑、肝、肾均可受损	彻底排除毒物、洗胃,抗休克、护肝等对症处理	宣传不制作、不食用臭米面及类似的霉变食品
霉变甘蔗中毒	甘蔗阜孢霉菌、串珠镰刀菌等产生的霉菌毒素	头痛、头晕、恶心、呕吐、腹痛、腹泻、视力障碍。重者有剧烈呕吐、阵发性痉挛性抽搐、神志不清、昏迷,有的出现幻视、哭闹,有的瘫痪	催吐、洗胃,彻底排除毒物,对症处理	禁食发霉的甘蔗。已霉变的甘蔗可用于制造工业用酒精

【阅读材料】

慎防白毒伞中毒

张先生一家来自湖南邵阳，现在芳村做茶叶生意。据张先生介绍，元旦假期，家人去白云山北面的下坑水库钓鱼时，抽空从山上采回一种通体白色，呈伞形的蘑菇，约 2 斤重。前天中午，他家及其三哥家八九人在一起吃饭，采回的蘑菇煲汤后，众人都尝过鲜。没想到深夜 3 时许，喝过蘑菇汤的 8 人先后出现头晕、呕吐和腹泻等症状，其中有张先生已 84 岁的母亲，还有 2 个孩子，有人甚至出现手脚发软、轻度昏迷的症状。凌晨 4 时 20 分，8 人被迅速送往省中医院大德路总院。据接诊医生介绍，送到医院的 8 名患者呕吐症状较重，入院 20 min 就呕吐了 2 次。经检查发现，这些人都有不同程度的肝功能损害，从症状上看与白毒伞中毒较为相似。老人和小孩情况比较严重，其中 84 岁的老人出现了精神淡漠，2 个小孩的肝功能损伤较为严重。专家建议，不要随意采摘山中不熟悉的蘑菇来食用，否则极易造成食物中毒。

四、食品中毒的调查与处理

（一）食品中毒的调查

接到食品中毒报告后，医务人员应立即赶赴现场，对病人进行抢救，同时要查明中毒原因和性质，制止中毒继续发生，提出切实可行的预防措施。具体步骤如下。

1. 一般调查

首先了解中毒发生的时间和经过，判断中毒与食品的关系。了解病人的数量、分布情况和临床特点并积极抢救治疗，掌握病人当天和前一天所吃食品的种类，找出中毒餐次和可疑食品，并做好记录，对可疑食品立即封存。

2. 采样检查

应认真、快速、准确地采样送检，以明确中毒的性质。

采样内容：应在现场调查的基础上，采集可疑食品的剩余部分、原料、半成品、中毒病人的排泄物、洗胃水和血液，容器、炊具的涂抹标本后冲液等，送当地卫生防疫部门检验，以明确中毒原因。

3. 采样数量

一般情况下，固体食品如肉、肉制品、鱼等，采样 200～500 g，液体物采样 100～200 mL，每个中毒病人的粪便、呕吐物可采集 50～100 g，洗胃水 200 mL，血液取 5～10 mL，容器洗涤剂 100～200 mL。

4. 深入调查

在初步确定可疑食品的基础上，进一步查明食品中毒的污染物、污染途径，以便提出有效的预防措施。详细了解引起中毒食品的来源、质量、运输、储存、加工和烹调的方法，加工烹调后有无再污染或生熟交叉污染。食堂、厨房的卫生状况，炊事人员的健康状况等。

（二）食品中毒的处理

对食品中毒的处理可分为技术处理和行政处理。前者如救治中毒病人，对中毒场所的清洁、消毒；对引起中毒的剩余食品应立即销毁。细菌性食品中毒剩余食品煮沸 15 min 后弃之。病人的排泄物用 20%石灰乳、5%来苏儿或漂白粉消毒。炊事用具等可用 1%～2%碱水或肥皂水洗涤干净后煮沸消毒。对炊事人员或食品销售人员中带菌者或肠道传染病、上呼吸道感染、化脓性皮肤病者,应调离并积极治疗。针对本次食品中毒的原因,制定合理的卫生管理制度和预防措施。食品中毒调查结束后,应将调查经过、结论、处理和预防措施等填在食品中毒调查表上,上报当地卫生防疫部门、食品卫生监督机构。后者如行政控制措施(强制措施)和行政处罚。处理对象可包括中毒病人、中毒食品和造成中毒责任人等。

【本章小结】

随着科学技术的发展,各种化学物质的不断产生和应用,食品污染越来越严重,正确认识食品污染对人体造成的损害,搞清食品污染的主要来源,保证食品安全性,提高人民的生活健康水平,具有重要意义。本章以生物性污染、物理性污染、化学性污染等对食品的污染为例,强调了食品污染对人体健康的危害及怎样采取有效的预防措施,并对食物中毒的特征、分类及各类食物中毒的调查、处理进行了详细的介绍。

【思考与练习】

1. 什么是食品污染?如何分类?
2. 食品污染的来源有哪些?
3. 如何防止食品的农药污染、细菌污染?
4. 重金属污染食品对人类造成哪些危害?
5. 你对我国目前食品污染的现状有什么看法?有何建议?
6. 食物中毒有什么特点?
7. 细菌性食物中毒的主要原因有哪些?
8. 预防细菌性食物中毒有哪些措施?
9. 引起化学性食物中毒的主要原因有哪些?
10. 如何预防农药与兽药食物中毒?

【案例】

食品污染与癌症

在 20 世纪 60 年代,我国河南省林县地区,因为有许多人以吞咽困难等相同症状到医院就诊,被确诊为食管癌,当地人称噎食病。林县食管癌、贲门癌年发病率每 10 万人中有高达 100～300 人,肿瘤死亡率比中国年平均死亡率高 10 倍,比美国白人高 100 倍,河南省林县以食管癌发病率居世界第一位而闻名。

中国医学科学院和河南、河北、山西三省科研人员对太行山区 181 个县市近 5000 万人口进行了食管癌死亡情况及危险因素的调查,发现当地人常年喜欢吃酸菜,并在酸菜中检测出 N-亚硝基化合物,且高发区林县居民每日从膳食摄入的挥发性亚硝胺总量高于低发区济源县(1988 年济源撤县建市)和禹县居民,高发区林县居民尿中 N-亚硝基化合物的排出量亦显著高于低发区禹县居民。而且当地人的食品中普遍缺少新鲜水果、蔬菜。

从 1985 年起,中国医学科学院和美国国家癌症研究所的科研人员携手,在我国河南林县开展了为期 6 年受试者 32 000 余人的世界上首次营养干预的人群试验,采用复方维生素(维生素 A、维生素 C、维生素 B_2、维生素 E)和矿物质(锌)营养补充剂,结果使食管癌死亡率下降了 17%。

请思考下列问题。

1. 我国河南省林县食管癌高发的原因?

2. 如何进行科学防治?

【案例】

农药与污染

农民老金住在河北省永清县,自家的 2 亩多地这些年一直在种瓜果。去年春天,他从镇里的一家农资店买了一种杀虫剂,据说药效挺不错,是用来保花保果的,可是用了以后,果树大面积枯死,造成瓜果无收成。据查,该地农民购买的杀虫剂均被经销商宣传为高效杀虫剂,质检部门通过抽样检测,检测结果表明,大部分杀虫剂里添加了国家禁止使用的甲基对硫磷、敌敌畏等高剧毒物质。据知情人士透露,厂家这样做,一是为了节约成本,降低农药有效成分的含量,二是为了高效,添加了高毒、高残留成分。

请思考下列问题。

1. 瓜果、蔬菜误用假农药后,会引起怎样的后果?

2. 添加高毒、高残留物质对人体会造成怎样的危害?

【案例】

食 物 中 毒

某地县医院某日下午 4 点起至次日上午不断有数人先后因胃肠疾病症状来院就医。患者发病急骤,有恶心、呕吐、腹痛等症状,腹泻呈水样便,无里急后重。体温 38 ℃左右;实验室检查白细胞(WBC)$13.5\times10^9\sim16.9\times10^9$/L。

医生随即进行了流行病学调查,询问 48 h 内所吃食物,发现在就诊当日上午 7—10 点都食用了某饭店的猪肉。经调查县肉联厂于前一天加工猪肉 800 余斤次日出售。该饭店加工生猪肉的炊具、容器均未洗刷和消毒,直接盛放熟食,有的沾有泥土和污物。当天室温 35～36 ℃。采集患者粪便 8 份,呕吐物 4 份,吃剩的猪肉 5 份,进行病原菌分离培养。所有标本均检出沙门氏菌,未发现其他病原菌,未吃猪肉者无一人发病。经治疗 5 d 后病人均恢复健康。

请思考下列问题。

1. 此次疫情是否属于食物中毒? 如果是,属于哪种类型食物中毒?

2. 引发此次食物中毒的可疑食物是什么?

3. 分析此次食物中毒的原因。

4. 该饭店应如何进行整改与预防?

【实训】

实训一　乳掺假的检验

【实训目的】

在食品中掺入与原产品相比价值低、质量劣的物质的行为称为掺假。掺假不仅是一种经济上的欺诈行为，严重损害消费者的利益，而且有些掺假活动，由于加入的是不能食用或者对人体有毒有害的物质，还会造成损害消费者的身体健康。

牛乳是一种大众化食品饮料，掺假的现象时有发生。所以，生产单位和卫生检验部门对原料乳的质量应严格把关。在收奶时或进行乳品加工前，对乳应酌情进行掺假检验。

通过实训使学生掌握各类基本的牛乳掺假检验方法。

【实训内容】

一、牛乳的感官检验

鲜牛乳为白色或稍带微黄色；呈均匀的胶态流体，无沉淀、凝块及机械杂质，无黏稠和浓厚的现象；有鲜乳特有的乳香味，无其他任何异味；滋味可口而稍甜，有鲜乳特有的醇香味，无其他任何异味。

二、掺水的检验

1. 原理

感官检验发现乳汁稀薄，色泽发淡的乳，有必要做掺水检验。目前常用比重法。因正常牛乳的相对密度值(20 ℃/20 ℃)为 1.028～1.032。其与乳的非脂固体物的含量百分数成正比。当乳掺水后，比重则会下降，凡是被检乳的比重小于 1.028 时，便有掺水的嫌疑，并可用比重数值计算掺水百分数。

2. 仪器与试剂

20 ℃/4 ℃的密度计或 15 ℃/15 ℃的比重计，通常多用密度计。200～250 mL 量筒 1 只，温度计一支，200 mL 烧杯 2 只，掺水与未掺水乳样 2 个。

3. 步骤

(1) 将乳样充分搅拌均匀后小心沿量筒壁倒入筒内 2/3 处，防止产生气泡而影响读数。将密度计或比重计缓缓放入乳中，静置 2～3 min。然后读出弯月面下缘处的数字。

(2) 用温度计测定乳的温度。

(3) 计算乳样的密度。乳的密度是指 20 ℃时乳的质量与 4 ℃同体积水的质量比，所以，乳温不是 20 ℃时，需进行校正。在乳温为 10～25 ℃范围内，温度每升高或降低 1 ℃时，实际密度减小或增加 0.000 2(即 0.2 ℃)。例如乳温度为 18 ℃时测得密度为 1.034，则校正为 20 ℃乳的密度应为：$1.034-[0.0002\times(20-18)]=1.034-0.0004=1.0336$。

(4) 计算乳样的比重。将求得的乳样密度数值加上 0.002，即换算出被检乳的比重。

(5) 用比重换算掺水百分数。

例如：某地区规定正常牛乳的比重为 1.029，测知被检乳比重为 1.025，则：

$$掺水百分数=\frac{29-25}{29}\times100\%=14\%$$

三、掺碱(碳酸钠)的检验

1. 原理

鲜乳保藏不好时酸度往往升高，加热煮沸时会发生凝固。为了避免被检出高酸度乳，有时向乳中加碱。感官检查时对色泽发黄，有碱味，口尝有涩味的乳应进行掺碱检验。常用的有玫瑰红酸定性法。玫瑰红酸的 pH 范围为 6.9～8.0，遇到加碱而呈碱性的乳，其颜色由肉桂黄色(或棕黄色)变为玫瑰红色。

2. 仪器与试剂

20 mL 试管 2 支；0.05%玫瑰红酸酒精液(溶 0.05 g 玫瑰红酸于 100 mL 95%酒精中)。

3. 步骤

于 5 mL 乳样中加入 5 mL 玫瑰红酸液，摇匀，乳呈肉桂黄色为正常，乳呈玫瑰红色为加碱。加碱越多，玫瑰红色越鲜艳。

四、掺淀粉的检验

1. 目的

掺水的牛乳，乳汁变得稀薄，比重降低。向乳中掺淀粉可使乳变稠，比重接近正常。对有沉淀的乳，应进行掺淀粉检验。

2. 仪器与试剂

20 mL 试管 2 支；5 mL 吸管 1 支；碘溶液（取碘化钾 4 g 溶于少量蒸馏水中，然后用此液溶解结晶碘 2 g，移入 100 mL 容量瓶，加水至刻度即可）。

3. 步骤

取乳样 5 mL 注入试管中，加入碘溶液 2～3 滴，乳中如有淀粉，即出现蓝色、紫色或暗红色及其沉淀物。

五、掺盐的检验

1. 目的

向乳中掺盐，可以提高乳的比重，口尝有咸味的乳有掺盐的可能，需进行掺盐检验。

2. 仪器与试剂

20 mL 试管 2 支；1 mL 吸管 1 只；5 mL 吸管 1 支；0.01 mol/L 硝酸银溶液；10%铬酸钾水溶液。

3. 步骤

取乳样 1 mL 于试管中，滴入 10%铬酸钾 2～3 滴后，再加入 0.01 mol/L 硝酸银 5 mL（羊乳 7 mL）摇匀，观察溶液颜色。溶液呈黄色表明掺有食盐，呈棕红色表明未掺食盐。

六、掺亚硝酸盐的检验

1. 目的

常将亚硝酸盐误当 NaCI 或 $NaCO_3$ 掺入乳中而引起中毒。

2. 仪器与试剂

20 mL 试管 2 支；2 mL 吸管 2 支；乳钵 1 个。将氨基苯磺酸 10 g、1-萘胺 1 g、酒石酸 89g 三种试剂分别称好后在乳钵中研碎，在棕色瓶中干燥保存备用。

3. 步骤

取乳样 2 mL，加固体试剂 0.2 g 混合，有 NO_2^- 存在时显桃红色。

七、牛乳掺豆浆的检验

豆浆中含有皂素，皂素可溶于热水或热酒精，并可与氢氧化钾反应生成黄色物质。取被检乳样 20 mL，放入 50 mL 锥形瓶中，加乙醇、乙醚（1:1）混合液 3 mL，混入后加入 25%氢氧化钠溶液 5 mL，摇匀，同时做空白对照试验。试样呈微黄色，表示有豆浆掺入。本法灵敏度不高，当豆浆掺入量大于 10%时才呈阳性反应。

八、牛乳中掺蔗糖的检验

利用蔗糖与间苯二酚的呈色反应。取被检牛乳 3 mL，加浓盐酸 0.6 mL，混匀，加间苯二酚 0.2 g，置酒精灯上加热至沸。如溶液呈红色，则表明被检乳中掺有蔗糖。

九、牛乳中掺明胶的检验

取待检牛乳 10 mL，加等量硝酸汞溶液，静置 5 min 后过滤，再于滤液中加等体积饱和苦味酸溶液，如反应生成黄色沉淀，则表明牛乳中掺了明胶。天然乳则为黄色透明现象。

实训二　食品卫生学调查

食品卫生学调查不同于日常监督检查，应针对可疑食品污染来源、途径及其影响因素，对相关食品种植、养殖、生产、加工、储存、运输、销售各环节开展卫生学调查，以验证现场流行病学调查结果，为查明事故原因、采取预防控制措施提供依据。食品卫生学调查应在发现可疑食品线索后尽早开展。

一、调查方法与内容

调查方法包括访谈相关人员，查阅相关记录，进行现场勘察、样本采集等。

1. 访谈相关人员

访谈对象包括可疑食品生产经营单位负责人、加工制作人员及其他知情人员等。访谈内容包括可疑食品的原料及配方、生产工艺，加工过程的操作情况及是否出现停水、停电、设备故障等异常情况，从业人员中是否有发热、腹泻、皮肤病或化脓性伤口等。

2. 查阅相关记录

查阅可疑食品进货记录、可疑餐次的食谱或可疑食品的配方、生产加工工艺流程图、生产车间平面布局图等资料，生产加工过程关键环节时间、温度等记录，设备维修、清洁、消毒记录，食品加工人员的出勤记录，可疑食品销售和分配记录等。

3. 现场勘查

在访谈和查阅资料基础上，可绘制流程图，标出可能的危害环节和危害因素，初步分析污染原因和途径，便于进行现场勘查和采样。

现场勘查应当重点围绕可疑食品从原材料、生产加工、成品存放等环节存在的问题进行。

(1) 原材料：根据食品配方或配料，勘查原材料储存场所的卫生状况、原材料包装有无破损情况、是否与有毒有害物质混放，测量储存场所内的温度；检查用于食品加工制作前的感官状况是否正常，是否使用高风险食品，是否误用有毒有害物质或者含有有毒有害物质的原材料等。

(2) 配方：食品配方中是否存在超量、超范围使用食品添加剂、非法添加有毒有害物质的情况，是否使用高风险配料等。

(3) 加工用水：供水系统设计布局是否存在隐患；是否使用自备水井及其周围有无污染源。

(4) 加工过程：生产加工过程是否满足工艺设计要求。

(5) 成品储存：查看成品存放场所的条件和卫生状况，观察有无交叉污染环节，测量存放场所的温度、湿度等。

(6) 从业人员健康状况：查看接触可疑食品的工作人员健康状况，是否存在可能污染食品的不良卫生习惯，有无发热、腹泻、皮肤化脓破损等情况。

4. 样本采集

根据病例的临床特征、可疑致病因子或可疑食品等线索，应尽早采集相关原料、半成品、成品及环境样品。对怀疑存在生物性污染的，还应采集相关人员的生物标本。样本采集的方法见《食品安全事故样本采集、保存和运送要求》。如未能采集到相关样本，应做好记录，并在调查报告中说明原因。

5. 基于致病因子类别的重点调查

初步推断致病因子类型后，应针对生产加工环节有重点地开展食品卫生学调查。

二、采样和实验室检验

采样和实验室检验是事故调查的重要工作内容。实验室检验结果有助于确认致病因子、查找污染源和途径，及时救治病人。

采样和实验室检验步骤：样本的采集、保存和运送—确定检验项目和送检—实验室检验—致病因子检验结果的解释。

三、资料分析和调查结论

调查结论包括是否定性为食品安全事故，以及事故范围、发病人数、致病因子、污染食品及污染原因。不能做出调查结论的事项应当说明原因。

(1) 做出调查结论的依据。

(2) 调查结论中因果推论应当考虑的因素。

(3) 撰写调查报告。

(4) 工作总结和评估。

事故调查结束后，调查机构应对调查情况进行工作总结和自我评估，总结经验、分析不足，以更好地应对类似事故的调查。总结评估的重点内容包括：

①调查实施情况。日常准备是否充分，调查是否及时、全面地开展，调查方法有哪些需要改进，调查资料是否完整，事故结论是否科学、合理。

②协调配合情况。调查是否得到有关部门的支持和配合，调查人员之间的沟通是否畅通，信息报告是否及时、准确。

③调查中的经验和不足，需要向有关部门反映的问题和意见等。

附录 A 中国居民膳食营养素参考摄入量(DRIs)

附表 A-1 中国居民膳食能量需要量

年龄(岁) 生理阶段	能量/(MJ/d)						能量/(kcal/d)					
	轻体力 活动水平		中体力活动水平		重体力 活动水平		轻体力 活动水平		中体力活动水平		重体力 活动水平	
	男	女	男	女	男	女	男	女	男	女	男	女
0	—	—	0.38 MJ/(kg·d)	0.38 MJ/(kg·d)	—	—	—	—	90 kcal/(kg·d)	90 kcal/(kg·d)	—	—
0.5—	—	—	0.33 MJ/(kg·d)	0.33 MJ/(kg·d)	—	—	—	—	80 kcal/(kg·d)	80 kcal/(kg·d)	—	—
1—	—	—	3.77	3.35	—	—	—	—	900	800	—	—
2—	—	—	4.60	4.18	—	—	—	—	1,100	1,000	—	—
3—	—	—	5.23	5.02	—	—	—	—	1,250	1,200	—	—
4—	—	—	5.44	5.23	—	—	—	—	1,300	1,250	—	—
5—	—	—	5.86	5.44	—	—	—	—	1,400	1,300	—	—
6—	5.86	5.23	6.69	6.07	7.53	6.90	1,400	1,250	1,600	1,450	1,800	1,650
7—	6.28	5.65	7.11	6.49	7.95	7.32	1,500	1,350	1,700	1,550	1,900	1,750
8—	6.9	6.07	7.74	7.11	8.79	7.95	1,650	1,450	1,850	1,700	2,100	1,900
9—	7.32	6.49	8.37	7.53	9.41	8.37	1,750	1,550	2,000	1,800	2,250	2,000

续表

年龄(岁) 生理阶段	能量/(MJ/d)						能量/(kcal/d)					
	轻体力活动水平		中体力活动水平		重体力活动水平		轻体力活动水平		中体力活动水平		重体力活动水平	
	男	女	男	女	男	女	男	女	男	女	男	女
10—	7.53	6.90	8.58	7.95	9.62	9.00	1,800	1,650	2,050	1,900	2,300	2,150
11—	8.58	7.53	9.83	8.58	10.88	9.62	2,050	1,800	2,350	2,050,	2,600	2,300
14—	10.46	8.37	11.92	9.62	13.39	10.67	2,500	2,000	2,850	2,300	3,200	2,550
18—	9.41	7.53	10.88	8.79	12.55	10.04	2,250	1,800	2,2600	2,100	3,000	2,400
50—	8.79	7.32	10.25	8.58	11.72	9.83	2,100	1,750	2,450	2,050	2,800	2,350
65—	8.58	7.11	9.83	8.16	—	—	2,050	1,700	2,350	1,950	—	—
80—	7.95	6.28	9.20	7.32	—	—	1,900	1,500	2,200	1,750	—	—
孕妇(早)	—	+0	—	+0	—	+0		+0	—	+0	—	+0
孕妇(中)	—	+1.25	—	+1.25	—	+1.25		+300	—	+300	—	+300
孕妇(晚)	—	+1.90	—	+1.90	—	+1.90		+450	—	+450	—	+450
乳母	—	+2.10	—	+2.10	—	+2.10		+500	—	+500	—	+500

注：未制定参考值者用“—”表示；1 kcal=4.184 kJ。

附表 A-2　中国居民膳食蛋白质、碳水化合物、脂肪和脂肪酸的参考摄入量

年龄(岁)/生理阶段	蛋白质*				总碳水化合物 EAR(g/d)	亚油酸 AI(%E)	α—亚麻酸 AI(%E)	EPA+DHA AI(mg)
	EAR(g/d)		RNI(g/d)					
	男	女	男	女				
0—	—	—	9(AI)	9(AI)	—	7.3(150 mg[a])	0.87	100[b]
0.5—	15	15	20	20	—	6.0	0.66	100[b]
1—	20	20	25	25	120	4.0	0.60	100[b]
4—	25	25	30	30	120	4.0	0.60	—
7—	30	30	40	40	120	4.0	0.60	—
11—	50	45	60	55	150	4.0	0.60	—
14—	60	50	75	60	150	4.0	0.60	—
18—	60	50	65	55	120	4.0	0.60	—
50—	60	50	65	55	120	4.0	0.60	—
65—	60	50	65	55	120	4.0	0.60	—
80—	60	50	65	55	120	4.0	0.60	—
孕妇(早)	—	+0	—	+0	130	4.0	0.60	250(200[b])
孕妇(中)	—	+10	—	+15	130	4.0	0.60	250(200[b])
孕妇(晚)	—	+25	—	+30	130	4.0	0.60	250(200[b])
乳母	—	+20	—	+25	160	4.0	0.60	250(200[b])

注:1.蛋白质细分的各年龄段参考摄入量见正文;2.[a]为花生四烯酸,[b]为DHA;3.未制定参考值者用“—”表示;4.E%为占能量的百分比。

附表 A-3 中国居民膳食宏量营养素的可接受范围(U－AMDR)

年龄(岁)/生理阶段	总碳水化合物(%E)	糖*(%E)	总脂肪(%E)	饱和脂肪酸(%E)	n－6 多不饱和脂肪酸(%E)	n－3 多不饱和脂肪酸(%E)	EPA＋DHA(g/d)
0－	60(AI)	—	48(AI)	—	—	—	—
0.5－	85(AI)	—	40(AI)	—	—	—	—
1－	50－65	—	35(AI)	—	—	—	—
4－	50－65	≤10	20－30	<8	—	—	—
7－	50－65	≤10	20－30	<8	—	—	—
11－	50－65	≤10	20－30	<8	—	—	—
14－	50－65	≤10	20－30	<8	—	—	—
18－	50－65	≤10	20－30	<10	2.5－9	0.5－2.0	0.25－2.0
50－	50－65	≤10	20－30	<10	2.5－9	0.5－2.0	0.25－2.0
65－	50－65	≤10	20－30	<10	2.5－9	0.5－2.0	—
80－	50－65	≤10	20－30	<10	2.5－9	0.5－2.0	—
孕妇(早)	50－65	≤10	20－30	<10	2.5－9	0.5－2.0	—
孕妇(中)	50－65	≤10	20－30	<10	2.5－9	0.5－2.0	—
孕妇(晚)	50－65	≤10	20－30	<10	2.5－9	0.5－2.0	—
乳母	50－65	≤10	20－30	<10	2.5－9	0.5－2.0	—

注:1. *外加的糖;2. 未制定参考值者用“—”表示;3. E%为占能量的百分比。

附表 A-4　中国居民膳食维生素的推荐摄入量或适宜摄入量

年龄(岁)/生理阶段	VA μg RAE/d		VD μg/d	VE(AI) mg α-TE/D	VK (AI) μg/d	VB$_1$ mg/d		VB$_2$ mg/d		VB$_6$ mg/d	VB$_{12}$ mg/d	泛酸 (AI) mg/d	叶酸 μg DFE/d	烟酸 mg NE/d		胆碱(AI) mg/d		生物素 (AI) mg/d	VC mg/d
	男	女				男	女	男	女					男	女	男	女		
0—	300(AI)		10(AI)	3	2	0.1(AI)		0.4(AI)		0.2(AI)	0.3(AI)	1.7	65(AI)	2(AI)		120		5	40(AI)
0.5—	350(AI)		10(AI)	4	10	0.3(AI)		0.5(AI)		0.4(AI)	0.6(AI)	1.9	100(AI)	3(AI)		150		9	40(AI)
1—	310		10	6	30	0.6		0.6		0.6	1.0	2.1	160	6		200		17	40
4—	360		10	7	40	0.8		0.7		0.7	1.2	2.5	190	8		250		20	50
7—	500		10	9	50	1.0		1.0		1.0	1.6	3.5	250	11	10	300		25	65
11—	670	630	10	13	70	1.3	1.1	1.3	1.1	1.3	2.1	4.5	350	14	12	400		35	90
14—	820	620	10	14	75	1.6	1.3	1.5	1.2	1.4	2.4	5.0	400	16	13	500	400	40	100
18—	800	700	10	14	80	1.4	1.2	1.4	1.2	1.4	2.4	5.0	400	15	12	500	400	40	100
50—	800	700	10	14	80	1.4	1.2	1.4	1.2	1.6	2.4	5.0	400	14	12	500	400	40	100
65—	800	700	15	14	80	1.4	1.2	1.4	1.2	1.6	2.4	5.0	400	14	11	500	400	40	100
80—	800	700	15	14	80	1.4	1.2	1.4	1.2	1.6	2.4	5.0	400	13	10	500	400	40	100
孕妇(早)	—	+0	+0	+0	+0	—	+0	—	+0	+0.8	+0.5	+1.0	+200	—	+0	—	+20	+0	+0
孕妇(中)	—	+70	+0	+0	+0	—	+0.2	—	+0.2	+0.8	+0.5	+1.0	+200	—	+0	—	+20	+0	+15
孕妇(晚)	—	+70	+0	+0	+0	—	+0.3	—	+0.3	+0.8	+0.5	+1.0	+200	—	+0	—	+20	+0	+15
乳母	—	+600	+0	+3	+5	—	+0.3	—	+0.3	+0.3	+0.8	+2.0	+150	—	+3	—	+120	+10	+50

附表 A-5 中国居民膳食矿物质的推荐摄入量或适宜摄入量

年龄(岁)/生理阶段	钙 mg/d	磷 mg/d	钾(AI) mg/d	镁 mg/d	钠(AI) mg/d	氯(AI) mg/d	铁 mg/d 男	铁 mg/d 女	锌 mg/d 男	锌 mg/d 女	碘 μg/d	硒 μg/d	铜 mg/d	钼 μg/d	氟(AI) μg/d	锰(AI) mg/d	铬(AI) μg/d
0—	200(AI)	100(AI)	350	20(AI)	170	260	0.3(AI)		2.0(AI)		85(AI)	15(AI)	0.3(AI)	2(AI)	0.01	0.01	0.2
0.5—	250(AI)	180(AI)	350	65(AI)	350	550	10		3.5		115(AI)	20(AI)	0.3(AI)	3(AI)	0.23	0.7	4.0
1—	600	300	900	140	700	1100	9		4.0		90	25	0.3	40	0.6	1.5	15
4—	800	350	1200	160	900	1400	10		5.5		90	30	0.4	50	0.7	2.0	20
7—	1000	470	1500	220	1200	1900	13		7.0		90	40	0.5	65	1.0	3.0	25
11—	1200	640	1900	300	1400	2200	15	18	10	9.0	110	55	0.7	90	1.3	4.0	30
14—	1000	710	2200	320	1600	2500	16	18	12	8.5	120	60	0.8	100	1.5	4.5	35
18—	800	720	2000	330	1500	2300	12	20	12.5	7.5	120	60	0.8	100	1.5	4.5	30
50—	1000	720	2000	330	1400	2200	12	12	12.5	7.5	120	60	0.8	100	1.5	4.5	30
65—	1000	700	2000	320	1400	2200	12	12	12.5	7.5	120	60	0.8	100	1.5	4.5	30
80—	1000	670	2000	310	1300	2000	12	12	12.5	7.5	120	60	0.8	100	1.5	4.5	30
孕妇(早)	+0	+0	+0	+40	+0	+0	—	+0	—	+2	+110	+5	+0.1	+10	+0	+0.4	+1.0
孕妇(中)	+200	+0	+0	+40	+0	+0	—	+4	—	+2	+110	+5	+0.1	+10	+0	+0.4	+4.0
孕妇(晚)	+200	+0	+0	+40	+0	+0	—	+9	—	+2	+110	+5	+0.1	+10	+0	+0.4	+6.0
乳母	+200	+0	+400	+0	+0	+0	—	+4	—	+4.5	+120	+18	+0.6	+3	+0	+0.3	+7.0

注：未制定参考值者用“—”表示。

附表 A-6　中国居民膳食微量营养素平均需要量

年龄(岁)/生理阶段	VA μg RAE/d		VD μg/d	VB_1 mg/d		VB_2 mg/d		B_6 mg/d	VB_{12} mg/d	叶酸 μg DFE/d	烟酸 mg NE/d		C mg/d	Ca mg/d	P mg/d	Mg mg/d	Fe mg/d		Zn mg/d		I μg/d	Se μg/d	Cu mg/d	Mo μg/d
	男	女		男	女	男	女				男	女					男	女	男	女				
0—	—		—	—		—		—	—	—	—	—	—	—	—	—	—	—	—	—	—	—	—	—
0.5—	—		—	—		—		—	—	—	—	—	—	—	—	—	7		3.0		—	—	—	—
1—	220		8	0.5		0.5		0.5	0.8	130	5	5	35	500	250	110	6		3.0		65	20	0.25	35
4—	260		8	0.6		0.6		0.6	1.0	150	7	6	40	650	290	130	7		4.5		65	25	0.3	40
7—	360		8	0.8		0.8		0.8	1.3	210	9	8	55	800	400	180	10		6.0		65	35	0.4	55
11—	480	450	8	1.1	1.0	1.1	0.9	1.1	1.8	290	11	10	75	1000	540	250	11	14	8.0	7.5	75	45	0.55	75
14—	590	440	8	1.3	1.1	1.3	1.0	1.2	2.0	320	14	11	85	800	590	270	12	14	9.5	7.0	85	50	0.6	85
18—	560	480	8	1.2	1.0	1.2	1.0	1.2	2.0	320	12	10	85	650	600	280	9	15	10.5	6.0	85	50	0.6	85
50—	560	480	8	1.2	1.0	1.2	1.0	1.3	2.0	320	12	10	85	800	600	280	9	9	10.5	6.0	85	50	0.6	85
65—	560	480	8	1.2	1.0	1.2	1.0	1.3	2.0	320	11	9	85	800	590	270	9	9	10.5	6.0	85	50	0.6	85
80—	560	480	8	1.2	1.0	1.2	1.0	1.3	2.0	320	11	8	85	800	560	260	9	9	10.5	6.0	85	50	0.6	85
孕妇(早)	—	+0	+0	—	+0	—	+0	+0.7	+0.4	+200	—	+0	+0	+0	+0	+30	—	+0	—	+1.7	+75	+4	0.1	+7
孕妇(中)	—	+50	+50	—	+0.1	—	+0.1	+0.7	+0.4	+200	—	+0	+10	+160	+0	+30	—	+4	—	+1.7	+75	+4	0.1	+7
孕妇(晚)	—	+50	+50	—	+0.2	—	+0.2	+0.7	+0.4	+200	—	+0	+10	+160	+0	+20	—	+7	—	+1.7	+75	+4	0.1	+7
乳母	—	+400	+400	—	+0.2	—	+0.2	+0.2	+0.6	+130	—	+2	+40	+160	+0	+0	—	+3	—	+3.8	+85	+15	0.5	+3

附表 A-7　中国居民膳食微量营养素的可耐受最高摄入量

年龄（岁）	VA μg RAE/d	VD μg/d	VE mg α-TE/D	VB_6 mg/d	叶酸 μg/d	烟酸 mg NE/d	烟酸胺 mg/d	胆碱 mg/d	VC mg/d	Ca mg/d	P mg/d	Fe mg/d	Zn mg/d	I μg/d	Se μg/d	Cu mg/d	Mo μg/d	F mg/d	Mn mg/d
0—	600	20	—	—	—	—	—	—	—	1000	—	—	—	—	55	—	—	—	—
0.5—	600	20	—	—	—	—	—	—	—	1500	—	—	—	—	80	—	—	—	—
1—	700	20	150	20	300	10	100	1000	400	1500	—	20	8	—	100	2	200	0.8	—
4—	900	30	200	25	400	15	130	1000	600	2000	—	30	12	200	150	3	300	1.1	3.5
7—	1500	45	350	35	600	20	180	1500	1000	2000	—	35	19	300	200	4	450	1.7	5.0
11—	2100	50	500	45	800	25	240	2000	1400	2000	—	40	28	400	300	6	650	2.5	8
14—	2700	50	600	55	9000	30	280	2500	1800	2000	—	40	35	500	350	7	800	3.1	10
18—	3000	50	700	60	1000	35	310	3000	2000	2000	3500	40	40	600	400	8	900	3.5	11
50—	3000	50	700	60	1000	35	310	3000	2000	2000	3500	40	40	600	400	8	900	3.5	11
65—	3000	50	700	60	1000	35	300	3000	2000	2000	3000	40	40	600	400	8	900	3.5	11
80—	3000	50	700	60	1000	35	280	3000	2000	2000	3000	40	40	600	400	8	900	3.5	11
孕妇（早）	3000	50	700	60	1000	35	310	3000	2000	2000	3500	40	40	600	400	8	900	3.5	11
孕妇（中）	3000	50	700	60	1000	35	310	3000	2000	2000	3500	40	40	600	400	8	900	3.5	11
孕妇（晚）	3000	50	700	60	1000	35	310	3000	2000	2000	3500	40	40	600	400	8	900	3.5	11
乳母	3000	50	700	60	1000	35	310	3000	2000	2000	3500	40	40	600	400	8	900	3.5	11

注：1. 未制定参考值者用“—”表示；2. 有些营养素未制定可耐受摄入量，主要是因为研究资料不充分，并不表示过量摄入没有健康风险。

附录B 常见食物的血糖生成指数

附表 B-1 常见食物的血糖生成指数

食品种类	食物及其 GI
糖类	麦芽糖 105.0,葡萄糖 100.0,绵白糖 83.8,胶质软糖 80.0,蜂蜜 73.0,蔗糖 65.0,方糖 65.0,巧克力 49.0,乳糖 46.0,果糖 23.0
谷类及其制品	馒头(富强粉)88.1,荞麦面馒头 66.7,糯米饭 87.0,大米饭 83.2,烙饼 79.6,玉米片(市售)78.5,油条 74.9,小米(煮饭)71.0,糙米饭 70.0,大米粥(普通)69.4,大麦粉 66.0,大米糯米粥 65.3,小米粥 61.5,荞麦面条 59.3,面条(硬质小麦粉,细,煮)55.0,燕麦麸 55.0,面条(硬质小麦粉,干,细)55.0,黑米饭 55.0,玉米(甜,煮)55.0,玉米面粥(粗粉)50.9,黑米粥 42.3,面条(小麦粉,湿)81.6,面条(全麦粉,细)37.0,面条(小麦粉,干,扁,粗)46.0,面条(硬质小麦粉,干,加鸡蛋,粗)49.0,面条(强化蛋白质,细,煮)27.0,通心面(管状,粗)45.0,小麦(整粒煮)41.0,荞麦(黄)54.0,黑麦(整粒,煮)34.0,大麦(整粒,煮)25.0
薯类、淀粉及其制品	马铃薯 62.0,马铃薯(煮)66.4,马铃薯(蒸)65.0,马铃薯(烤)60.0,马铃薯泥 73.0,马铃薯片(油炸)60.3,马铃薯粉条 13.6,炸薯条 60.0,甘薯(红,煮)76.7,红薯粉条 34.5,藕粉 32.6
豆类及其制品	黄豆(浸泡,煮)18,黄豆(罐头)14,黑豆 42,扁豆(绿,小)30,绿豆 27.2,四季豆 27,扁豆(红,小)26,青刀豆 39,扁豆 38,鹰嘴豆 33,利马豆(棉豆)31,四季豆(罐头)52,蚕豆(五香)16.9,鹰嘴豆(罐头)42,绿豆挂面 33.4,利马豆(嫩,冷冻)32,豆腐(炖)31.9,豆腐干 23.7,豆腐(冻)22.3
蔬菜类	南瓜 75.0,胡萝卜 71.0,甜菜 64.0,山药 51.0,芋头(蒸)47.7,雪魔芋 17.0,朝鲜蓟、芦笋、西兰花、花椰菜、芹菜、黄瓜、鲜青豆、莴笋(各种类型)、生菜、青椒、西红柿、菠菜均小于 15.0
水果类	西瓜 72.0,菠萝 66.0,葡萄干 64.0 葡萄(淡黄色,小,无核)56.0,芒果 55.0,芭蕉 53.0,香蕉 52.0,猕猴桃 52.0,葡萄 43.0,柑 43.0,苹果 36.0,梨 36.0,杏干 31.0,生香蕉 30.0,桃 28.0,柚 25.0,李子 24.0,樱桃 22.0
乳及乳制品	牛奶 27.6,全脂牛奶 27.0,低脂牛奶 11.9,牛奶(加糖和巧克力)34.0,酸奶(加糖)48.0,酸奶酪(普通)36.0,酸奶酪(低脂)33.0,降糖奶粉 26.0,豆奶 19.0

续表

食品种类	食物及其 GI
方便食品	白面包 87.0,棍子面包 90.0,面包(全麦粉)面包(80%燕麦粒),65.0,面包(黑麦粒 50.0,面包(45%～50%燕麦麸)47.0,面包(50%大麦粒)46.0,面包(混合谷物)45.0,面包(50%～80%碎大麦粒)34.0 大米(即食,煮 6 分钟)87.0,大米(即食,热水泡 1 分钟)46.0 华夫饼干 76.0,苏打饼干 72.0,小麦饼干 70.0,酥皮糕点 59.0,爆玉米花 55.0
混合膳食	牛肉面 88.6 米饭＋红烧猪肉 73.3,米饭＋鱼 37.0,米饭＋炒蒜苗 57.9,米饭＋芹菜炒猪肉 57.1,米饭＋蒜苗炒鸡蛋 68.0,玉米粉＋人造黄油(煮)69.0 二合面窝头(玉米面＋面粉)64.9,馒头＋酱牛肉 49.4,馒头＋芹菜炒鸡蛋 48.6,饼＋鸡蛋炒木耳 48.4,芹菜猪肉包子 39.1,三鲜饺子 28.0,猪肉炖粉条 16.7

附录C　各种食物营养成分表

附表 C-1　各种食物营养成分表

（每 100g 可食部的营养成分）

项目 名称	食部	能量	水分	蛋白质	脂肪	膳食纤维	碳水化合物	VA	VB_1	VB_2	烟酸	VC	VE	钾	钠	钙	镁	铁	锌	磷
	%	kJ	g	g	g	g	g	μg	mg	mg	mg	mg	mg	mg	mg	mg	mg	mg	mg	mg
大米	100	1397	16.2	7.3	0.4	0.4	75.3		0.08	0.04	1.1		0.76	58	6.2	24	25	0.9	1.07	80
小麦	100	1473		12		10.2	76.1		0.48	0.14			1.91		107			5.9	3.51	436
高粱米	100	1469	10.3	10.4	3.1	4.3	70.4		0.29	0.1	1.6		1.88	281	6.3	22	129	6.3	1.64	329
小米	100	1498	11.6	9	3.1	1.6	73.5	17	0.33	0.1	1.5		3.63	284	4.3	41	107	5.1	1.87	229
玉米(黄)	100	1402	13.2	8.7	3.8	6.4	66.6	17	0.21	0.13	2.5		3.89	300	3.3	14	96	2.4	1.7	218
黄豆	100	1502	10.2	35.1	16	15.5	18.6	37	0.41	0.2	2.1		18.9	1503	2.2	191	198	82	3.34	465
花豆	100	1326	14.8	19.1	1.3	5.5	57.2	72	0.25		3		6.13	358	12.5	38	17	0.3	1.27	48
绿豆	100	1322	12.3	21.6	0.8	6.4	55.6	22	0.25	0.11	2		11	787	3.2	81	125	6.5	2.18	337
蚕豆	100	1272	11.5	24.6	1.1	10.9	49	8	0.13	0.23	2.2		4.9	992	21.2	49	113	2.9	4.76	339
豌豆	96	1331	12.8	23	1	6	54.3	47	0.29				1.97	610	4.2	95	23	5.9	2.29	175
豆腐	100	339	82.8	8.1	0.4	3.7	3.8		0.04	0.03	0.2		2.71	125	7.2	164	27	1.9	1.11	119
黄豆芽	100	184	88.8	4.5	1.5	1.6	3	5	0.04	0.07	0.6	8	0.8	160	4.2	95	23	5.9	229	175
绿豆芽	100	75	94.6	2.1	0.8	0.1	2.1	3	0.05	0.06	0.5	6	0.19	68	4.4	9	18	0.6	0.35	37
毛豆	53	515	69.6	13.1	4	5	6.5	22	0.15	0.07	1.4	27	2.44	478	3.9	135	70	3.5	1.73	188
四季豆	96	117	91.3	2	1.5	0.4	4.2	35	0.04	0.07	0.4	6	1.24	123	8.6	42	27	1.5	0.23	51

续表

名称＼项目	食部	能量	水分	蛋白质	脂肪	膳食纤维	碳水化合物	VA	VB_1	VB_2	烟酸	VC	VE	钾	钠	钙	镁	铁	锌	磷
	%	kJ	g	g	g	g	g	μg	mg	mg	mg	mg	mg	mg	mg	mg	mg	mg	mg	mg
豆角	96	126	90	2.5	2.1	0.2	4.6	33	0.05	0.07	0.9	18	2.24	207	3.4	29	35	1.5	0.54	55
红薯	90	414	73.4	1.1	0.2	1.6	23.1	125	0.04	0.04	0.6	26	0.28	130	28.5	23	12	0.5	0.15	39
胡萝卜	96	155	89.2	1	0.2	1.1	7.7	688	0.04	0.03	0.6	13	0.41	190	71.4	32	14	1	0.23	27
白萝卜	95	84	93.4	0.9	0.1	1	4	3	0.02	0.03	0.3	21	0.92	173	61.8	36	16	0.5	0.4	26
马铃薯	94	318	79.8	2	0.2	0.7	16.5	5	0.08	0.04	1.1	27	0.34	342	2.7	8	23	0.8	0.37	40
芋头	84	331	78.6	2.2	0.2	1	17.1	27	0.06	0.05	0.7	6	0.45	378	33.1	36	23	1	0.49	55
莲藕	88	293	80.5	1.9	0.2	1.2	15.2	3	0.09	0.03	0.3	44	0.73	243	44.2	39	19	1.4	0.23	58
山药	83	234	84.8	1.9	0.2	0.8	11.6	7	0.05	0.03	0.3	5	0.24	213	18.6	16	20	0.3	0.27	34
大白菜	92	88	93.6	1.7	0.2	0.6	3.1	42	0.06	0.07	0.8	47	0.92	130	89.3	69	12	0.5	0.21	30
菠菜	89	100	91.2	2.6	0.3	1.7	2.8	487	0.04	0.11	0.6	32	1.74	311	85.2	66	58	2.9	0.85	47
花菜	82	100	92.4	2.1	0.2	1.2	3.4	5	0.03	0.08	0.6	61	0.43	200	31.6	23	18	1.1	0.38	47
大白菜	83	63	95.1	1.4	0.1	0.9	2.1	13	0.03	0.04	0.4	28	0.36	90	48.4	35	9	0.6	0.61	28
韭菜	90	109	91.8	2.4	0.4	1.4	3.2	235	0.02	0.09	0.8	24	0.96	27	8.1	42	25	1.6	0.43	38
芹菜	66	59	94.2	0.8	0.1	1.4	2.5	10	0.01	0.08	0.4	12	2.21	154	73.8	48	10	0.8	0.46	103
苋菜	73	130	88.8	2.8	0.4	1.8	4.1	248	0.03	0.1	0.6	30	1.54	340	42.3	178	38	2.9	0.7	63
油菜薹	82	84	92.4	3.2	0.4	2	1	90	0.08	0.07	0.8	65	0.89	192	83.2	156	27	2.8	0.72	51
冬瓜	80	46	96.6	0.4	0.2	0.7	1.9	13	0.01	0.01	0.3	18	0.08	78	1.8	19	8	0.2	0.07	12
黄瓜	92	63	95.8	0.8	0.2	0.5	2.4	15	0.02	0.03	0.2	9	0.46	102	4.9	24	15	0.5	0.18	24
苦瓜	81	79	93.4	1	0.1	1.4	3.5	17	0.03	0.03	0.4	56	0.85	256	2.5	14	18	0.7	0.36	35
丝瓜	83	84	94.3	1	0.2	0.6	3.6	15	0.02	0.04	0.4	5	0.22	115	2.6	14	11	0.4	0.21	29

续表

项目 名称	食部	能量	水分	蛋白质	脂肪	膳食纤维	碳水化合物	VA	VB_1	VB_2	烟酸	VC	VE	钾	钠	钙	镁	铁	锌	磷
	%	kJ	g	g	g	g	g	μg	mg	mg	mg	mg	mg	mg	mg	mg	mg	mg	mg	mg
番茄	97	79	94.4	0.9	0.2	0.5	5.5	92	0.03	0.03	0.6	19	0.57	163	5	10	9	0.4	0.13	13
红辣椒	80	134	88.8	1.3	0.4	3.2	5.7	232	0.03	0.06	0.8	144	0.44	222	2.6	37	16	1.4	0.3	95
茄子	93	88	93.4	1.1	0.2	1.3	3.6	8	0.02	0.04	0.6	5	1.13	142	5.4	24	13	0.5	0.23	2
干海带	98	322	70.5	1.8	0.1	6.1	17.3	40	0.01	0.1	0.8	—	0.85	761	327	348	129	4.7	0.65	52
菠萝	68	172	88.4	0.5	0.1	1.3	9.5	33	0.04	0.02	0.2	18	—	113	0.8	12	8	0.6	0.14	9
草莓	97	126	91.3	1	0.2	1.1	6	5	0.02	0.03	0.3	47	0.71	131	4.2	18	12	1.8	0.14	27
橙子	74	197	87.4	0.8	0.2	0.6	10.5	27	0.05	0.04	0.3	33	0.56	159	1.2	20	14	0.4	0.14	22
苹果	76	218	85.9	0.2	0.2	1.2	12.3	3	0.06	0.02	0.2	4	2.12	119	1.6	4	4	0.6	0.19	12
葡萄	86	180	88.7	0.5	0.2	0.4	9.9	8	0.04	0.02	0.2	25	0.7	104	1.3	5	8	0.4	0.18	13
桃	86	201	86.4	0.9	0.1	1.3	10.9	3	0.01	0.03	0.7	7	1.54	166	5.7	6	7	0.8	0.34	20
香蕉	59	381	75.8	1.4	0.2	1.2	20.8	10	0.02	0.04	0.7	8	0.24	256	0.8	7	43	0.4	0.18	28
花生	53	1247	48.3	12.1	25.4	7.7	5.2	2		0.04	14.4	14	2.93	390	3.7	8	110	3.4	1.79	250
牛肉	100	795	76	18.1	13.4		0	9	0.03	0.11	7.4		0.22	211	57.4	8	25	3.2	3.67	143
兔肉	100	427	74.1	19.7	2.2		0.9	212	0.11	0.1	5.8		0.42	284	45.1	12	15	2	1.3	165
羊肉	90	828	68.1	19	14.1		0	22	0.05	0.14	4.5		0.26	232	80.6	6	20	2.3	3.22	146
猪肝	99	540	76.2	19.3	3.5		5	4972	0.21	2.08	15	20	0.86	235	68.6	6	24	23	5.78	310
猪肉	100	1654	66.9	13.2	37		2.4		0.22	0.16	3.5		0.96	204	68.6	6	16	1.6	2.06	162
鸡	66	699	69	19.3	9.4		1.3	48	0.05	0.09	5.6		0.67	251	63.6	9	19	1.4	1.09	156
鸭	68	1004	63.9	15.5	19.7		0.2	52	0.08	0.22	4.2		0.27	191	69	6	14	2.2	1.33	122
母乳	100	274	87.6	1.3	3.4		7.4	11	0.01	0.05	0.2	5	—	—		30	32	0.1	0.28	13

续表

项目 名称	食部	能量	水分	蛋白质	脂肪	膳食纤维	碳水化合物	VA	VB_1	VB_2	烟酸	VC	VE	钾	钠	钙	镁	铁	锌	磷
	%	kJ	g	g	g	g	g	μg	mg	mg	mg	mg	mg	mg	mg	mg	mg	mg	mg	mg
牛乳	100	226	89.8	3	3.2		3.4	24	0.03	0.14	0.1	1	0.21	109	37.2	104	11	0.3	0.42	73
牛乳粉	100	200	2.3	20.1	21.2		51.7	141	0.11	0.73	0.9	4	0.48	449	260	676	79	1.2	3.14	469
酸奶	100	301	84.7	2.5	2.7		9.3	26	0.03	0.15	0.2	1	0.12	150	39.8	118	12	0.4	0.53	85
羊乳	100	247	88.9	1.5	3.5		5.4	84	0.04	0.12	2.1	—	0.19	135	20.6	82		0.5	0.29	98
鸡蛋	87	577	75.8	12.7	9		1.5	310	0.09	0.31	0.2		1.23	98	94.7	48	14	2	1	176
鸡蛋黄	100	1372	51.5	15.2	28.2		3.4	483	0.33	0.29	0.1		5.06	95	54.9	112	41	6.5	3.79	240
鸭蛋	87	753	70.3	12.6	13		3.1	261	0.17	0.35	0.2		4.98	135	106	62	13	2.9	1.67	226
草鱼	58	469	77.3	16.6	5.2		0	11	0.14	0.11	2.8		2.03	312	46	38	31	0.8	0.87	203
带鱼	76	531	73.3	17.7	4.9		3.1	29	0.02	0.06	2.8		0.82	280	150	28	43	1.2	0.7	191
鲤鱼	54	456	76.7	17.6	4.1		0.5	25	0.03	0.09	2.7		1.27	334	53.7	50	33	1	2.08	204
海虾	51	331	79.3	16.8	0.6		1.5		0.01	0.05	1.9		2.79	228	302	146	46	3	1.44	196
河虾	86	351	78.1	16.4	2.4		0	48	0.04	0.03	…		5.33	329	134	325	60	4	2.24	186
菜籽油	100	3761	0.1	…	99.9		0		…	…	微		60.9	2.4	7	9	2.9	3.7	0.54	9
豆油	100	3761	0.1	…	99.9		0		…	微	微		93.1	3	4.9	13	3	2	1.09	7
花生油	100	3761	0.1	…	99.9		0		…	微	微		42.1	1	3.5	12	2	2.9	8.48	15
芝麻油	100	3757	0.1	…	99.7		0.2		…	…	微		68.5	…	1.1	9	3	2.2	0.17	4
饼干	100	1821	5.7	9	12.7	1.1	70.6	37	0.08	0.04	4.7		4.57	85	204	73	50	1.9	0.91	88
蛋糕	100	1452	18.6	8.6	5.1	0.4	66.7	86	0.09	0.09	0.8		2.8	77	67.8	39	24	2.5	1.01	130
面包	100	1305	27.4	8.3	5.1	0.5	58.1		0.03	0.06	1.7		1.66	88	230	49	31	2	0.75	107

参考文献

[1] 田克勤. 食品营养与卫生[M]. 3 版. 大连:东北财经大学出版社,2007.

[2] 杜冠华,李学军. 维生素及矿物质白皮书[M]. 郑州:河南科学技术出版社,2003.

[3] 吴坤. 营养与食品卫生学[M]. 5 版. 北京:人民卫生出版社,2005.

[4] 林海峰. 健康一生[M]. 北京:中国物资出版社,2005.

[5] 张科生、黄山鹰. 维 C,今天你吃了吗[M]. 西安:陕西师范大学出版社,2004.

[6] 国家旅游局人事劳动教育司. 营养与食品卫生[M]. 4 版. 北京:旅游教育出版社,2007.

[7] 李风林. 食品营养与卫生[M]. 北京:中国轻工业出版社,2010.

[8] 王丽琼. 食品营养与卫生[M]. 北京:化学工业出版社,2010.

[9] 马力. 食品化学与营养学[M]. 北京:中国轻工业出版社,2010.

[10] 孙远明. 食品营养学[M]. 北京:中国农业大学出版社,2010.

[11] 王尔茂. 食品营养与卫生[M]. 北京:科学出版社,2010.

[12] 周世英,钟丽玉. 粮食学与粮食化学[M]. 北京:中国商业出版社,1986.

[13] 蔡威. 食物营养学[M]. 上海:上海交通大学出版社,2006.

[14] 杨月欣. 中国食物成分表 2002[M]. 北京:北京大学医学出版社,2005.

[15] 中国营养学会. 中国居民膳食营养素参考摄入量(Chinese DRIs)[M]. 北京:中国轻工业出版社,2000.

[16] 中国营养学会. 中国居民膳食营养素参考摄入量[M]. 北京:人民卫生出版社,2001.

[17] 中国营养学会. 中国居民膳食指南(2016)[M]. 北京:人民卫生出版社,2016.

[18] 常素英,葛可佑. 中国居民微量营养素摄入的地区分布[J]. 卫生研究,1999,28(6).

[19] 蔡美琴. 医学营养学[M]. 上海:上海科学技术出版社,2001.

[20] 李静. 人体营养与社会营养学[M]. 北京:中国轻工业出版社,1993.

[21] 中国糖尿病防治指南编写组. 中国糖尿病防治指南[M]. 北京:北京大学医学出版社,2008.

[22] 中华医学会糖尿病分会,中国医师协会营养医师专业委员会. 中国糖尿病医学营养治疗指南[M]. 北京:人民军医出版社,2010.

[23] 孙长颢. 营养与食品卫生学[M]. 6 版. 北京:人民卫生出版社, 2007.

[24] 王鲁. 膳食营养与糖尿病[J]. 中国医学文摘 · 内科学,2006.27(3).

[25] 陈君石. 饮食营养与健康[M]. 成都:四川科学技术出版社,2002.

[26] 李元秀. 糖尿病理疗与配餐宜忌[M]. 呼和浩特:内蒙古人民出版社,2009.

[27] 王焕华. 中国传统饮食宜忌全书[M]. 南京:江苏科学技术出版社,2008.

[28] B. A. 鲍曼,R. M. 拉塞尔. 现代营养学[M]. 8 版. 荫士安,汪之顼,译. 北京:化学工业出版社, 2004.

[29] 戴昕. 肥胖发生机制的研究新进展[J]. 首都体育学院学报,2004.(2).

[30] 李元秀. 高血压理疗与配餐宜忌[M]. 呼和浩特:内蒙古人民出版社,2009.

[31] 李元秀.冠心病理疗与配餐宜忌[M]. 呼和浩特:内蒙古人民出版社,2009.
[32] 卓远.健康圣经·带你远离“富贵病”[M]. 北京:中国环境科学出版社,2008.
[33] 高宇萍. 食品营养与卫生[M]. 北京:海洋出版社, 2010.
[34] 凌强. 食品营养与卫生安全[J].旅游教育,2005.
[35] 莫慧平.食品卫生与安全管理[M]. 北京:中国轻工业出版社,2009.
[36] 史贤明.食品安全与卫生学[M]. 北京:中国农业出版社,2003.
[37] 食品卫生学编写组.食品卫生学[M]. 北京:中国轻工业出版社,2003.
[38] 刘志皋.食品营养学[M].北京:中国轻工业出版社,2001.
[39] 赵霖.CCTV 首席专家赵霖精粹[M].上海:上海文艺出版社,2009.
[40] 陈仁惇.营养保健食品[M].北京:中国轻工业出版社,2006.
[41] (美)弗郎西斯·辛吉维茨·塞泽尔,爱琳诺·诺斯·惠特尼, 营养学——概念与争论[M].王希成,译. 北京:清华大学出版社,2004.
[42] 周才琼,周玉林.食品营养学[M].北京:中国计量出版社,2006.